高职高专护理类教材

Health Assessment

健康评估

熊媛媛 等 主编

河南大学出版社
HENAN UNIVERSITY PRESS
·郑州·

图书在版编目(CIP)数据

健康评估/熊媛媛等主编. -- 郑州：河南大学出版社，2023.11

ISBN 978-7-5649-5690-5

Ⅰ.①健… Ⅱ.①熊… Ⅲ.①健康—评估—高等职业教育—教材 Ⅳ.①R471

中国国家版本馆CIP数据核字(2023)第237683号

JIANKANG PINGGU
健康评估

责任编辑	张雪彩
责任校对	阮林要
封面设计	郭　灿

出　版	河南大学出版社
	地址：郑州市郑东新区商务外环中华大厦2401号
	邮编：450046
	电话：0371-86059701（营销部）
	网址：hupress.henu.edu.cn
排　版	河南树青文化传播有限公司
印　刷	广东虎彩云印刷有限公司
版　次	2023年11月第1版
开　本	787 mm×1092 mm　1/16
字　数	440千字
印　次	2023年11月第1次印刷
印　张	22.5
定　价	68.00元

（本书如有印、装质量问题，请与河南大学出版社营销部联系并调换。）

编委会

主　编

熊媛媛　深圳市龙华区人民医院

叶彩虹　深圳市第三人民医院

陈群梅　安徽省第二人民医院

周　珍　湖北医药学院附属襄阳市第一人民医院

程凤舞　山东省济宁市泗水县高峪镇卫生院

副主编

彭泽通　广州医科大学附属番禺中心医院

王　芬　湖北医药学院附属襄阳市第一人民医院

张德娟　安徽省第二人民医院

邓　泽　广州医科大学附属番禺中心医院

吴　芳　南昌大学第一附属医院

前　言

健康评估是近半个世纪逐步发展起来、正趋完善并能突出反映现代护理理念的护理基础课与临床护理学科的桥梁课程，是护理专业的核心课程之一。本教材以护理专业培养目标为导向，以职业技能培养为根本，满足三个贴近（贴近学生、贴近社会、贴近岗位），力求体现护理教育的特色。教材编写过程中体现了"三基"（基本理论、基本知识和基本技能）和五性（思想性、科学性、先进性、启发性、适用性）的基本原则。基本理论、基本知识以"必须、够用"为度，强调基本技能的培养，旨在突出学生的职业技能培养，与执业考试内容紧密接轨。

本教材编写特点：1. 以项目、任务为载体组织学习单元，体现系统化、项目化职教理念。教材内容包括"认识健康评估、常见症状评估、日常生活活动能力评估、体格检查、心理评估、社会评估、常用实验室检查、心电图检查、影像检查、护理诊断思维训练与护理记录"10个项目、43个典型任务。2. 每个项目任务前设有学习目标（包括知识目标与技能目标），便于学生对理论知识的掌握及技能的培养。3. 补充了日常生活活动能力评估、最新护理诊断名称，更新或补充了辅助检查新方法、新知识和新技术；简化心电图产生原理及心电图导联的内容，增加了心电图分析步骤与应用。4. 身体评估按临床顺序进行了修改，更具科学性和适用性。

本教材由长期从事诊断学、健康评估教学、临床、科研工作，具有丰富的教学、临床和编写经验的中、高职教师或副主任以上医师等共同编写而成。在编写过程中，编者们认真地查阅了国内外相关专业的教材及文献资料，力求在内容上充分体现科学性、系统性和创新性，在文字上做到简明扼要、图文并茂、重点突出、层次分明、布局合理，适于教与学。

由于编者能力有限，时间仓促，书中如有不当之处，恳请广大师生在应用中发现问题并给予批评指正，不胜感激。

编　者

目 录

绪论 ··· 1

项目一 认识健康评估 ·· 5

  任务一 识别健康资料 ·· 5
  任务二 认识健康评估的基本方法 ··· 7

项目二 常见症状评估 ··· 26

  任务一 发热评估 ··· 26
  任务二 咳嗽与咳痰评估 ··· 31
  任务三 咯血评估 ··· 35
  任务四 呼吸困难评估 ·· 38
  任务五 发绀评估 ··· 42
  任务六 黄疸评估 ··· 45
  任务七 呕血与黑便评估 ··· 49
  任务八 疼痛评估 ··· 53
  任务九 水肿评估 ··· 57
  任务十 意识障碍评估 ·· 61

项目三 日常生活活动能力评估 ··· 71

  任务 日常生活活动能力评估 ·· 71

项目四 体格检查 ············ 81

    任务一 全身状态检查 ············ 81

    任务二 皮肤检查 ············ 90

    任务三 浅表淋巴结检查 ············ 95

    任务四 头部、面部与颈部检查 ············ 97

    任务五 胸部检查 ············ 106

    任务六 腹部检查 ············ 130

    任务七 肛门、直肠和男性生殖器检查 ············ 140

    任务八 脊柱与四肢检查 ············ 144

    任务九 神经系统检查 ············ 147

项目五 心理评估 ············ 164

    任务一 了解心理评估的目的、意义与方法 ············ 164

    任务二 心理评估内容 ············ 166

项目六 社会评估 ············ 188

    任务一 了解社会评估的目的、意义与方法 ············ 188

    任务二 社会评估内容 ············ 189

项目七 常用实验室检查 ············ 204

    任务一 血液检查 ············ 204

    任务二 尿液检查 ············ 213

    任务三 粪便检查 ············ 223

    任务四 肾功能检查 ············ 227

    任务五 肝脏疾病常用实验室检查 ············ 232

    任务六 临床常用生物化学检查 ············ 239

    任务七 临床其他常用实验室检查 ············ 247

项目八 心电图检查 ············ 260

    任务一 描记心电图 ············ 261

    任务二 认识正常心电图 ············ 267

任务三　分析心电图和了解其临床应用 …………………………………275
　　任务四　识别常见异常心电图 ……………………………………………277

项目九　影像检查 …………………………………………………………………295
　　任务一　放射学检查 ………………………………………………………295
　　任务二　磁共振成像 ………………………………………………………307
　　任务三　超声检查 …………………………………………………………311
　　任务四　核医学检查 ………………………………………………………316

项目十　护理诊断思维训练与护理记录 …………………………………………323
　　任务一　护理诊断思维训练 ………………………………………………323
　　任务二　护理记录 …………………………………………………………336

参考文献 ……………………………………………………………………………349

绪　论

学习目标

 知识目标

认识健康评估的定义与内容，知道健康评估在护理实践中的重要性。

 技能目标

能灵活运用健康评估的学习方法与教学手段。

健康评估是近半个世纪逐步发展起来、正趋完善并能突出反映现代护理理念的护理专业课程。1955年美国学者Lydia Hall首次提出护理程序的概念。1970年护理程序被分为"评估、诊断、计划、实施、评价"五个阶段，因此，健康评估是护理程序的第一步。1977年美国医学家Engel提出"生理—心理—社会医学模式"，护理工作从以疾病为中心的模式转向了以人的健康为中心的整体护理模式，护理程序也成为体现整体护理观的临床思维和工作方法。1982年Gordon提出了功能性健康形态（functional health patterns，FHPs）作为护理工作中收集和组织资料的框架。经过半个多世纪的发展，护理学已经成为具有独特专业理念和工作方法的学科，而伴随着护理学科地位的提升，健康评估也越来越得到护理工作者的重视，逐步成为一门独立的护理专业核心课程。

一、健康评估的定义与内容

健康评估（health assessment）是阐述评估护理对象对健康问题及生命过程反应的基本方法、基本技能和临床思维方法的科学，是护理的方法论课程。其主要内容包括十个项目：认识健康评估、常见症状评估、日常生活活动能力评估、体格检查、心理评估、社会评估、常用实验室检查、心电图检查、影像检查以及护理诊断思维训练与护理记录。

二、健康评估在护理实践中的重要性

健康评估是护理程序的首要环节，是系统地、连续地收集评估对象有关健康资料的过程，是确定护理诊断、制订护理计划的依据。正确的护理基于准确的护理诊断，准确的护理诊断又基于正确的健康评估，完整、正确的健康评估是保证护理质量的先决条件。因此，健康评估技能是护士的关键技术能力，健康评估课程是护理专业的核心课程之一。

健康评估作为一门因医学模式的转变、整体护理观和护理程序的应用而发展起来的新课程，是联系医学基础课程与临床专业课程的桥梁。通过健康评估课程的学习和训练，护生将学会对护理对象进行准确的评估，判断其身心状况和病情变化，评价治疗和护理效果，学会有效的沟通技巧，养成良好的专业素养和职业态度。

高职护理专业的人才培养目标为具有较强的综合职业能力和高度关爱精神，具有运用护理程序实施整体护理、对病情和心理状态进行综合评估、对药物疗效进行观察和监护能力的高等技术应用性专业人才。学好健康评估课程对护生临床思维及综合应用能力的养成至关重要。

三、健康评估的学习目标与要求

通过本课程的学习，护生应牢固掌握健康评估的各种基本理论、基本知识和基本技能，培养临床思维方法，提高发现问题、分析问题的能力。应树立"以人的健康为中心"的理念，从护理对象的生理、心理、社会等方面熟练地进行综合评估，结合实验室及其他检查的资料进行综合分析，就被评估者对健康问题的反应做出护理诊断。

课程学习的具体目标：

（1）运用问诊和体格检查的方法和技巧，采集健康史，并独立进行全面、系统的体格检查，识别正常表现和常见体征，并解释其临床意义。

（2）对护理对象心理、社会状况做出整体评估。

（3）学会进行各种检查前指导；学会实验室检查标本采集方法，解释常用实验室检查结果的临床意义。

（4）学会心电图描记，初步识别正常心电图与常见异常心电图。

（5）了解影像检查的基本原理，熟悉影像检查的临床应用和检查前准备及护理，了解其结果的临床意义。

（6）将收集到的护理对象的资料归纳、整理、分析，提出护理诊断，并准确记录，书写护理病历。

（7）养成主动学习、勤学苦练、团结协作的学习态度，认真细致、严谨求实的科学作风，尊重、关爱患者的良好品德，热爱护理专业，具有稳定的职业情感和态度。

四、健康评估的教学理念、方法与手段

1. 树立正确的课程教学理念

应充分发挥教师的主导作用与学生的主体作用，重视学生自主学习能力、实践能力、有效沟通能力及团队协作精神的培养。主张开展研究性学习、基于问题的学习等，使学生不仅学到必备的专业知识，而且学会学习的方法，为终身学习打下坚实的基础。倡导基于工作任务的综合护理项目教学，体现"做中学、学中做"等现代职教理念。

2. 教学方法与手段

（1）教学方法：按照高职学生的知识基础和学习心理，采用小组合作学习、研究性教学、案例教学等方法。教师可将学生进行分组，各学习小组根据教师提供的自学提纲或病例进行课前预习，激发学习的兴趣并提高学习效率，课堂教学以精讲、小组讨论、答疑相结合。在学习某些内容前可先练习查阅资料、撰写综述，拓宽知识面，增强对所学知识的全面理解，培养评判性思维能力和自主学习能力。变教师的"以教为主"为"以导为主"，实现传授知识和发展能力的辩证统一。

健康评估是一门操作性课程，十分强调护生操作技能的培养。健康评估实践教学过程主要分三期：实训室模拟实训阶段、临床见习阶段、毕业实习阶段。不同阶段的实践教学具有不同的内容和要求，如实训室模拟实训主要训练问诊、体格检查基本技能、常见体征识别，临床见习主要训练问诊、常见体征识别和心理、社会评估，毕业实习主要训练健康评估技能的应用、常用实验室及器械检查的检查前准备、标本收集方法、检查报告单的阅读及护理病历的书写。在实训室实训中可采用"示教—练习—回示教—再练习—考核"的五步训练法。在问诊及心理、社会评估训练中，可采用现场情境教学、角色扮演等方法训练相关知识和技能，还可开展课外兴趣教学等激发学习兴趣，拓展和补充课堂教学的内容。听诊、触诊电子多媒体患者有助于阳性体征识别。床边教学是最理想的教学方法，应创造机会使学生多接触临床，提高实践能力。有条件时在技能考核中可引入临床仿真情境，如应用模拟患者或护理标准化患者（nursing standardized patient，NSP），提高学生的人际沟通能力、评判性思维及实际操作技能，更好地贴近临床，使学生进入临床时就能对服务对象进行护理评估。

（2）教学手段：学校应重视护生健康评估能力的培养，建设有多媒体教学设备及诊察床的教室及设备良好的健康评估实训室，配置电子标准化患者、高仿真实训模型等，为课程中开展临床情景教学与仿真训练提供良好的条件。在健康评估教学中，应积极采用现代化教学手段，根据教学内容，在传统教学手段的基础上，充分应用配套的多媒体课件、录像、精品课程网站等，不仅可展示健康评估的方法和内容，而且可以拓展学生的知识面，加强师生互动和沟通，提高教学效果。利用电子标准化患者、仿真实训模型供学生课后反复训练，还可以应用基本计算机网络的临床护理思维与技能训练系统进行反思式思维与技能训练。

3. 及时复习巩固与自评

健康评估的学习评价，不仅要关注知识的积累，还要注重学习过程和技能，更要注重情感态度与价值观的形成与发展；不仅要关注学习的结果，更要关注学生学习过程中的努力。评价手段和方法应多元化，将形成性评价与终结性评价相结合，建议采用医院或学院教师评价、同学评价及自评的多元评价机制，尤其要加强复习巩固和自评。

4. 开展客观结构化临床考试（OSCE）

近几年来，我们在教学中基于国外先进的客观结构化考试理念创建了"健康评估客观结构化技能考核方案"，对8000多名护生进行技能考核，通过"多站式训练、多站式抽考"，考核护生的问诊、体格检查、阅读实验室检查报告、识别阳性体征等知识和技能，并研发了基于计算机网络的"健康评估OSCE信息化考核系统"辅助技能考核，应用后提高了考试效率和效果，受到师生好评，毕业护生受到临床欢迎。因此，建议各校根据学校自身条件开展护生健康评估技能考核，以考促训，提高护生的健康评估能力，使之成为具有关爱意识、良好沟通能力和熟练评估技能的优秀护士。

（王　芬）

项目一 认识健康评估

学习目标

知识目标

1. 掌握：健康资料的类型。
2. 熟悉：健康资料的来源。
3. 了解：心理与社会评估，实验室及器械检查。

技能目标

1. 能灵活运用根据健康资料的类型采集资料的方法。
2. 学会体格检查的基本方法。

任务一 识别健康资料

反映被评估者躯体健康状况、心理状况、社会状况的各种资料，称为健康资料（health data）。

一、健康资料的来源

健康资料的来源分为两大类：主要来源与次要来源。

1. 主要来源

健康资料的主要来源是被评估者，临床上主要指患者，也可以是亚健康或健康人（为叙述方便，在以后的叙述中多用"患者"代替"被评估者"）。一般除婴幼儿、意识障碍或精神异常者外，以患者本人提供的资料最为可靠。

2. 次要来源

包括：①知情人，指患者的亲属或其他与之关系密切者，如父母、夫妻、好友、同事、老师、同学及邻居等，可收集患者生活或工作环境、生活习惯、身心状况等资料；②目击者，指目睹患者发病或受伤过程的人，可收集发病原因等资料；③其他卫生保健人员，指为患者提供医护、保健的人员，如临床医生、护士、心理咨询师、理疗师、营养师等，可收集诊疗措施、从医行为等资料；④目前或既往健康记录，指患者目前或以往的病历或健康记录，如出生记录、预防接种记录、健康体检记录或病历。

二、健康资料的类型

健康资料可按获得的方法与来源，或涉及的时间进行分类。

1. 按资料获得的方法与来源分类

可分为主观资料与客观资料两大类。

（1）主观资料（subject data）：是通过询问患者或知情者所获得的患者身心两方面的主观感觉或自身体验、对社会关系的感受等。其中患者患病后对机体生理功能异常的主观感受或自身体验如腹痛、头昏、皮肤瘙痒等，称为症状（symptom），是主观资料的重要组成部分，也是形成护理诊断的重要依据。主观资料还可为收集客观资料提供重要的线索。

（2）客观资料（object data）：是通过对患者进行体格检查、阅读实验室或其他器械检查结果所获得的患者的健康资料。其中通过体格检查获得的患者患病后机体的体表形态或内部结构的改变，如血压下降、心脏杂音、肝大等，称为体征（sign）。客观资料可证实或补充所获得的主观资料，也是形成护理诊断的重要依据。

2. 按资料涉及的时间分类

可分为目前资料与既往资料两大类。

（1）目前资料：指患者目前健康状况的资料，即本次就诊时疾病的表现与演变过程，或经过治疗和护理后的现状。

（2）既往资料：指患者本次就诊之前的有关疾病及健康状况的资料，包括既往史、治疗护理情况、过敏史等。

（叶彩虹）

任务二 认识健康评估的基本方法

健康评估的基本方法包括问诊（采集健康史）、体格检查、心理与社会评估、实验室及其他检查等。尽管各种新兴诊断技术手段层出不穷，但是，问诊、体格检查仍然是医护人员评估患者病情最常用、最基本的方法。

一、问诊

问诊举例

情境导入：王女士，34岁，因高热、频繁咳嗽入院。床位护士小蔡对患者进行健康评估。

小　蔡：您好！王女士，我是您的床位护士蔡×。您在住院期间有什么问题可以随时告诉我，我和我的同事们会尽量帮您解决的。

王女士：谢谢您。

小　蔡：为了在您住院期间给您提供最合适的护理，我需要了解一下您的有关情况，您现在方便吗？

王女士：现在可以。

小　蔡：您现在身体感觉如何？

王女士：我感觉全身燥热、浑身酸痛难受。

小　蔡：您这次住院的主要原因是什么？什么时候开始的？

王女士：发热，昨天开始的。

小　蔡：有没有什么原因呢？您自己量过体温吗？

王女士：我昨天上午外出时被雨淋了，回家后就感到发冷，自己量了体温，12：30时体温大约38.0℃，到傍晚越来越高，夜里又量，体温达到了39.0℃。

小　蔡：那您昨天吃药了吗？效果如何？

王女士：昨天喝了点开水，中午和晚上都吃了一片泰诺，还吃了两粒阿莫西林。今天一早就来医院看病。

小　蔡：除了高热，您还有别的不舒服吗？

王女士：还有咳嗽，这里痛（指右侧下胸部），在咳嗽时更加厉害，不敢用力呼吸。

小　蔡：您咳嗽时有痰吗？是什么颜色的？

王女士：昨天没有，今天有一点痰，颜色较暗，我也说不清。

小　蔡：您再咳嗽时，把痰吐在这个空纸杯子里，让我看一看。

王女士：好的。

小　蔡：您现在的感觉与昨天相比如何？

王女士：今天比昨天更难受，有点气急，痰也多了，还有点头痛，胸痛得也厉害。

小　蔡：您这次生病后有没有到其他地方去看过？做过什么检查？

王女士：没有。今天到你们医院来做了胸透和血液检查，医生说可能是肺炎，让我住院，这就进来了（患者咳嗽，小蔡帮助患者更换体位将痰吐在痰杯中，观察痰的颜色。小蔡帮患者倒了一杯热水）。

小　蔡：请先喝点水，您知道现在给您用的什么药吗？您以前对药物、食物过敏吗？

王女士：用的头孢菌素一类的，我以前对药物和食物不过敏。

小　蔡：我知道了。您以前出现过类似的情况吗？有没有住过医院？有没有开过刀或发生过外伤？

王女士：没有，原来除了偶尔感冒，没有得过什么病，这是第一次住院，没有开过刀。

小　蔡：您平时胃口如何？这两天胃口好吗？喜欢或忌讳什么食物？

王女士：平时胃口还好，但今天胃口不好，不想吃东西，不忌口。

小　蔡：睡眠好吗？您平时大小便习惯如何？

王女士：睡眠一向很好，昨晚一夜没睡好。一般每天大便1次，小便5～6次。昨天到现在未大便，小便也很少。

小　蔡：这两天有没有出汗？多不多？

王女士：出汗很多。

小　蔡：您有吸烟、饮酒的习惯吗？平时喜欢哪些体育运动？

王女士：我从不吸烟，偶尔饮少量红酒。上班忙，没有时间去运动。

小　蔡：哦，那生病后，您有什么想法，能说说吗？

王女士：刚开始我以为是一般的伤风感冒，没想什么，可昨晚上病情加重了，心里有点担心。医生说是肺炎，要住院治疗，我就马上住院了，想快点治好。

小 蔡：有谁陪着您来的？单位里知道您生病吗？

王女士：我自己来的，只告诉单位同事我发热要去看病。我先生出差去了，他还不知道我住院，我儿子上小学二年级，快要期中考试了，今天托一个邻居照顾着，我很着急。

小 蔡：要我替您联系您的单位帮您请假吗？我帮您和您先生或者亲戚、同事打个电话吧！让您先生早点回家，让亲戚或同事帮忙照顾好您的儿子。

王女士：那就太谢谢你们了！

小 蔡：不用谢，这是我们应该做的。另外，您的医疗费能报销吗？家里经济情况如何？费用有没有问题？

王女士：我工作的公司是个私营企业，我参加了社保，医药费部分自费，部分可以报销。今天带了3000元钱交了住院费。我的病不太要紧吧？会花很多医药费吗？

小 蔡：您的病应该不会有太大的危险，医药费可能也不会太高。您有什么担心的事吗？

王女士：我有点担心能否自己照料自己，儿子还小，又正要考试，我很着急。

小 蔡：家里的事您不用担心，我们病区的医护人员都会很好地照料您的，肺炎积极治疗后一般很快就会好的。请问您有什么宗教信仰吗？

王女士：没有。

（后面一段问答内容略）

小 蔡：好的，我知道了。跟您谈了这么长时间，影响您休息了，谢谢您！您现在请先休息一会儿，待会儿我会来为您做体格检查，到时还请您先排空大小便。好吗？

王女士：好的，谢谢！

问诊（inquire）是护士与患者之间的目标明确、应答有序的对话过程，是护士通过对患者或知情人进行全面、系统询问而获得健康资料的过程。

（一）问诊的目的与重要性

问诊是采集健康史最重要的手段，是护士常用的收集资料的方法。问诊不是护士与患者之间一般的谈话，而是通过双向交流互动，了解患者的健康观念、健康问题的发生发展过程、病因、诊疗经过及既往健康状况、心理社会状况等，为做出正确的护理诊断提供重要依据。问诊是护患沟通、建立良好护患关系的最重要时机，并可为进一步检查提供线索。

（二）问诊的对象

问诊最主要的对象是患者。对危重患者、意识不清者也可询问知情人、目击者、其他卫生保健人员。

（三）问诊的内容

问诊的内容为健康史（health history）。

健康史是关于患者目前、过去健康状况及生活方式的主观资料。这些资料常作为确立护理诊断、制订护理计划、进行护理评价的重要依据。健康史与医疗病史有明显的不同，医疗病史关注患者患病后的症状、体征及疾病的发生发展过程，而健康史不仅关注患者的健康状况及其影响因素，更要关注其健康状况的改变而出现的各种反应，包括日常生活活动能力的改变及社会心理方面的反应。

健康史是患者入院健康评估单的重要组成部分，包括：一般资料、主诉、现病史、既往健康史、目前用药史、个人史、家族健康史和系统回顾。

1. 一般资料（general data）

包括姓名、性别、年龄、婚姻、职业、民族、籍贯、文化程度、宗教信仰、医疗费支付形式、工作单位、家庭地址及电话、联系人及联系方式、入院时间、记录时间、健康史陈述者、可靠程度等。一般资料中成年人年龄应记周岁，不满周岁者记月龄，不满月者记日龄。性别、年龄、婚姻、职业可为某些疾病提供有价值的信息，文化程度、宗教信仰有助于了解患者对健康的态度和认知能力，有利于选择合适的健康教育和人际沟通方式。籍贯、家庭地址等有助于了解流行病学资料。联系人及联系方式有助于病情变化时及时与家人联系及随访。若供史者不是患者，则应注明其与患者的关系，以及对病情的了解程度。

2. 主诉（chief complaint）

主诉指患者感觉最主要、最明显的症状、体征及其性质和持续时间，也就是促使患者本次就诊的最主要的原因。记录主诉应简明扼要，文字不宜超过20个字，不超过3个主要症状，通常用一两句话加以高度概括，如"畏寒、发热、咳嗽3天伴右侧胸痛1天""反复发作胸骨后压榨性闷痛2周"。

记录主诉的注意事项：①主诉中不宜用疾病诊断用语，如"原发性高血压2年""糖尿病1年"等，而应记录"发现血压升高2年""多饮、多尿、多食伴体重减轻1年"；②主诉中包含不同时间的几个症状时，应按发生的先后顺序排列，如"活动后心悸气促2年、下肢水肿1周"；③主诉是患者的主观感受，包括感觉异常（如头痛、皮肤瘙痒、腹痛等）、功能障碍（如吞咽困难、听力下降等），也包括患者自己发现的形态改变（如水肿、皮疹、肿块等）；④主诉的描述应简明扼要、用语规范，如"腹泻"不应记录为"拉肚子""拉稀"；⑤对病程长、症状多而复杂的患者，临诊时的不适不一定是病症的主要表现，应结合病史分析选择最确切的主诉。

3. 现病史（history of present illness）

现病史是健康史的主体部分，是围绕主诉详细描述患者患病以来疾病的发生、发展、演变、诊疗及护理的全过程。现病史的主要内容及描述要点如下所示。

（1）起病情况及患病的时间：包括起病时间、环境、病情急缓、发病原因或诱因等。

（2）主要症状及其特点：包括主要症状出现的部位、性质、出现时间和持续时间、严重程度、发作频率、加剧或缓解因素，以及患病后的心理反应等。

（3）伴随症状：指与主要症状同时或随后出现的其他症状，与主要症状之间的关系及其演变。

（4）病情的发展演变：包括有关症状的变化、有无新的症状出现等。

（5）诊疗护理经过：本次就诊前曾到何处接受过哪些诊治，包括医疗诊断、检查及结果、用药情况、护理措施及效果。

（6）健康问题对患者的影响：包括患者对目前健康状况的自我评价，疾病对其生理、心理、社会各方面的影响，如情绪、日常生活能力、疾病对工作和家庭生活带来的影响等。

4. 既往健康史（past health history）

既往健康史又称过去史，是关于患者过去健康状况及患病经历，特别是与现病有关的患病情况。询问既往健康史的目的是了解患者过去主要的健康问题、治疗经过及对自身健康的态度。

既往健康史的主要内容：①患者对既往健康状况的评价；②既往患病（含传染病）史，包括患病名称、时间、诊疗经过、转归等，尤其要询问与现病有关的患病情况，如对脑出血患者应询问既往有无高血压病史；③住院史，包括住院时间、原因、转归等；④外伤、手术史，包括外伤的时间、原因、部位、转归、手术时间、原因及名称；⑤预防接种史，包括接种时间和接种类型；⑥过敏史，包括药物、食物、环境中的变应原，过敏的表现、脱敏方法；⑦冶游史，询问有无与性病患者密切接触史，是否患过性病及诊疗情况。

5. 目前用药史（medication history）

包括当前用药名称、剂型、剂量、用法、使用时间、疗效及不良反应。了解患者的药物治疗情况，给予正确指导以免发生药物过量及毒性反应等。

6. 个人史（personal history）

主要包括出生或居住地、生长发育情况、月经史、婚姻史、生育史。

（1）出生或居住地：是否出生、居住于或去过某些传染病或地方病流行区。

（2）生长发育情况（upgrowth）：了解儿童出生时的情况及生长发育情况。

（3）月经史（menstrual history）：对青春期后女性应询问其月经初潮年龄、月经周期和经期天数、月经血量和颜色、有无痛经、白带情况、末次月经日期或绝经年龄、经期症状。记录格式如下：

$$初潮年龄\frac{行经周期（日）}{月经周期（日）}末次月经时间（LMP）或绝经年龄$$

举例：

$$14\frac{4\sim5(d)}{28\sim30(d)}2015年6月2日（或52岁）$$

（4）婚姻史（marital history）：包括已婚或未婚，结婚年龄、配偶健康状况、性生活情况、夫妻关系等。

（5）生育史（childbearing history）：包括妊娠与生育年龄、手术产、流产次数、死产、产褥感染、计划生育情况等。对男性询问是否患过影响生育的疾病。

7. 家族健康史（family health history）

主要了解患者的父母、兄弟姐妹及子女的健康状况，有无血友病、高血压、心脏病、糖尿病、支气管哮喘、精神病、肿瘤等有遗传倾向的疾病，有无传染病，特别应询问有无与患者相同或相似的疾病，死亡者的死因、年龄。

8. 系统回顾（system review）

系统回顾是系统地收集患者过去和现在与常见疾病有关的健康状况。可以按戈登（Marjory Gorden）的功能性健康形态进行回顾，也可按身体、心理、社会等方面进行回顾（心理、社会评估详见项目五、项目六）。

戈登的功能性健康形态临床应用较广，其内容主要包括以下方面。

（1）健康感知与健康管理形态：包括对自己健康状况的认识、为保持健康所采取的措施及效果；有无烟、酒、毒品嗜好，每日摄入量，有无药物成瘾或依赖；是否经常做健康体检；是否服从医护人员的健康指导；是否知道所患疾病的原因及应对措施。

（2）营养与代谢形态：近期有无体重变化及其程度和原因，食欲，膳食种类、性质、量与饮食习惯，进食能力，饮水量；有无咀嚼、吞咽困难及其程度、原因，有无消化不良、恶心、呕吐及其原因，有无水肿、皮肤黏膜损害，伤口愈合情况等。

(3) 排泄形态：包括排便与排尿的次数、量、颜色、性状，有无排泄习惯的改变及其影响因素，是否使用缓泻剂等通便措施，是否留置导尿管等。

(4) 活动与运动形态：生活自理能力及其功能水平，如能否独立完成进食、洗漱修饰、洗澡、穿衣、如厕、行走、上下楼梯、购物、备餐等日常生活活动，活动后有无气急、疲乏无力，有无借助轮椅或假肢等辅助用具。详见项目三。

(5) 睡眠与休息形态：日常睡眠情况，如每天睡眠时间及自我满意度，睡眠后体力是否充沛，有无失眠及其类型、原因或影响因素，是否借助药物或其他方式辅助入眠。

(6) 感知与认知形态：有无视力、听力、味觉、嗅觉、触觉的改变，是否借助辅助用具；有无思维能力（记忆、注意、理解、推理、判断等）、语言能力和定向力改变。认知的评估参见项目五任务二。

(7) 自我概念形态：如何看待自己，自我感觉如何，对自己外表的满意程度，是否有焦虑、恐惧、抑郁、绝望等情绪及其原因。焦虑、抑郁的评估参见项目五任务二有关内容。

(8) 角色与关系形态：职业情况，是否胜任；角色适应情况及有无角色适应不良；家庭结构与关系，独居或与家人同住，家庭对患者患病或住院的看法；是否参与社会团体，社交状况，沟通技巧等；家庭及个人经济收入情况；有困难时能否从街道和邻居处获得支持。参见项目六任务二有关内容。

(9) 性与生殖形态：性别认同和性别角色、性与生殖的知识、性行为及其满意度；女性月经、生育情况。

(10) 压力与应对形态：是否经常感到紧张，用什么方法解决（药物、酗酒或其他）；近1年内生活中有无重大改变或危机，当生活中出现重大问题时如何应对，能否独立解决或需要帮助。参见项目五任务二有关内容。

(11) 价值与信念形态：能否在生活中获得自己所要的；有无宗教信仰，患病后有无某些价值观或信念的改变。

（四）问诊的方法与技巧

为了有效地、准确地采集健康史，获得真实可靠的病情资料，护士在和患者交谈时必须注意方法与技巧。

1. 问诊前礼节性交谈

由于对病痛的恐惧和医院环境的陌生感，患者在问诊前常有紧张情绪。护士应创造一种宽松和谐的氛围以解除患者的不安心理。问诊开始时一般从礼节性交谈开始，护士应先做自我介绍，用恰当的言语和体态语言表示愿意为解除患者的病痛尽自己所能，说明问诊的目的是收集资料以便为患者提供全面的护理。例如，开始可问患者："先生，您好！请问您贵姓？"礼貌用语能很快增进护患关系，增加患者对护士的信任感，有利于问诊的顺利进行。

2. 一般由主诉开始

问诊应从主诉开始有目的、有层次、有顺序地进行。一般从简单、容易回答的问题开始，等患者稍适应后再询问需要思考和回忆的问题。例如，开始时可以问患者："您哪儿不舒服？病了多长时间了？"当患者诉说是胃痛时，可以逐个询问以下问题："您腹痛的具体部位在什么地方？""疼痛是什么性质的？""多在什么情况下发病？""疼痛时还有没有其他不适？""有无恶心、呕吐、腹泻？""经过哪些治疗？""疗效如何？"……当患者对护士所问的问题不能很好地理解时，可提供多个备选答案供患者选择，如患者不理解何为疼痛的性质时，可问："您的腹痛是像刀割样、烧灼样、闷痛还是绞痛？"有时为收集一些特定的细节资料，可直接提问，如"您曾经有过头痛吗"，要求患者回答"是"或"不是"。

3. 两个话题间使用过渡性语言

问诊时应认真倾听患者叙述，尽可能让患者充分陈述和强调他认为重要的情况和感受，当患者的陈述离题太远时，可根据陈述的主要线索灵活地把话题转回，如可以先重复一下患者刚讲的话，然后自然地把话题引入主题继续询问："您刚才说您的腹痛是在赴宴回家后发生的，那么腹痛时还有没有其他不舒服呢？"

4. 注意时间顺序

问诊时应问清楚症状出现的确切时间，根据时间顺序询问症状的演变过程，注意各种症状出现的先后顺序，以避免遗漏重要的信息。

5. 避免重复提问

提问有系统性和目的性，避免重复提问，听患者回答时要注意力集中。对重要细节及时记录，以免遗忘。

6. 及时核实资料

为确保所获病史资料的准确性，在问诊过程中对含糊不清、存在疑问或矛盾的内容及时进行核实。可让患者对模糊不清的内容做进一步的解释和说明，有时可通过分析和推论来核实。如患者说"5年前我患了肺结核"，护士为核实情况可问患者："您当时做过什么检查，用过什么药？"若患者回答"拍了胸片，吃的异烟肼"，则可断定患者的病情确实为肺结核。

7. 态度诚恳友善，注意非语言沟通

问诊时要诚恳、耐心地与患者交谈，当患者回答不确切时可使用启发性语言，例如："别着急，请您慢慢回忆一下当时的情况。"护士的仪表、举止和礼貌有助于建立和谐的护患关系，使患者感到亲切温暖，产生信任感。适当的体势语言有助于沟通和交流，护士应与患者的视线保持接触，适时微笑或点头，恰当地运用一些评价、赞扬与鼓励性语言。

8. 根据情况采用封闭式或开放式的提问

（1）封闭式提问：指使用一般疑问句，患者仅回答"是"或"不是"。例如："您是否吸烟或饮酒？"封闭式问题可直接获得想了解的情况，但是提问具有较强的暗示性，难以获得问句外的更多的信息。

（2）开放式提问：指使用特殊疑问句，患者需详细描述自己的情况才能回答。例如问主诉腹痛的患者："您的腹痛是在什么部位？"患者需根据自己的疼痛部位进行回答。开放式提问不具有暗示性，获得的资料客观且全面，能调动患者的主动性，但是患者应具有一定的语言表达能力，问诊的时间较长。

9. 结束语

问诊结束时应向患者说明下一步的计划、对患者的健康指导等，最后应对患者的配合致谢。

（五）问诊的注意事项

1. 选择合适的时间

问诊应选择患者方便的时间，如避开患者进餐、排尿、排便、情绪强烈波动等时段。问诊前应事先通知患者，使之有心理准备。当病情危重时，只进行必要的简单问诊，立即实施救护，等病情稳定后再补充问诊或向其他知情者问诊。

2. 选择良好的环境，尊重患者的隐私权

宜选择安静、舒适和私密性好的环境，光线、温度要适宜，避免问诊受到干扰，保护患者的隐私，最好不要当着陌生人的面开始问诊。无法回避众人时应注意问诊声音宜小。对外观异常者不显露惊奇表情，回避患者不愿提及的问题。

3. 选择合适的人际沟通方式

护士应熟悉自己和他人文化间的差异，尊重患者的文化，坦诚接受患者提供的信息。对患者的错误观点不要直接批评。不同年龄的人生理、心理状态也不同，老年人视觉、听觉和记忆力减退，问诊时应语言简洁、通俗，语速宜慢；儿童不能自诉者可由他人代诉，对能自诉者要重视其心理和回答时的反应，判断健康史的可靠性。危重患者反应迟钝或有抑郁、绝望心理，应充分理解和关心患者。

4. 避免诱问和套问

避免诱导性提问，例如："您今天的大便是不是黑色的？"或"您的腹痛是不是先在右上腹，然后到脐部，最后固定在右下腹？"应改问："您今天的粪便是什么颜色的？"或"您腹痛部位最先出现在哪里？后来有没有变化？"

5. 避免使用医学术语

问诊时语言应通俗易懂，避免使用医学术语，例如："您有里急后重吗？""您有心悸吗？"而应改问："您有没有一种很急很难受的便意感，到厕所时又排不出来？""您是否有心里说不出的难受感？"提问时一般宜用普通话或患者能理解的地方语言，有利于患者的理解和与患者的沟通交流。

6. 避免责难性提问

责难性提问常使患者产生防御心理，例如："您为什么晚上不睡觉呢？"或"您为什么要吃变质的东西呢？"责难使患者产生对护士的防御心理，既会影响病史的真实性，又会影响患者对护士的信任。

二、体格检查

体格检查（physical examination）简称体检，又称身体评估（body assessment）、护理体检（nursing physical examination），是护士应用自己的感官（如眼、耳、鼻、手）或借助简单的工具（如体温计、血压计、听诊器、叩诊锤等）对患者的身体进行细致观察和系统检查，以了解机体健康状况的一组最基本的检查方法。

体格检查一般于问诊采集健康史后进行，目的是全面了解患者的身体状况，发现体征及对治疗和护理的反应，为确立护理诊断提供客观依据。体格检查是护士的基本功，护生要认真学习，反复训练，才能真正掌握要领。

（一）体格检查前的准备及注意事项

1. 护士准备

（1）知识准备：对住院患者首次进行体格检查前除询问健康史外，还可以阅读其他已有的病情资料，如门诊及住院病史、实验室及其他检查报告等，对患者病情有大概了解，使评估时更有重点和针对性。

（2）心理准备：在对患者评估前，护士对自己的知识、技能应充满信心，并以患者为中心，怀着对患者尊敬、关怀、同情之心，以高度的责任感和良好的医德修养，对患者进行评估。

（3）仪表与卫生准备：按照护理礼仪规范，正规着装，衣帽、鞋袜整洁，剪短指甲，举止端庄大方，态度诚恳和蔼，面带微笑，并当着患者的面用肥皂洗手，保持手部温暖、清洁，防止交叉感染。

2. 环境准备

病房内应有适宜的光线和温度，环境应安静，必要时以屏风或布帘遮挡，保护患者的隐私，男护士检查女患者时要有第三者陪伴在场。

3. 用物准备

常用的器械和物品包括治疗盘、血压计、已消毒的体温计、听诊器、电筒、叩诊锤、消毒压舌板、消毒棉签、清洁玻璃片、大头针、卷尺、直尺、近视力表、音叉或秒表、置有热水及冰水的试管、弯盘、记录纸、笔等。此外，尚需准备体重秤、身高测量仪等。

4. 患者准备

（1）心理准备：体格检查前10~15分钟护士应到患者床前，有礼貌地对患者做自我介绍，说明为了给患者提供个性化的优质护理，将对其进行体格检查，并说明检查时的注意事项和要求，使患者有心理准备，防止患者不理解和恐慌。

（2）身体准备：嘱患者体格检查前应穿前开襟的棉质衣裤或病号服，排空大、小便，适当盖被，平卧于病床，对病情较轻者可先让其坐于靠背椅上待检。

5. 注意事项

主要有8个方面：

（1）检查卧位患者时护士应站立于患者的右侧。

（2）检查前应向患者说明检查目的和配合动作。

（3）检查时依次暴露被检部位，一般应按规范的顺序进行，通常按生命体征、一般状况、头、颈、胸、腹、脊柱、四肢和神经系统的顺序进行检查，以免不必要的重复和遗漏。根据病情轻重及避免影响检查结果的原则，也可适当调整顺序。

（4）应注意左右及相邻部位的对比。

（5）注意保暖，动作应轻柔、规范，尽量减少患者的痛苦。

（6）检查重点放在与健康问题有关的内容上。

（7）对危重患者应重点检查后立即配合抢救，待病情好转后再做补充检查。

（8）应根据病情变化随时复查，及时发现新的体征，以利于修正或补充护理诊断。

（二）体格检查的基本方法

1. 视诊（inspection）

指用视觉来观察患者全身或局部病变特征的一种检查方法。

视诊分为直接观察和间接观察两种方法。

（1）直接观察：观察全身一般状态及局部特征。①全身一般状态，如年龄、发育与体型、营养状态、意识状态、面容表情、体位、步态及外表整洁和精神状况等。②局部特征，如皮肤黏膜、瞳孔、胸廓、腹部、脊柱、四肢外形、呼吸运动、心尖冲动、颈部血管等。直接观察法简单易行，是护士观察病情的一种基本和重要的方法，可获得许多重要的健康资料。

（2）间接观察：是借助工具如耳镜、检眼镜、内镜等，对特殊部位如外耳道和鼓膜、眼底、消化道、尿道等进行的视诊。仅在特殊情况下使用，护士为患者健康评估时一般较少使用。

注意事项：视诊应在温暖的环境和适宜的自然光线下进行，灯光下不易辨别黄疸、轻度发绀、皮疹和出血点。

2. 触诊（palpation）

指通过手的触觉对患者某些器官或组织的物理特征进行判断的一种检查方法。它可以补充视诊的某些不足和进一步明确视诊所不能发现的体征，如温度、湿度、震颤、摩擦感，肿物的位置、范围、表面性质、硬度、压痛、移动度等。触诊适用于全身各部，尤以腹部检查更为重要。

触诊时一般用掌面及其尺侧、掌指关节掌面和手指指腹进行，因为这几处皮肤最为敏感。

根据施加压力的轻重，触诊分浅部触诊法和深部触诊法两类。

（1）浅部触诊法（light palpation）：将右手轻放于患者被检查的部位，利用掌指关节和腕关节的协调动作，轻柔地进行滑动触摸，适用于腹部压痛、腹肌紧张度、皮肤温度、脉搏、浅表淋巴结、震颤、心尖冲动等项目的检查，腹部浅部触诊可触及的深度约为1 cm。

（2）深部触诊法（deep palpation）：用单手或双手重叠，由浅入深，逐渐加压以达深部，触摸深部脏器或病变。适用于腹腔脏器、包块的检查，触及的深度常常在2 cm以上，有时可达4～5 cm。护士体格检查时常用的深部触诊方法有以下几种。

1）深部滑行触诊法：嘱患者张口平静呼吸或与患者谈话转移其注意力，尽量使腹肌放松，以并拢的二、三、四指尖端平放在腹壁上，以手指末端逐渐触向腹腔脏器或包块，在其表面做滑动触摸。这是腹腔脏器和深部包块的主要检查方法，见图1-1。

2）双手触诊法：右手置于被检部位，左手置于被检查脏器或包块背后部，向右手方向托起，有利于右手触诊。此法适用于肝、脾、肾和包块的检查，见图1-2。

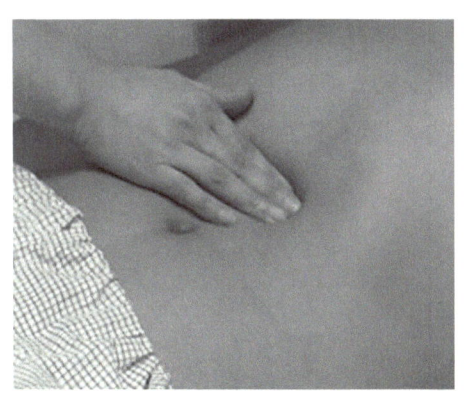 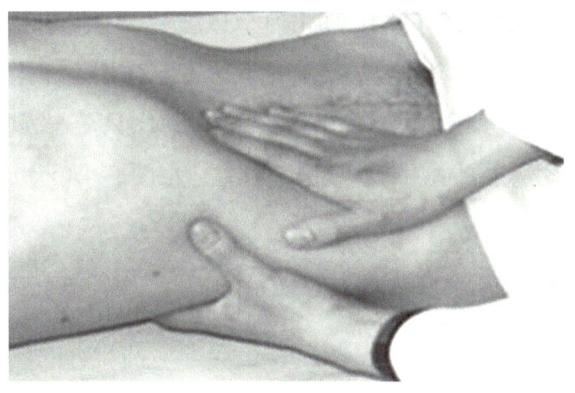

图1-1　深部滑行触诊法　　　　　　　　图1-2　双手触诊法

3）深压触诊法：用一个或两个手指垂直于腹壁，逐渐用力加压，以探测深部病变和压痛点，如阑尾压痛点、胆囊压痛点、输尿管压痛点等。在深压基础上迅速将手抬起，询问患者有无疼痛加剧或观察其面部是否出现痛苦表情，可检查腹部反跳痛，见图1-3。

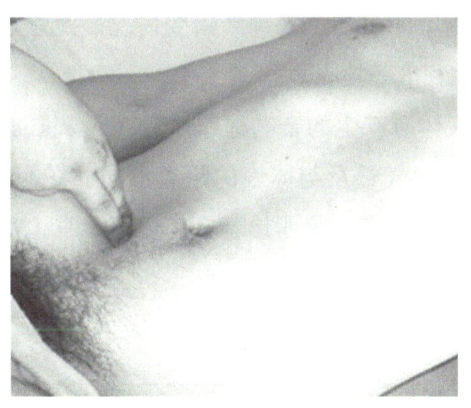

图1-3　深压触诊法

注意事项：①护士手不宜过凉、指甲不宜过长，压力适当、由浅入深，先触健侧后触诊病侧，以免引起患者精神和肌肉紧张；②检查腹部时嘱患者取两腿屈膝仰卧位，检查肝脾时可取侧卧位；③检查下腹部时应嘱患者先排尿或排便，以免将充盈的膀胱或肠腔粪块误认为包块；④密切观察患者的表情和反应。

3. 叩诊（percussion）

指用手指叩击被检部位表面，使之振动而产生音响，根据振动和音响特点来判断被检部位的脏器有无异常的一种检查方法。

（1）叩诊的方法：分为两类。

1）间接叩诊法（indirect percussion）：以左手中指第二指节紧贴于被检部位，其他手指稍微抬起，勿与体表接触；右手各指自然弯曲，以中指指端垂直地叩击左手中指第二指骨的前端；叩击时应以腕关节与指掌关节的活动为主，避免肘、肩关节参与运动，叩击动作要灵活、短促、富有弹性，叩击后右手应立即抬起；叩击力量与间隔时间要均匀适中，一个叩诊部位，每次只需连续叩击2～3次；应注意与对称部位的比较。此法主要适用于胸、腹部检查，见图1-4。

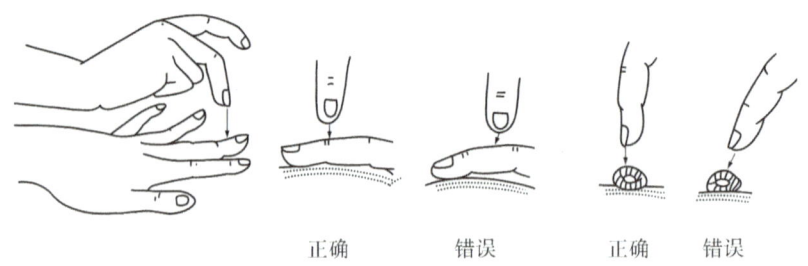

图1-4　间接叩诊法示意图

2）直接叩诊法（direct percussion）：用右手中间三指的掌面直接拍击被检查的部位，根据拍击的音响和指下的震动感来判断病变情况。此法适用于胸、腹部大面积病变如大量胸腔积液或腹腔积液等检查。

（2）叩诊音：叩击人体时产生的音响称叩诊音（percussion sound）。因被叩击的组织或脏器的密度、弹性、含气量及与体表的距离不同，在叩击时可产生不同的音响。根据音调高低、音响强弱等特点，将叩诊音分为以下5种（表1-1）。胸部叩诊音的体表投影见图1-5。

表1-1　叩诊音的特点和病理意义

叩诊音	音调高低	音响强弱	持续时间	临床意义
清音	较低	较强	较长	生理：正常肺
浊音	较高	较弱	较短	生理：心、肝被肺覆盖的部分 病理：肺组织含气量减少，如肺炎等
实音	高	弱	短	生理：心、肝等实质脏器 病理：大量胸腔积液、肺实变等
鼓音	高	强	长	生理：腹部和胃泡区
过清音	更低	更强	更长	病理：见于肺气肿

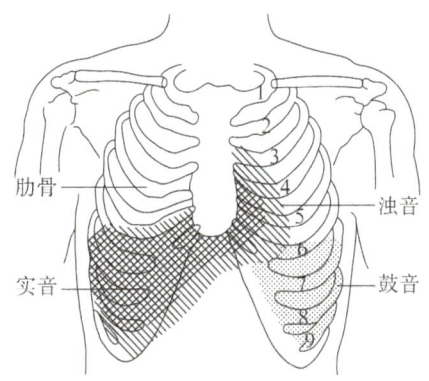

图1-5 正常胸部叩诊音体表投影

1)清音(resonance):一种音调较低(频率100~120次/秒)、音响较强、振动持续时间较长的叩诊音,系正常肺部的叩诊音。

2)浊音(dullness):一种音调较高、音响较弱、振动持续时间较短的叩诊音。系叩击被少量含气组织覆盖的实质性脏器,如心或肝被肺遮盖的部分产生的音响;病理情况下见于肺组织含气量减少如肺炎、肺不张、胸膜肥厚等。

3)实音(flatness):一种音调较浊音更高、音响更弱、振动持续时间更短的叩诊音,系叩击实质性脏器如心或肝产生的音响,病理状态下见于大量胸腔积液或肺实变等。

4)鼓音(tympany):一种和谐的低音,如击鼓声,音响较清音强,振动持续时间较清音长。系叩击含有大量气体的空腔器官如左下胸的胃泡区[特劳伯(Traube)鼓音区]及腹部产生的音响;病理情况下见于气胸、肺内大空洞等。

5)过清音(hyperresonance):介于鼓音与清音之间,音调较清音低、音响较清音强,是极易闻及的一种叩诊音。主要见于肺组织含气量增多、弹性减弱的病变,如肺气肿。正常儿童可叩出相对过清音。

注意事项:a. 环境安静、温暖,以免噪声干扰;b. 检查胸部宜取坐位或仰卧位,检查腹部宜取仰卧位;c. 应充分暴露被检部位,注意对称部位的左右对比。

4. 听诊(auscultation)

指直接用耳或借助听诊器听取患者体内有关脏器活动时所产生的微弱声音,以判断正常与否的检查方法。在诊断心、肺疾病中尤其重要。听诊的方法分两类:

(1)直接听诊法(direct auscultation):指用耳郭直接贴附在患者体表听体内发出的声音。目前仅用于特殊或紧急情况下。广义的直接听诊还包括听语音、咳嗽、呼吸、呻吟、哭喊及人体发出的任何声音。

(2)间接听诊法(indirect auscultation):指借助听诊器(图1-6)进行听诊的方法。

此法方便，可在任何体位时采用，对脏器发出的声音可放大，应用范围很广，主要用于心、肺、腹部、血管等听诊。

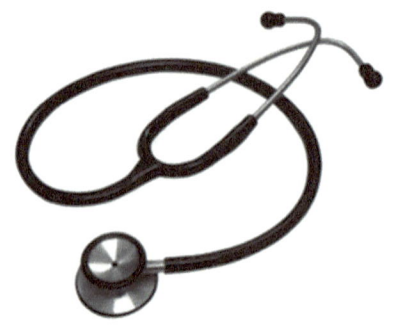

图1-6　听诊器

注意事项：听诊时环境应安静、温暖、避风。注意两侧对比。听诊前注意听诊器耳件方向是否正确，管腔是否通畅；在寒冷环境中检查时应将听诊器体件焐暖。听诊器体件有钟型和膜型2种。钟型体件适用于听低调的声音，听诊时应轻触体表被检部位，但应注意避免体件与皮肤摩擦而产生附加音；膜型体件适用于听高调的声音，如呼吸音、肠鸣音等，使用时应紧触体表被检部位。

5. 嗅诊（smelling）

指以嗅觉辨别患者体表、呼气、口腔或呕吐物、尿、粪、痰等发出的异常气味，以判断其与疾病关系的检查方法。嗅诊能为护理诊断提供重要线索。嗅诊方法：用手将散发的气味扇向自己的鼻部，仔细判断气味的特点和性质。

注意事项：避免直接将鼻对着患者口腔、排泄物、吐泻物或分泌物去嗅气味。

常见的异常气味及其临床意义：

（1）口腔气味：口臭见于齿龈炎、龋病、牙周炎。

（2）呼气味：刺激性蒜味常见于有机磷中毒，烂苹果味为糖尿病酮症酸中毒，氨味见于尿毒症，腥臭味见于肝性脑病。

（3）呕吐物：胃内容物呈酸臭味见于幽门梗阻，呈粪臭味见于低位肠梗阻。

（4）粪便味：呈腐败性臭味见于消化不良或胰腺功能不良。

（5）尿液味：浓烈的氨味见于膀胱炎。

（6）痰液味：恶臭味的脓痰提示厌氧菌感染，见于支气管扩张或肺脓肿。

（7）脓液味：恶臭味的脓液见于气性坏疽。

三、心理与社会评估

1989年世界卫生组织（WHO）对健康的定义为：健康不仅是没有疾病，而且还包括躯体健康、心理健康、社会适应良好和道德健康四个方面。①躯体健康指身体结构和功能正常，具有生活的自理能力；②心理健康指个体能够正确认识自己，及时调整自己的心态，使心理处于良好状态以适应外界的变化；③社会适应良好指能与社会保持良好的接触，对社会现状有清晰、正确的认识；④道德健康指能够按照社会规范的细则和要求来支配自己的行为，能为人们的幸福做贡献，表现为思想高尚，有理想、有道德、守纪律。因此，一个健康的人要有强壮的体魄、乐观向上的精神状态及良好的心理素质，并能与其所处的社会及自然环境保持协调的关系。

WHO有关健康的10条标准：①充沛的精力，能从容不迫地担负日常生活和繁重的工作而不感到过分紧张和疲劳。②处世乐观，态度积极，乐于承担责任，事无大小，不挑剔。③善于休息，睡眠好。④应变能力强，能适应外界环境中的各种变化。⑤能够抵御一般感冒和传染病。⑥体重适当，体态匀称，站立时头、肩位置协调。⑦眼睛明亮，反应敏捷，眼睑不发炎。⑧牙齿清洁，无龋齿，不疼痛，牙龈颜色正常，无出血现象。⑨头发有光泽，无头屑。⑩肌肉丰满，皮肤有弹性，走路轻松。事实上，只有15%的人能达到上述的健康标准。大部分人都处于中间状态，既没病又不完全健康的状态，但活力降低，适应能力出现不同程度减退，这种中间状态即为"亚健康"（subhealth）状态（第三状态）。

机体发生生理功能改变或疾病时会引起心理或社会适应方面的问题，而心理或社会适应方面的问题也可引起生理功能改变，引起亚健康或疾病。因此，在护理患者时，不仅要考虑到个体身体的情况，还要考虑到社会、心理因素对其健康的影响。护士应了解心理、社会评估的目的、意义，熟悉常用的心理、社会评估方法，如会谈法、观察法、心理测量方法、医学检测法，特别应掌握常见的不良情绪如焦虑、抑郁状态的评估方法，熟悉认知、情绪与情感、压力应对、自我概念、角色适应方面的异常表现，了解患者家庭、环境、文化等方面的特征，从而为患者优质个性化护理提供依据。

四、实验室及器械检查

健康评估时，除问诊、体格检查、心理与社会评估外，还可进行实验室检查及器械检查，收集健康资料，为护理诊断提供依据。因此，护士应了解各种检查的检查前准备与标本采集方法、参考值及主要临床意义。临床常用检查项目包括：

1. 实验室检查（laboratory examination）

实验室检查指运用物理、化学、生物学等实验方法，对患者的血液、尿液、粪便及其他排泄物、分泌物等标本进行检测，以了解机体的功能状态或病理变化。实验室检查包括血液、尿液、粪便、肝功能、肾功能、血生化及电解质检查等。实验室检查是重要的辅助检查方法。

2. 器械检查（instrumental examination）

器械检查指利用各种仪器设备对患者的身体进行检查。器械检查包括心电图检查、超声检查、X线检查、CT检查、磁共振成像（MRI）、核素检查等。

（程凤舞）

【A1型题】

1. 评估者运用自己的感官或借助于简单的辅助工具，对被评估者进行细致观察和系统检查，称为（　　）。

　　A. 症状　　　　　　　　　　B. 体征
　　C. 身体评估　　　　　　　　D. 心理评估
　　E. 社会评估

2. 实验室检查不应包括（　　）。

　　A. 血液检查　　　　　　　　B. 尿液检查
　　C. 粪便检查　　　　　　　　D. 痰液检查
　　E. 肺部X线检查

3. 健康史评估最基本的方法是（　　）。

　　A. 观察　　　　　　　　　　B. 交谈
　　C. 身体评估　　　　　　　　D. 器械评估
　　E. 实验室检查

4. 下列对主诉的描述，不恰当的是（　　）。

　　A. 不规则发热1个月　　　　 B. 反复右上腹疼痛1年
　　C. 进行性吞咽困难3个月　　 D. 发现左锁骨上肿块5个月
　　E. 劳累后心悸2年加重伴下肢水肿

5. 护士与患者交谈时，属于开放式提问的是（　　）。

A. 您吸烟吗？
B. 您吸烟多长时间了？
C. 您咳嗽时还有别的不舒服吗？
D. 您咳的痰是白色泡沫样的吗？
E. 您早晨起床时咳嗽最严重，是吗？

6. 护士在患者入院后，查阅患者门诊病历，了解情况，确定交谈的方式和内容，此阶段称（　　）。

A. 准备阶段
B. 开始阶段
C. 过渡阶段
D. 深入阶段
E. 结束阶段

【A型题】

7. 收集主观资料的方法是（　　）。

A. 交谈
B. 观察
C. 触诊
D. 听诊
E. 查阅

8. 护士采集客观资料的主要方法是（　　）。

A. 交谈
B. 检查身体状况
C. 实验室检查
D. 心电图检查
E. 影像学检查

【X型题】

9. 健康评估的内容包括（　　）。

A. 健康史评估
B. 心理评估
C. 社会评估
D. 身体状况评估
E. 实验室检查及心电图影像检查评估

10. 身体状况评估的基本方法有（　　）。

A. 交谈
B. 触诊
C. 叩诊
D. 听诊
E. 查阅

项目二 常见症状评估

症状是护士对患者进行护理评估、提出护理诊断的主要依据。本项目重点介绍临床各科常见症状，为进一步进行体格检查和提出护理诊断提供线索与依据。

任务一 发热评估

学习目标

知识目标

1. 掌握：发热的概念，发热的程度、热型。
2. 熟悉：发热的常见病因及相关护理诊断/问题。
3. 了解：发热的发病机制、病程及临床过程。

技能目标

熟练掌握发热的护理评估方法。

案例导入

案例1：患者，男性，42岁，3天前无诱因出现发热，咽干、咽痛，无咳嗽、咳痰，发热呈持续性，波动于37.8～38.8℃，头枕部轻度疼痛。体格检查：体温（T）38.4℃，脉搏（P）80次/分，呼吸（R）16次/分，血压（BP）110/60 mmHg，神清，精神差，咽红，扁桃体不大，心肺腹等未见异常。血常规：白细胞计数（WBC）13.9×10^9/L，中性粒细胞（N）69%，淋巴细胞（L）39%。

思考：（1）对该患者应从哪些方面进行评估？

（2）主要的护理诊断有哪些？

正常人的体温受下丘脑体温调节中枢控制。在神经体液的调节下，机体温度保持在相对恒定的范围。任何原因使机体产热过多或散热减少，导致体温超出正常范围（口腔温度≥37.7℃，或一日内温差>1℃），称为发热（fever）。发热是临床上最常见的症状，是疾病进展过程中的重要临床表现。

一、病因

（一）感染性发热

感染性发热为引起发热的主要原因，包括全身性或局限性、急性或慢性感染。各种病原体如细菌、病毒、支原体、立克次体、真菌、螺旋体及寄生虫等侵入机体均可引起发热，其中以细菌感染最为常见。

（二）非感染性发热

非感染性发热为非病原体物质引起的发热，常见病因有以下几种。

（1）组织损伤与无菌坏死物质吸收，又称吸收热，常见于大面积烧伤、内出血、创伤或大手术后的组织损伤，心、脑等器官梗死或肢体坏死，恶性肿瘤、白血病、急性溶血反应等。

（2）免疫性疾病，如风湿性疾病、血清病、药物热及某些恶性肿瘤等。

（3）内分泌与代谢性疾病，如甲状腺功能亢进症、严重脱水等。

（4）皮肤散热障碍，见于慢性心力衰竭或某些皮肤病如广泛性皮炎、鱼鳞病等，多为低热。

（5）体温调节中枢功能障碍，又称中枢性发热，常见于中暑、脑出血、颅脑外伤、颅内肿瘤及颅内压增高等。

（6）自主神经功能紊乱，多为低热，常伴自主神经功能紊乱的其他表现，包括原发性低热、感染后低热、夏季低热、生理性低热。

二、发生机制

1. 致热原性发热

致热原是引起发热的最常见因素，在外源性致热原或内源性致热原的作用下，通过体温调节中枢，使体温调定点上移，最终导致产热增加、散热减少，体温升高，引起发热。

2. 非致热原性发热

由于自主神经功能紊乱，影响正常的体温调节过程，使产热大于散热而引起发热。

三、临床表现

（一）发热程度

以口腔温度为例，按发热高低分为：低热（37.3~38℃）、中等度热（38.1~39℃）、高热（39.1~41℃）、超高热（>41℃）。值得注意的是，老年人因机体反应性差，严重感染时可仅有低热或不发热。

（二）热期

发热时间在2周以内的为急性发热，大多由感染所致，尤其是急性传染病。体温在38℃以上，持续2周或更长时间的称长期中等度热、高热，主要与感染、恶性肿瘤、风湿性疾病和变态反应性疾病有关。低热持续1个月以上的，称长期低热，可见于慢性感染如结核病、慢性肾盂肾炎、慢性胆道感染、甲状腺功能亢进症、风湿性疾病等，也可见于月经前低热、妊娠期低热、夏季低热、感染后低热等功能性发热。

（三）临床过程

发热的临床经过大致可分为三个阶段。

1. 体温上升期

体温可在几小时内急剧上升达高峰，如败血症、急性肾盂肾炎等；或于数日内逐渐上升达高峰，如伤寒、结核病等。临床表现为皮肤苍白、无汗，畏寒或寒战。

2. 高热期

高热期指体温上升达高峰后保持一定时间，持续时间的长短可因病因不同而异，数小时、数日、数周不等。临床表现为皮肤潮红、灼热，呼吸深快，开始出汗并逐渐增多。

3. 体温下降期

体温下降并恢复正常水平，可在数小时内骤然降至正常，如急性肾盂肾炎、输液反应等；也可在数天内逐渐降至正常，如伤寒、风湿热等。临床表现为出汗多、皮肤潮湿。

（四）热型

热型即不同形态的体温曲线，通过定时测量体温、绘制体温曲线，可以发现热型特点，但应用抗生素、肾上腺皮质激素、退热药等可使热型变得不典型。常见热型有稽留热、弛张热、间歇热、波状热、回归热、不规则热等。

1. 稽留热

体温持续在39~40℃，达数天或数周，24小时体温波动不超过1℃，见图2-1。常见于伤寒高热期、大叶性肺炎。

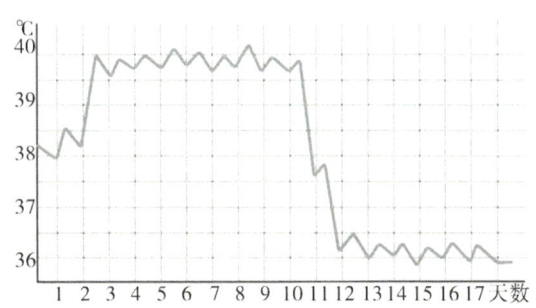

图2-1　稽留热

2. 弛张热

弛张热又称败血症热型。弛张热指体温在39℃，24小时内体温波动超过2℃，但都在正常水平以上，见图2-2。常见于败血症、风湿热、化脓性炎症、重症肺结核等。

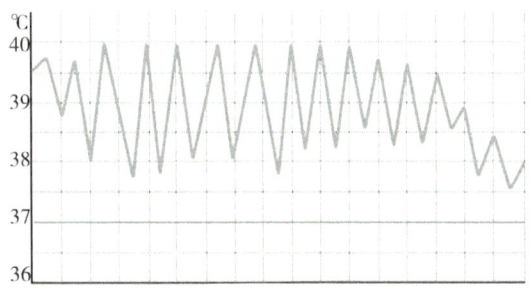

图2-2　弛张热

3. 间歇热

体温骤然升高达高峰后持续数小时，又迅速降至正常水平，无热期可持续1天至数天，如此高热期与无热期反复交替出现，见图2-3。常见于疟疾、急性肾盂肾炎。

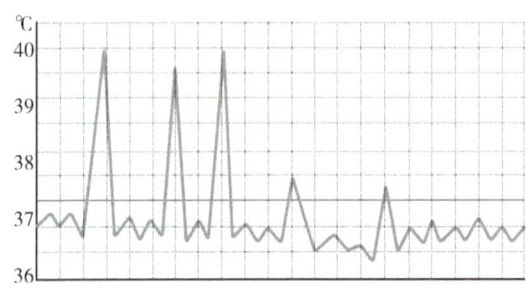

图2-3　间歇热

4. 不规则热

发热的体温曲线无一定规律，见图2-4。常见于结核病、癌性发热、风湿热等。

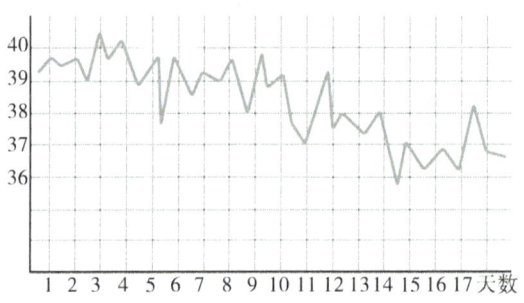

图2-4　不规则热

四、护理评估要点

（一）问诊

1. 主要症状特点

发热的时间，起病的缓急，发热的程度与热型。

2. 伴随症状特点

是否伴寒战、单纯疱疹或肝、脾、淋巴结肿大，有无出血，有无意识障碍等。发热伴寒战常见于肺炎球菌肺炎、败血症、急性胆囊炎、急性肾盂肾炎、流行性脑脊髓膜炎、急性溶血、输液反应等；发热伴单纯疱疹见于流行性感冒、大叶性肺炎等；发热伴肝、脾、淋巴结肿大见于白血病、淋巴瘤等；发热伴出血见于流行性出血热、败血症、急性白血病等；发热伴意识障碍见于急性脑血管疾病、中毒、中暑等。

（二）体格检查

观察发热患者的面容、皮肤黏膜、淋巴结及营养状态变化。肺炎球菌肺炎、疟疾患者可见急性病容。高热可引起口腔炎症，如口唇疱疹、舌炎、牙龈炎等。长期发热使体内物质消耗明显增加，若营养摄入不足，可出现营养不良。

（三）其他检查

注意观察血常规、尿常规、病原体检查（直接涂片、培养、特异性抗原抗体检测、分子生物学检测等）、X线、B超、CT、MRI、ECT、组织活检（淋巴结、肝、皮肤黏膜）、骨髓穿刺等检查结果，结合临床表现分析判断病情变化。

五、护理诊断

体温过高与感染、组织损伤与坏死组织吸收、体温调节中枢功能障碍有关。

（陈群梅）

任务二　咳嗽与咳痰评估

学习目标

知识目标

1. 掌握：咳嗽与咳痰的概念及临床表现。
2. 熟悉：咳嗽与咳痰的常见病因及相关护理诊断/问题。
3. 了解：咳嗽与咳痰的发病机制。

技能目标

熟练掌握咳嗽与咳痰的护理评估方法。

案例导入

案例2：患者，男性，66岁，于20年前开始在冬春季出现咳嗽、咳痰，6年前始出现气促，2周前病情加重，咯脓痰伴低热。体格检查：T 37.8℃，P 130次/分，R 26次/分，BP 135/70 mmHg，神志清楚，桶状胸，叩诊过清音，双肺满布干、湿啰音。肝肋下3 cm，质软，轻压痛，肝颈静脉回流征阳性。双下肢水肿。辅助检查：胸片示双肺透光度增加，纹理增多，心脏体积增大，肺动脉段突出、增粗。辅助检查：WBC $11×10^9$/L，N 92%。

思考：（1）对该患者应从哪些方面进行评估？
（2）主要的护理诊断有哪些？

咳嗽（cough）与咳痰（expectoration）是呼吸系统疾病常见的症状。咳嗽是一种防御性反射，机体借咳嗽动作可将呼吸道的异物或分泌物排出。但频繁、剧烈的咳嗽可影响工作与休息，加重呼吸、循环系统的负担。咳嗽也受大脑皮层的支配，人们可以随意做咳嗽动作，并能在一定程度上抑制咳嗽。咳痰是借助咳嗽排出呼吸道内异物或分泌物的过程。

一、病因

（一）感染因素

呼吸道感染如上呼吸道感染、急慢性支气管炎、支气管扩张、肺炎等，以及全身性感染如流感、麻疹、百日咳、肺吸虫病等。

（二）理化因素

（1）呼吸道阻塞与受压，如呼吸道异物、肺淤血、胸腔积液、心包积液等。
（2）气雾刺激，如吸入高温气体或寒冷空气，吸烟及吸入化学性气体等。
（3）过敏因素，如过敏性鼻炎、支气管哮喘、嗜酸性粒细胞肺浸润等。
（4）神经精神因素，如膈下脓肿、肝脓肿等刺激膈神经，外耳道异物或炎症等刺激迷走神经，还有神经症如癔症、习惯性咳嗽等。

二、发生机制

咳嗽刺激主要来自呼吸道黏膜、肺泡与胸膜，刺激经感觉神经纤维传入延髓的咳嗽中枢，再经传出神经分别刺激咽肌、声门、膈肌和其他呼吸肌，引起咳嗽动作。

正常成人的呼吸道黏膜每日分泌少量的黏液，保持呼吸道黏膜湿润。在感染、理化因素等刺激时，腺体分泌黏液增加，与组织坏死物质等混合形成痰液。

三、临床表现

（一）咳嗽的特点

1. 咳嗽性质

咳嗽而无痰或痰量甚少，称为干性咳嗽。常见于急性咽喉炎、支气管炎的初期、胸膜炎、轻症肺结核等。咳嗽伴有痰液时，称为湿性咳嗽。常见于肺炎、慢性支气管炎、支气管扩张、肺脓肿及空洞型肺结核等。

2. 咳嗽的时间与规律

骤然发生的咳嗽，多由于急性呼吸道炎症或支气管内异物等引起。长期慢性咳嗽，多见于呼吸道慢性疾病，如慢性支气管炎、支气管扩张和肺结核等。发作性咳嗽，多见于百日咳、支气管淋巴结结核或肿瘤压迫气管等。周期性咳嗽可见于慢性支气管炎或支气管扩张，且往往于清晨起床或晚上卧下时（体位改变时）咳嗽加剧。夜间咳嗽明显多见于肺结核、心力衰竭。

3. 咳嗽的音色

声音嘶哑常由喉炎、喉结核、喉癌等压迫喉返神经所致。咳嗽声音高亢（金属声咳嗽），可见于纵隔肿瘤、主动脉瘤或支气管肺癌直接压迫气管。

4. 咳嗽与体位

支气管扩张、肺脓肿的咳嗽与体位改变有明显的关系；脓胸伴支气管胸膜瘘时，在一定体位下脓液进入瘘管时可引起剧烈咳嗽；纵隔肿瘤、大量胸腔积液患者，改变体位时也会引起咳嗽。

咳嗽通常按时间可分为三类：急性、亚急性和慢性咳嗽。咳嗽时间<3周为急性咳嗽，3～8周为亚急性咳嗽，>8周为慢性咳嗽。

（二）痰液的特点

白色黏痰见于慢性支气管炎、支气管哮喘，黄色脓性痰提示合并感染，血性痰见于支气管扩张、肺结核、支气管肺癌等，粉红色泡沫样痰见于急性肺水肿，铁锈色痰见于肺炎球菌肺炎。痰液静置后有分层现象：上层为泡沫，中层为浆液，下层为坏死组织，且咳痰与体位有关，常见于支气管扩张、肺脓肿。痰有恶臭提示厌氧菌感染。痰量增多反映支气管和肺的炎症在发展，痰量减少提示病情好转；若痰量减少，而全身中毒症状反而加重、体温升高，提示排痰不畅。

四、护理评估要点

（一）问诊

1. 健康史

注意患者的年龄、职业、生活环境；有无粉尘与有害气体长期吸入史、大量吸烟史、心肺疾病史，了解其全身情况；注意有无与咳嗽、咳痰相关的疾病史或诱发因素。

2. 主要症状特点

注意咳嗽的性质、持续时间、音色及其与体位、睡眠的关系；注意痰液的性质、颜色、量、气味、黏稠度及咳痰与体位的关系；注意是否有效咳嗽与咳痰；注意痰液有无分层现象。

3. 伴随症状特点

咳嗽伴高热应考虑肺炎、急性渗出性胸膜炎等；咳嗽伴胸痛应考虑胸膜病变或肺部病变累及胸膜，如肺炎、支气管肺癌、肺梗死等；咳嗽伴大量咯血应考虑支气管扩张、肺结核等；咳嗽同时咳大量泡沫样痰，尤其是粉红色泡沫样痰，应考虑急性肺水肿。咳嗽伴有杵状指应考虑支气管扩张症、慢性肺脓肿、肺癌。

（二）体格检查

注意呼吸运动、胸廓活动度；注意气管有无移位，有无皮下气肿；注意胸部叩诊与听诊音的变化。

（三）其他检查

注意观察痰显微镜检查、细菌学检查（涂片、培养、动物接种）、痰培养结果。普通X线摄片能检查出肺部多数病灶；对深部的病变用X线体层摄片、CT、MRI检查，可发现深部、微小的病灶。必要时可行支气管造影、支气管镜检查。

五、护理诊断

清理呼吸道无效与痰液黏稠、无力或无效咳嗽等有关。

（陈群梅）

任务三 咯血评估

学习目标

知识目标

1. 掌握：咯血的概念及临床表现。
2. 熟悉：咯血的常见病因及相关护理诊断/问题。
3. 了解：咯血的发病机制。

技能目标

熟练掌握咯血的护理评估方法。

案例导入

案例3：女性，24岁，两个月前无诱因出现低热、咳嗽、咳白色黏痰，伴有疲乏无力及体重逐渐下降，近1周出现痰中带血。查体：T 37.4℃，P 94次/分，R 22次/分，BP 130/80 mmHg，一般情况差，两上肺呼吸音稍低，并闻及少量湿啰音，心率94次/分，律齐，腹部平软，肝脾未触及。化验：血红蛋白（Hb）110 g/L，WBC $4.5×10^9$/L，N 53%，L 47%，血小板（PLT）$210×10^9$/L，红细胞沉降率（ESR）35 mm/h。

思考：（1）对该患者应从哪些方面进行评估？
（2）主要的护理诊断有哪些？

咯血（hemoptysis）是指喉以下的呼吸道或肺组织的出血，血液经口腔咯出，包括大量咯血和痰中带血。咯血应与口、鼻、咽部出血相鉴别，其中大咯血还应与呕血相鉴别（表2-1）。

表 2-1　咯血与呕血的鉴别

鉴别要点	咯血	呕血
病因	肺结核、支气管扩张、肺癌、心脏病等	消化性溃疡、肝硬化、食管胃底静脉曲张等
出血前症状	咽部痒感、胸闷、咳嗽等	上腹部不适、恶心、呕吐等
出血方式	咯出	呕出，可呈喷射状
血色	鲜红	棕黑、暗红，有时鲜红
血中混有物	痰、泡沫	食物残渣、胃液
血液pH	碱性	酸性
黑粪	无，如血液咽下可有	有，呕血停止后仍可持续数日
出血后痰性状	常有血痰数日	无痰

一、病因与发生机制

引起咯血的原因很多，以呼吸系统和心血管系统疾病常见。

1. 支气管疾病

常见于支气管扩张、支气管肺癌、支气管炎等。主要由炎症、肿瘤损伤支气管黏膜或病灶处毛细血管，使其通透性增高或黏膜下血管破裂所致。

2. 肺部疾病

常见于肺结核、肺脓肿、肺炎等。在我国，肺结核为咯血首要原因。结核病变使毛细血管通透性增高、血液渗出，可出现痰中带血丝或小血块；如病变侵蚀小血管使之破裂，可出现中等量咯血；肺结核空洞壁小动脉瘤破裂，可出现大量咯血。

3. 心血管系统疾病

常见于风湿性心瓣膜病二尖瓣狭窄、肺动脉高压、高血压性心脏病等。主要由于肺淤血致肺泡壁或支气管内膜毛细血管破裂，可表现为小量咯血；如支气管静脉曲张破裂，可表现为大咯血；急性肺水肿时，咯粉红色泡沫样痰。

4. 其他

如外伤、血液病、急性感染性疾病、子宫内膜异位症等。

二、临床表现

1. 年龄

青壮年发生咯血者应多考虑肺结核、支气管扩张、风湿性心瓣膜病等；年龄较大者，尤其是男性、有吸烟嗜好者，应首先考虑肺癌，肺结核也常见。

2. 咯血量

一般将24小时内咯血量<100 mL称小量咯血，24小时内咯血量为100～500 mL称中等量咯血，24小时咯血量>500 mL或一次咯血量>300 mL称大量咯血。大咯血主要见于肺结核空洞、支气管扩张、慢性肺脓肿。持续痰中带血多见于肺癌。

3. 颜色和性状

铁锈色痰见于肺炎球菌肺炎、肺吸虫病等，鲜红色痰见于肺结核、支气管扩张、肺脓肿等，砖红色胶冻样痰见于肺炎杆菌肺炎，暗红色痰见于二尖瓣狭窄等，左心衰竭引起的肺水肿所致咯血多为浆液性粉红色泡沫样痰。

三、护理评估要点

（一）问诊

1. 健康史

注意患者的年龄、既往史、生活习惯，以及有无诱发咯血的因素。

2. 主要症状特点

确认是否为咯血；了解咯血的量、颜色、性状和持续时间，判断咯血严重程度。

3. 伴随症状特点

长期低热、盗汗、消瘦的咯血患者应考虑肺结核；咯血伴慢性咳嗽、大量脓痰者应考虑支气管扩张；咯血伴发热或大量脓臭痰，应考虑肺脓肿或支气管扩张合并感染；咯血伴胸痛应考虑肺炎、肺癌；原有心房颤动或静脉炎的患者突然咯血伴有胸痛或休克，应考虑肺梗死。

（二）体格检查

详细检查肺部，尽早明确病因及出血部位。二尖瓣舒张期杂音有利于风湿性心脏病的诊断；中年人闻及肺部局限性哮鸣音并伴反复少量咯血、呛咳，抗生素治疗无效应考虑肺癌；锁骨上淋巴结肿大，支持肿瘤转移。

（三）其他检查

注意观察血常规、凝血机制检查、痰内抗酸杆菌测定、癌细胞检查、痰培养、影像学检查、支气管镜检查结果。

四、护理诊断

潜在并发症：窒息、肺不张、感染、失血性休克。

（陈群梅）

任务四　呼吸困难评估

学习目标

知识目标

1. 掌握：呼吸困难的临床表现。
2. 熟悉：呼吸困难的常见病因及相关护理诊断/问题。
3. 了解：呼吸困难的发病机制。

技能目标

熟练掌握呼吸困难的护理评估方法。

案例导入

案例4：患者，女性，58岁，两年前上一层楼后出现呼吸困难，此后症状逐渐加重。近3个月夜间只能端坐入睡。既往有高血压史10年。体格检查：BP 160/110 mmHg，P 110次/分，R 29次/分。颈静脉怒张。肺部可闻及啰音。心脏闻及舒张早期奔马律，最强搏动点向左下移位。肝大，肝颈静脉回流征阳性。四肢凹陷性水肿。血常规：WBC 8×10^9/L，N 85%，PLT 200×10^9/L，Hb 140 g/L。心电图：左心室高电压。未见ST-T缺血样改变。

思考：（1）对该患者应从哪些方面进行评估？
（2）主要的护理诊断有哪些？

呼吸困难（dyspnea）是指患者主观上感到空气不足、呼吸费力，客观上表现为呼吸活动用力，同时伴有呼吸频率、节律和深度的改变，严重者可有端坐呼吸、鼻翼翕动、张口呼吸等辅助呼吸肌参与呼吸运动的表现。

一、病因与发生机制

引起呼吸困难的主要原因是呼吸系统和心血管系统疾病。

1. 呼吸系统疾病

由气道阻塞、肺部病变、胸廓及胸膜病变、呼吸肌病变等，引起肺通气、换气功能障碍，导致缺氧和（或）二氧化碳潴留所致。

2. 心血管系统疾病

由各种心脏疾病引起的左心或右心衰竭所致，其中以左心衰竭所致的呼吸困难更常见、更严重。左心衰竭发生呼吸困难主要原因是肺淤血和肺泡弹性降低。右心衰竭引起的呼吸困难主要原因是体循环淤血。

3. 中毒性疾病

尿毒症、酮症酸中毒、感染时，由毒素或酸性代谢产物刺激呼吸中枢所致；药物中毒由直接抑制了呼吸中枢所致。

4. 血液系统疾病

常见于严重贫血、白血病、异常血红蛋白血症、输血反应等，由红细胞携氧减少，血氧含量下降所致。

5. 神经精神性疾病

常见于脑血管病变、颅脑外伤、脑炎及脑膜炎等，由颅内压增高，局部血流减少，刺激呼吸中枢所致。

二、临床表现

（一）肺源性呼吸困难

肺源性呼吸困难常见有三种类型。

1. 吸气性呼吸困难

由喉或大气管狭窄与阻塞所致。特点为吸气显著困难，吸气时间明显延长，可伴有干咳和喘鸣音，严重者吸气肌过度紧张，出现胸骨上窝、锁骨上窝及肋间隙在吸气时明显凹陷，称"三凹征"（three depressions sign）。见于急性喉炎、喉水肿、气管异物等。

2. 呼气性呼吸困难

由小支气管狭窄或肺泡弹性减弱所致。特点为呼气费力，呼气时间延长，常伴有哮鸣音。见于支气管哮喘、喘息型慢性支气管炎、慢性阻塞性肺气肿等。

3. 混合性呼吸困难

肺部广泛病变使换气面积减少和通气障碍。特点为吸气和呼气均感费力，呼吸频率增快，呼吸变浅。见于重症肺结核、大面积肺不张、弥漫性肺间质纤维化等。

（二）心源性呼吸困难

特点为活动时出现或加重，休息后减轻或缓解；仰卧时加重，半卧位或坐位时减轻，严重时患者取端坐位。

左心衰竭早期患者在轻度体力活动时出现呼吸困难，休息后缓解或减轻，称劳力性呼吸困难。病情加重时，患者常于夜间睡眠中憋醒，轻者起床后不久胸闷、气促缓解，称夜间阵发性呼吸困难；重者气喘明显，面色青紫，大汗，咳大量粉红色痰，听诊肺部有广泛湿啰音，心率增快，伴奔马律，又称为"心源性哮喘"（cardiac asthma）。病情严重者完全休息时也感气急，不能平卧，迫使其取半卧位或端坐位以减轻呼吸困难，称端坐呼吸（orthopnea）。

知识链接

右心衰竭患者亦常取半坐位以缓解呼吸困难，与慢性肺心病及其原发疾病亦有关；心包疾病患者喜取前倾坐位，以减轻增大心脏对左肺的压迫。

（三）中毒性呼吸困难

代谢性酸中毒时，呼吸深而规则，称为酸中毒大呼吸（Kussmaul呼吸）；急性感染时，呼吸加快。吗啡、巴比妥类药物中毒时，呼吸浅慢。

（四）血源性呼吸困难

严重贫血、异常血红蛋白血症时呼吸加速，同时心率加快；急性大出血或休克时，也可使呼吸急促。

（五）神经精神性呼吸困难

严重颅脑疾病引起的呼吸困难，呼吸深而慢，常有呼吸节律的改变。精神因素引起的呼吸困难，呼吸频速而浅表，常因换气过度而发生呼吸性碱中毒。

（六）呼吸困难的程度

1. 轻度

可在平地行走，登高及上楼时气急，中度或重度体力活动后出现呼吸困难。

2. 中度

平地慢步行走中途需休息，轻体力活动时出现呼吸困难，完成日常生活活动需他人帮助。

3. 重度

洗脸、穿衣，甚至休息时感到呼吸困难，日常生活活动完全依赖他人帮助。

三、护理评估要点

（一）问诊

1. 健康史

注意评估患者的年龄、基础疾病及既往史。儿童的呼吸困难常见于肺炎等急性感染性疾病，突然发生者应注意是否有异物吸入。青壮年的呼吸困难多见于肺结核、肺炎等，突然发生者多见于气胸。老年人的呼吸困难多见于肺气肿、肺癌、冠心病等。呼吸困难常在原有疾病或特殊条件的基础上发生，如心脏疾病患者发生心力衰竭或急性肺水肿时、糖尿病患者发生酮症酸中毒时。近期有胸腹部手术史者发生呼吸困难应考虑肺不张，腹部或盆腔手术后突然发生的呼吸困难应考虑肺梗死，长期卧床的老年患者易发生坠积性肺炎。

2. 主要症状特点

注意评估呼吸困难发生的缓急、诱因、表现；呼吸困难与活动、体位的关系，昼夜是否一样；呼吸困难的严重程度、对日常生活活动的影响等。

3. 伴随症状特点

呼吸困难伴胸痛，常见于大叶性肺炎、急性胸膜炎、自发性气胸、急性心肌梗死等；呼吸困难伴发热、咳嗽咳痰，常见于呼吸道感染性疾病；呼吸困难伴咳大量泡沫样痰应考虑急性肺水肿；呼吸困难伴意识障碍或严重发绀、大汗、面色苍白、四肢厥冷、脉搏细数、血压下降等，提示病情严重。

（二）体格检查

检查呼吸运动、胸廓活动度；注意气管有无移位，有无皮下气肿；注意胸部叩诊与听诊音的变化。

（三）其他检查

注意观察血常规检查、痰培养、X线、支气管造影检查及纤维支气管镜等检查结果。心肺疾病引起的呼吸困难均有明显的X线征象。支气管造影可协助诊断支气管扩张、支气管腺瘤和癌。对慢性阻塞性肺疾病（COPD）、支气管哮喘患者应做肺功能测定，判断肺功能损害的性质和程度。纤维支气管镜检查用于支气管肿瘤、狭窄、异物的诊断和治疗，肺穿刺活检对肺纤维化、肿瘤等的诊断意义重大。

四、护理诊断

1. 气体交换受损

与肺部广泛病变导致有效呼吸面积减少、肺弹性减弱等因素有关。

2. 低效性呼吸形态

与上呼吸道梗阻、心肺功能不全等因素有关。

（陈群梅）

任务五　发绀评估

学习目标

知识目标

1. 掌握：发绀的概念及临床表现。
2. 熟悉：发绀的常见病因及相关护理诊断/问题。
3. 了解：发绀的发病机制。

技能目标

熟练掌握发绀的护理评估方法。

案例导入

案例5：患儿，男，2岁半，因发绀近2年而就诊。其母亲诉患儿出生3个月左右时，口周出现发绀并逐渐加重，直至出现全身发绀，哭闹、寒冷或屏气后气急及发绀加重。追问病史，患儿自幼在吸奶时易气急、多汗，行走后常有蹲踞现象。体检：生命体征平稳，体格发育低于正常同龄儿，全身发绀，浅表淋巴结未触及。双肺未及异常，心前区稍隆起，轻度肋缘外翻，心尖冲动位于左锁骨中线第5肋间，心界不大，肺动脉瓣听诊区第二心音减弱，胸骨左缘第2、3肋间闻及2/6级喷射性收缩期杂音。腹部无异常。指端膨大如鼓槌状。X线胸片：心脏大小正常，肺动脉段凹陷，心尖圆钝上翘，构成"靴状"心影。

思考：（1）对该患者应从哪些方面进行评估？
（2）主要的护理诊断有哪些？

发绀（cyanosis）是指周围血液中的还原血红蛋白增多或出现异常血红蛋白衍生物时，皮肤及黏膜呈现出青紫色现象，又称为紫绀。发绀在皮肤较薄、色素较少和毛细血管丰富的部位如唇、舌、两颊、鼻尖、耳垂、甲床等处较明显。皮肤有显著色素沉着、黄疸或水肿时，可能会掩盖发绀的存在。

一、发生机制

周围血液中还原血红蛋白含量增多超过50 g/L时，或周围血液中含有高铁血红蛋白、硫化血红蛋白等异常血红蛋白衍生物时，部分血红蛋白丧失携氧能力，皮肤黏膜可呈青紫色。但临床所见发绀，有时并不一定能确切反映动脉血氧下降的情况，如严重贫血的患者（Hb<60 g/L），即使血红蛋白都处于还原状态，也不足以引起发绀。

二、病因与临床表现

（一）还原血红蛋白增多

1. 中心性发绀

表现为全身性发绀，除四肢及颜面外，也累及躯干的皮肤和黏膜，但发绀皮肤温暖。发绀的原因一般可分为两种。①肺性发绀：由呼吸功能不全、肺氧合作用不足所致，常见于各种严重的呼吸系统疾病，如喉、气管、支气管的阻塞，阻塞性肺气肿，肺水肿，急性呼吸窘迫综合征等。②心性发绀：由于异常通道分流，部分静脉血未通过肺循环进行氧合作用而入体循环动脉，常见于发绀型先天性心脏病如法洛四联症等。

2. 周围性发绀

表现为肢体的末端与下垂部位发绀，发绀皮肤冷，若给予按摩或热敷，使皮肤转暖，发绀可消退。常由周围循环血流障碍所致，可分为：①淤血性周围性发绀，常见于引起体循环淤血、周围血流缓慢的疾病，如右心衰竭、心包压塞、缩窄性心包炎等；②缺血性周围性发绀，常见于引起心排出量减少的疾病和局部血流障碍性疾病，如严重休克、长期暴露于寒冷中和血栓闭塞性脉管炎、雷诺（Raynaud）病等。

3. 混合性发绀

中心性发绀与周围性发绀同时存在，常见于心力衰竭（右心衰竭、全心衰竭）。

（二）异常血红蛋白衍生物

1. 高铁血红蛋白血症

起病急骤，病情严重，氧疗无效，静脉血呈深棕色，接触空气不能转为鲜红，静注亚甲蓝或大量维生素C可使发绀消退。常见于药物或化学物质（如伯氨喹、亚硝酸盐、磺胺类、硝基苯、苯胺等）中毒。大量进食含亚硝酸盐的变质蔬菜所致发绀称"肠源性青紫症"。先天性高铁血红蛋白血症患者自幼即有发绀，而无心、肺疾病。

2. 硫化血红蛋白血症

很少见，发绀持续时间长，可达数月或更长，血液呈蓝褐色。在便秘或服用硫化物条件下，凡能引起高铁血红蛋白血症的药物或化学物质，均能引起此类发绀。

三、护理评估要点

（一）问诊

1. 健康史

了解与发绀有关的疾病史或药物、化学物品、食物摄入史，以及发绀起病的缓急等。

2. 主要症状特点

了解发绀的程度、持续时间、是否合并呼吸困难、经治疗后的反应等。

3. 伴随症状特点

发绀伴意识障碍多见于中毒、休克、急性肺部感染或急性心力衰竭；发绀伴呼吸困难、咳嗽、咯血及水肿多见于慢性心肺功能不全；发绀伴头晕、头痛多为缺氧所致；发绀伴蹲踞常为法洛四联症的典型表现。

（二）体格检查

注意观察发绀的部位、皮肤黏膜的颜色、皮温，以及按摩、热敷后发绀是否消失等。杵状指常见于先天性心脏病和某些慢性肺部疾病；发绀的部位、皮温对鉴别中心性发绀和周围性发绀意义重大。

（三）其他检查

注意观察血常规检查、肺功能检查以及血气分析结果。

四、护理诊断

1. 活动无耐力

与心肺功能不全，氧的供需失衡有关。

2. 低效性呼吸形态

与呼吸系统疾病所致的肺泡通气、换气、弥散功能障碍有关。

（陈群梅）

任务六　黄疸评估

学习目标

知识目标

1. 掌握：黄疸的三种类型及临床表现。
2. 熟悉：黄疸的常见病因和相关护理诊断/问题。
3. 了解：黄疸的发病机制。

技能目标

熟练掌握黄疸的护理评估方法。

案例导入

案例6：男性，19岁，2周前无明显诱因发热达38℃，感全身不适、乏力、食欲减退、恶心、右上腹部不适。1周前皮肤出现黄染，尿色较黄，无皮肤瘙痒。查体：T 37.5℃，P 80次/分，R 20次/分，BP 120/75 mmHg，皮肤、巩膜黄染，腹平软，肝肋下2 cm，轻压痛和叩击痛。化验：血Hb 126 g/L，WBC 5.2×10^9/L，N 65%，L 30%，M 5%，PLT 200×10^9/L，尿蛋白（-），尿胆红素（+），尿胆原（+）。

思考：（1）对该患者应从哪些方面进行评估？
（2）主要的护理诊断有哪些？

黄疸（jaundice）是指血清胆红素浓度增高而使巩膜、皮肤黏膜乃至体液等染成黄色的现象。正常胆红素最高为17.1μmol/L，如胆红素在17.1～34.2μmol/L，则临床不易发现皮肤黏膜黄染，称隐性黄疸；胆红素超过34.2μmol/L时，出现临床可见的黄疸，称显性黄疸。

一、病因与发生机制

体内的胆红素主要来源于血红蛋白。血液循环中衰老的红细胞经单核巨噬细胞系统的破坏和分解，产生游离胆红素或非结合胆红素（UCB），不溶于水，不能从肾小球滤出，故尿液中不出现游离胆红素。非结合胆红素经血循环到达肝脏后，经肝细胞的摄取、结合形成结合胆红素（CB），为水溶性，可从肾小球滤出。结合胆红素随胆汁排入肠道，经细菌作用还原为尿胆原。其中的大部分氧化为尿胆素从粪便中排出称粪胆素；小部分在肠内被吸收，经肝门静脉回到肝，其中的大部分再次转变为结合胆红素，又随胆汁到达肠道，形成"肠肝循环"。被吸收回肝的小部分尿胆原经体循环到达肾脏，随尿液排出。

临床上依据黄疸的发生机制将其分成以下三种类型。

（一）溶血性黄疸

（1）大量红细胞被破坏，形成大量非结合胆红素，超过正常肝脏处理的能力，潴留在血液中使胆红素增高出现黄疸。

（2）大量红细胞被破坏所致的贫血、缺氧和红细胞破坏产物的毒性作用，可减弱正常肝细胞对胆色素的代谢功能，致黄疸加重。

（3）此类黄疸常见于先天性溶血性贫血如地中海贫血，后天获得性溶血性贫血如自身免疫性溶血性贫血等。

（二）肝细胞性黄疸

（1）受损的肝细胞对胆红素代谢能力减弱，致正常代谢产生的非结合胆红素在血液中存留，出现黄疸。

（2）未受损的肝细胞，仍能将部分非结合胆红素转变为结合胆红素而输入毛细胆管。

（3）部分结合胆红素可经坏死的肝细胞反流入血，也可因肝细胞肿胀、汇管区渗出性病变与水肿和胆管内胆栓形成使胆汁排泄通路受阻，因而较多的结合胆红素反流入血循环中，致使血中结合胆红素增多出现黄疸。

（4）此类黄疸常见于病毒性肝炎、肝硬化、中毒性肝炎等。

（三）胆汁淤积性黄疸

（1）胆道或肝内外胆管阻塞，阻塞上方的胆管压力增高，胆管扩张，终致小胆管与毛细胆管破裂，胆汁中胆红素反流入血中，血液中结合胆红素增高出现黄疸。

（2）此类黄疸常见于肝内泥沙样结石、癌栓、胆总管结石、胰头癌等。

二、临床表现

1. 溶血性黄疸

皮肤黏膜轻度黄染，呈浅柠檬色，无皮肤瘙痒。在急性溶血时伴有寒战、发热、头痛、呕吐、腹痛及腰部酸痛等症状，同时尿呈酱油色（血红蛋白尿）。慢性溶血以贫血、黄疸和脾大为主要表现。

2. 肝细胞性黄疸

皮肤黏膜呈浅黄或金黄色，少数患者有皮肤瘙痒。常伴乏力、食欲减退、肝区不适等症状，严重的可有出血倾向。

3. 胆汁淤积性黄疸

皮肤呈暗黄、黄绿或绿褐色，伴皮肤瘙痒者多见，少数患者伴心动过缓。尿色深，似浓茶样，粪便颜色变浅，肝外胆道完全阻塞时粪便呈白陶土色。

三、护理评估要点

（一）问诊

1. 健康史

评估患者年龄、性别、职业，用药史、肝炎接触史、既往史、家族史、妊娠史、传染病史及饮酒史等。

2. 主要症状特点

评估起病的缓急、黄疸的发生时间与波动情况等。

3. 伴随症状

黄疸伴发热见于急性胆管炎、肝脓肿、败血症等。病毒性肝炎或急性溶血可先有发热而后出现黄疸。黄疸伴上腹剧烈疼痛可见于胆道结石、肝脓肿或胆道蛔虫病；右上腹剧烈疼痛、寒战高热和黄疸三者同时出现为夏科（Charcot）三联征，提示急性化脓性胆管炎。黄疸伴持续性右上腹钝痛或胀痛可见于病毒性肝炎、肝脓肿或原发性肝癌。

（二）体格检查

评估皮肤色泽深浅，是否伴有瘙痒及其程度，有无肝大。

（三）其他检查

注意血尿粪常规、网织红细胞计数、肝功能、血尿胆红素检查的结果，以鉴别黄疸类型。B超、X线检查、经皮穿刺肝胆道成像（PTC）、经十二指肠镜逆行胰胆管造影（ERCP）、CT、MRI、放射性核素检查、肝穿刺活检及腹腔镜检查有助于黄疸病因诊断。

四、护理诊断

1. 有皮肤完整性受损的危险

与皮肤瘙痒、皮肤黏膜下出血等有关。

2. 自我形象紊乱

与黄疸致皮肤、黏膜和巩膜发黄有关。

（陈群梅）

任务七　呕血与黑便评估

学习目标

知识目标

1. 掌握：呕血与黑便的概念及临床表现。
2. 熟悉：呕血与便血的常见病因和相关护理诊断/问题。
3. 了解：呕血与便血的发病机制。

技能目标

熟练掌握呕血与便血的护理评估方法。

案例导入

案例7：患者，男性，32岁。间断上腹痛，泛酸、胃灼热8年。6小时前解柏油样便500 g，呕吐咖啡样液约200 mL。查体：T 36.7℃，P 108次/分，R 22次/分，BP 90/70 mmHg。神清，面色稍苍白，四肢湿冷。腹平软，中上腹轻压痛，肝脾未及，肠鸣音10次/分，双下肢无水肿。化验：Hb 80 g/L，WBC 5.0×10^9/L，N 65%，L 32%，PLT 300×10^9/L，大便隐血强阳性。

思考：（1）对该患者应从哪些方面进行评估？

（2）主要的护理诊断有哪些？

呕血（hematemesis）与黑便（melena）是上消化道出血的主要表现。上消化道出血是指十二指肠悬韧带以上的胃肠道，包括食管、胃、十二指肠、胰管、胆管以及胃空肠吻合术后的空肠病变引起的出血。上消化道出血时，血液经口腔呕出称为呕血。血液进入肠道经细菌的作用，使血红蛋白所含的铁转变为硫化铁，使粪便呈黑色，称为黑便；大量出血时，因其黏稠发亮似沥青，又称柏油样便。呕血应与咯血相鉴别（表2-1）。

一、病因

（一）消化系统疾病

1. 食管疾病

常见于食管静脉曲张破裂、食管炎、食管癌、食管异物等。

2. 胃、十二指肠疾病

最常见为消化性溃疡，其次为服用非甾体消炎药和应激所致的急性胃黏膜病变。胃癌、胃血管异常、胃淋巴瘤、克罗恩病等亦可引起呕血。

3. 肝、胆、胰疾病

以肝硬化门静脉高压引起的食管胃底静脉曲张破裂出血最常见；此外，肝癌、肝脓肿或肝动脉瘤破入胆管也可引起呕血。

（二）血液疾病

常见于血小板减少性紫癜、白血病、再生障碍性贫血、弥散性血管内凝血等血液疾病。

（三）其他

如流行性出血热、败血症、尿毒症、肝功能衰竭等。

以上病因中，最常见的是消化性溃疡，其次是食管胃底静脉曲张破裂，再次为急性胃黏膜病变。

二、临床表现

1. 出血部位

呕血与黑便的出现与出血病变的部位有关。病变在幽门以上者，当出血量较大时多出现呕血，并伴有黑便；若出血量较小且出血速度缓慢，一般仅有黑便而无呕血。病变在幽门以下者，常表现为黑便，出血量大、血液反流入胃时也可引起呕血。

2. 出血颜色

呕血与黑便的颜色和出血量的大小以及血液在胃肠道内停留的时间长短有关。若出血量大，血液在胃内停留时间短，呕出的血液呈鲜红或暗红色；若出血量小，血液在胃内停留时间较长，在胃酸的作用下，形成酸化正铁血红蛋白，呕出的血液呈咖啡色或褐色。大量出血时，由于肠蠕动加快，血液在肠内停留时间短，粪便可呈暗红或鲜红色，此时应注意与下消化道出血鉴别。

3. 出血量的估计

上消化道出血每日出血量在 5 mL 以上时，粪便隐血试验即可呈阳性；出血量超过 60 mL 可出现黑便；胃内储血量达 250～300 mL 时可引起呕血。

4. 出血程度的估计

上消化道出血症状的轻重与失血量和失血速度有关，出血量的估计主要根据血容量减少所致的周围循环衰竭表现。当一次出血量不超过 400 mL 时，血容量虽有轻度减少，但可由组织间液和脾脏储血补充而不出现全身症状；一般出血量在 1000 mL 以上，尤其是失血较快者，多有头晕、乏力、面色苍白、四肢厥冷、出冷汗、心悸、脉搏细数、血压下降等低血容量性休克的表现。

出血量占血容量的 10%～15%，除头晕、畏寒外，无血压、脉搏的变化；20% 以上，有冷汗、四肢厥冷、心慌、脉搏增快等急性失血症状；30% 以上，可出现急性周围循环衰竭的表现，如脉搏快而微弱、血压下降、呼吸急促及休克。

5. 出血是否停止的估计

如有下列征象提示出血未停止：①反复呕血或黑便次数增加，呕出物转为暗红色，肠鸣音亢进；②经足量补充血容量，周围循环衰竭现象仍未改善；③外周血红细胞计数、血红蛋白和红细胞比容继续下降；④网织红细胞计数及血尿素氮持续增高。

三、护理评估要点

（一）问诊

1. 健康史

了解有无与呕血、黑便相关的疾病史，有无饮食不当、饮酒史，有无服用泼尼松、吲哚美辛（消炎痛）、阿司匹林等药物史。

2. 主要症状特点

评估是否为呕血，出血部位及病因，呕血与黑便的次数、量、颜色、性状及其变化。

3. 伴随症状

呕血、黑便伴慢性反复发作的上腹部疼痛，有周期性与节律性，发生在中青年，应考虑消化性溃疡；中老年人呕血、黑便，伴无明显规律性上腹痛，并伴有厌食与消瘦，应警惕胃癌。呕血伴脾大、腹壁静脉曲张或腹腔积液，肝功能异常，应考虑肝硬化门静脉高压症；伴肝区疼痛、肝大、质硬、表面有结节，甲胎蛋白（AFP）阳性，应考虑肝癌；伴黄疸、寒战、发热并右上腹绞痛，应考虑肝胆疾病；伴皮肤黏膜出血，应考虑血液疾病及凝血功能障碍疾病；伴有非甾体类抗炎药物服用史、大面积烧伤、颅脑手术及严重外伤者，应考虑急性胃黏膜病变。

（二）体格检查

注意检查患者有无贫血貌；生命体征、意识状态、肠鸣音等；有无肝、脾、淋巴结肿大；有无皮肤黏膜易出血征象、黄疸等。

（三）其他检查

注意观察血常规、网织红细胞计数、肝肾功能、血小板计数等检查结果，以及胃镜与肠镜及超声检查结果。

四、护理诊断

1. 体液不足

与消化道出血致血容量减少有关。

2. 活动无耐力

与呕血和黑便致贫血有关。

3. 恐惧

与大量呕血和黑便有关。

4. 有误吸的危险

与呕吐物误吸入气道有关。

5. 潜在并发症

休克、急性肾衰竭、肝性脑病。

（陈群梅）

任务八 疼痛评估

学习目标

知识目标

1. 掌握：疼痛的临床特点。
2. 熟悉：疼痛的常见病因及相关护理诊断/问题。
3. 了解：疼痛的发病机制。

技能目标

熟练掌握疼痛的护理评估方法。

案例导入

案例8：患者，女性，45岁。昨日傍晚，出现心前区剧烈压迫感、闷塞感及刀割样疼痛，伴有低热、烦躁不安、头晕、呼吸困难等症状。查体：神志清楚，颈静脉无怒张。桶状胸，肋间隙增宽，叩诊过清音。双肺呼吸音低，未闻及干湿啰音。心率64次/分，律齐。腹软，肝脾肋下未触及。双下肢无水肿。

思考：（1）对该患者应从哪些方面进行评估？

（2）主要的护理诊断有哪些？

疼痛（pain）是机体组织受到损害的警戒信号，能促使机体避开损害的刺激，对机体具有一定的保护作用。但强烈或持久的疼痛，会造成机体生理功能紊乱，甚至导致休克。值得注意的是，疼痛是一个主观描述，由于个体的耐受性不同及所处的环境不同，疼痛的程度与原发病的病情轻重并不完全一致。

一、病因

（一）头痛（headache）

头痛是指额、顶、颞及枕部的疼痛。

1. 颅脑病变

感染、血管病变、占位性病变、颅脑外伤、偏头痛等。

2. 颅外病变

颅骨疾病、颈椎病及其他颈部疾病、神经痛、牵涉痛等。

3. 全身性疾病

急性感染、心血管疾病、中毒、尿毒症、低血糖、肺性脑病、月经期头痛等。

4. 神经症

癔症性头痛等。

（二）胸痛（chest pain）

胸痛主要由胸部病变所致。

1. 胸壁疾病

皮肤、肌肉、肋骨及肋间神经的炎症和损伤。

2. 呼吸系统疾病

胸膜炎、气胸、肺炎、肺癌、肺梗死等。

3. 心血管疾病

心绞痛、心肌梗死、心包炎、心神经官能症等。

4. 食管与纵隔疾病

食管炎、食管癌、纵隔脓肿、纵隔肿瘤等。

5. 其他

膈下脓肿、肝脓肿等。

（三）腹痛（abdominal pain）

腹痛由腹部或腹外器官疾病引起，按病程可分为急性和慢性，其中属于外科范围的急性腹痛，临床上常称"急腹症"。

1. 急性腹痛

①腹腔脏器的急性炎症；②腹腔内脏器急性穿孔、破裂或扭转；③空腔脏器梗阻或扩张；④腹腔内急性血管病变，如肠系膜动脉栓塞；⑤胸部疾病引起的牵涉痛，如心肌梗死等。

2. 慢性腹痛

①腹腔内脏器的慢性炎症或溃疡性病变；②肿瘤性病变；③胃肠神经功能紊乱；④中毒与代谢障碍。

二、发生机制

人体的痛觉感受器位于皮肤和其他组织内的游离神经末梢。各种物理、化学刺激作用于机体达到一定程度后，受刺激部位组织释放出乙酰胆碱、5-羟色胺、组胺等致痛物质，后者作用于痛觉感受器，使其发出冲动，经神经通路上传至大脑皮质痛觉感受区，引起痛觉。

三、临床表现

1. 头痛

急性头痛见于发热、颅内出血尤其是蛛网膜下隙出血、高血压脑病、脑膜炎、脑炎、颅脑外伤、中毒、中暑等；慢性头痛见于颅内占位性病变、原发性高血压、颈椎病、眼源性头痛、鼻源性头痛等。搏动性头痛（如偏头痛）多为血管性，脑肿瘤多为强烈钝痛。剧烈头痛多见于蛛网膜下隙出血、脑膜炎、偏头痛，脑瘤、脑脓肿多为中等度头痛。

2. 胸痛

心绞痛常发生在胸骨后或心前区，且同时有左肩和左上臂的放射性疼痛。胸膜炎的疼痛常在胸廓的下侧部或前部，胸部疾病的疼痛常固定于病变局部且有明显压痛。心绞痛呈压榨、紧缩或窒息感，肺癌早期可有胸部隐痛或闷痛，肋间神经痛呈刀割样、触电样或灼痛。

3. 腹痛

急性起病并在短时间内腹痛加剧者，多见于急性腹腔内炎症、结石或肠梗阻等，若同时伴有休克多提示腹腔内出血、消化性溃疡穿孔、出血坏死性胰腺炎、急性肠扭转等；慢性腹痛一般发生隐袭，发展缓慢，程度较轻，但疼痛可呈阵发性加剧或反复急性发作，如消化性溃疡、慢性胆囊炎等。

四、护理评估要点

（一）问诊

1. 健康史

了解有无与疼痛相关的疾病史或诱因。

2. 主要症状特点

评估疼痛部位、起病缓急、发生与持续时间、性质、程度，有无牵涉痛及其部位，加重或缓解的因素。

3. 伴随症状

（1）头痛：头痛伴剧烈呕吐提示颅内压增高，头痛在呕吐后减轻者见于偏头痛；伴眩晕见于椎基底动脉供血不足、小脑疾病等；伴发热见于感染性疾病。慢性头痛突然加剧伴意识障碍见于脑疝，伴脑膜刺激征见于脑膜炎、蛛网膜下隙出血。

（2）胸痛：胸痛伴吞咽困难见于食管疾病，胸痛伴呼吸困难见于大叶性肺炎、自发性气胸、肺梗死等，胸痛伴咳嗽、咯血见于肺炎、肺结核、肺癌等。

（3）腹痛：腹痛伴寒战、发热见于急性胆囊炎、胆道感染、肝脓肿等；腹痛伴黄疸多见于肝胆胰疾病，但急性溶血性贫血也可出现腹痛与黄疸；腹痛伴休克见于腹腔脏器破裂、绞窄性肠梗阻、急性出血坏死性胰腺炎等。

（二）体格检查

对于头痛患者，应注意血压是否升高，心肺功能是否正常，体温有无升高，注意神经系统检查及眼底检查等。对于胸痛患者，应注意胸壁有无压痛、胸廓外形及心肺检查有无异常。对腹痛患者，应注意评估全身情况、生命体征和腹部检查结果，对已婚妇女疑有盆腔病变者应注意做妇科检查。

（三）其他检查

对于头痛患者，应注意血生化、电解质及细胞学检查结果，顽固性头痛应注意脑电图、脑超声、脑血管造影、CT、MRI等检查结果；对于胸痛患者，应注意心电图、超声心动图、胸部X线检查，以及血清心肌酶学及穿刺液的检查结果；对于腹痛患者，应注意血、尿、粪常规，血酮体及血清淀粉酶、胸腹透视、B超检查结果，对年龄较大者，应行心电图检查，了解心肌供血情况。

五、护理诊断

头痛、胸痛、腹痛与脑膜炎、脑外伤等引起颅内压增高，冠状动脉狭窄、阻塞导致心肌缺血，胸膜炎症，胸部损伤，胃肠平滑肌痉挛，胃酸刺激溃疡面，肝脏肿瘤迅速增大使肝包膜被牵拉等有关。

（陈群梅）

任务九 水肿评估

学习目标

知识目标

1. 掌握：水肿的概念及临床表现。
2. 熟悉：水肿的常见病因及相关护理诊断/问题。
3. 了解：水肿的发病机制。

技能目标

熟练掌握水肿的护理评估方法。

案例导入

案例9：患者，女性，17岁。6个月前无明显诱因出现眼睑水肿，双上肢及背部红色丘疹，伴恶心、食欲缺乏。查体：T 36.9℃，P 78次/分，R 19次/分，BP 160/110 mmHg。精神差，眼睑轻度水肿，双下肢凹陷性水肿。辅助检查：WBC $5.5×10^9$/L，Hb 60 g/L，PLT $60×10^9$/L。血尿素氮（BUN）11 mmol/L，血肌酐（Cr）100.8μmol/L，抗核抗体（ANA）（+），抗ds-DNA（+），抗SM（+）。诊断为狼疮性肾炎，肾功能代偿期。

思考：（1）对该患者应从哪些方面进行评估？

（2）主要的护理诊断有哪些？

皮下组织的细胞内及组织间隙内液体积聚过多称为水肿（edema）。水肿可分布于全身，也可在身体某一部位出现，或发生于体腔内称积液。通常意义上的水肿不包括脑水肿、肺水肿等内脏器官的局部水肿。

一、病因

（一）全身性水肿

1. 心源性水肿

主要见于右心衰竭。

2. 肾源性水肿

见于各型肾炎和肾病。

3. 肝源性水肿

见于重症肝炎、肝癌、肝硬化肝功能失代偿期。

4. 营养不良性水肿

由长期热量摄入不足、蛋白质丢失过多或慢性消耗性疾病所致。

5. 其他

甲状腺功能减退所致的黏液性水肿、经前期紧张综合征、药物性水肿、特发性水肿等。

（二）局限性水肿

局部炎症、肢体静脉血栓形成或栓塞性静脉炎、上腔或下腔静脉阻塞综合征以及由丝虫病所致的象皮肿等。

二、发生机制

产生水肿的主要因素有：①水钠潴留，见于继发性醛固酮增多症等；②毛细血管静水压升高，见于右心衰竭等；③毛细血管通透性增高，见于局部炎症或过敏等；④血浆胶体渗透压降低，见于肾病综合征、肝硬化等；⑤淋巴液或静脉回流受阻，见于丝虫病或血栓性静脉炎等。

三、临床表现

1. 心源性水肿

水肿主要见于右心功能不全。首先发生在身体的下垂部位，具有重力性、对称性、凹陷性，严重者可发生全身性水肿并伴有胸腔积液、腹腔积液和心包积液。

2. 肾源性水肿

水肿见于各型肾炎和肾病综合征。早期出现于眼睑与颜面部，于晨起时明显，以后可发展为全身性水肿。肾病综合征患者水肿明显，多为全身性，常伴有胸腔积液和腹腔积液。

3. 肝源性水肿

以腹腔积液为主要表现，也可出现踝部水肿，逐渐向上发展，但头面部常无水肿。

4. 营养不良性水肿

水肿分布从组织疏松处开始，然后扩展至全身，以低垂部位显著。发生水肿前常有消瘦、体重下降等。

5. 其他

黏液性水肿以口唇、眼睑及胫前较为明显，为非凹陷性水肿；经前期紧张综合征为眼睑、踝部的轻度水肿，多于经前7~14日出现，行经后水肿逐渐消退；药物性水肿一般发生在肾上腺皮质激素、雄激素、雌激素、胰岛素等应用过程中；特发性水肿一般只见于女性，主要发生在身体的下垂部位，于直立或劳累后出现，休息后减轻或消失。

四、护理评估要点

（一）问诊

1. 健康史

了解患者既往的健康状况，有无心、肾、肝、内分泌等疾病史和相应的临床表现，日常用药情况（尤其是利尿剂的使用）等；有无职业接触物质、饮食的过敏现象；日常生活习惯，如摄入钠盐过多、营养状况与营养条件等；水肿是否与月经周期有关。

2. 主要症状特点

评估水肿出现的时间、缓急、部位、程度及进展情况；是全身性还是局部性，是否呈对称性、凹陷性，与活动及体位的关系；检查生命体征、体重、腹围等。鉴别心源性水肿与肾源性水肿，见表2-2。

表2-2 心源性水肿与肾源性水肿的鉴别

鉴别要点	心源性水肿	肾源性水肿
开始部位	从足部开始，向上延及全身	从眼睑、颜面开始而延及全身
发展快慢	发展缓慢	发展迅速
水肿性质	比较坚实，移动性小	软而移动性大
伴随症状	伴有心功能不全表现，如心脏增大、心杂音、肝大、静脉压升高等	伴有肾脏病变表现，如高血压、蛋白尿、血尿、管型尿、眼底改变等

知识链接

肾小球疾病引起的水肿可分为两类：①肾炎性水肿，多从颜面部开始，重者可波及全身，指压凹陷不明显。由于水、钠潴留，血容量增加，血压常可升高。②肾病性水肿，一般较为严重，多从下肢开始，常为全身性、体位性和凹陷性，严重时可出现胸腔积液、腹腔积液等。由于增加的细胞外液量主要潴留在组织间隙，血容量是减少的，故可无高血压及循环淤血的表现。

3. 伴随症状

水肿伴消瘦、体重减轻者，可见于营养不良；伴呼吸困难、发绀者见于心脏疾病；与月经周期明显相关者，见于经前期紧张综合征。

（二）体格检查

注意有无心脏扩大、心脏杂音及肝大、颈静脉怒张、肝颈静脉回流征阳性等［见于心功能不全（右心衰竭）］；有无腹腔积液、蜘蛛痣、肝掌、黄疸、肝脾大（见于肝病）伴高血压，常见于肾脏疾病。注意检查皮肤黏膜颜色与完整性。

（三）其他检查

注意肝肾功能、尿常规、心肺功能、血电解质等检查结果，以明确病因，及早发现并发症。

五、护理诊断

1. 体液过多

与水、钠潴留，毛细血管静水压升高，通透性增加，血浆胶体渗透压降低，淋巴或静脉回流受阻有关。

2. 皮肤完整性受损/有皮肤完整性受损的危险

与长期、严重水肿导致皮肤血供差、抵抗力下降有关。

（陈群梅）

任务十 意识障碍评估

学习目标

知识目标

1. 掌握：不同程度意识障碍的临床表现。
2. 熟悉：意识障碍的常见病因和相关护理诊断/问题。
3. 了解：意识障碍的发病机制。

技能目标

熟练掌握意识障碍的护理评估方法。

案例导入

案例10：患者，男性，70岁。家属1小时前发现患者躺倒在地，呼之不应，来诊。既往患者有高血压、2型糖尿病。体格检查：BP 150/80 mmHg，压眶有明显疼痛反应，双侧瞳孔等大正圆，直径3 mm，对光反射灵敏，心肺腹查体无明显异常。

思考：（1）请判断该患者意识障碍的程度。

（2）主要的护理诊断有哪些？

意识是大脑功能活动的综合表现，正常人意识清醒，思维活动正常，语言准确，对刺激反应敏锐，与周围能保持密切联系。意识障碍（disturbance of consciousness）是指人体对外界环境刺激缺乏反应的一种精神状态。任何原因引起中枢神经功能损害时均可出现意识障碍，表现为人体对自身及外界认知状态以及知觉、记忆、定向、情感等精神活动不同程度的异常。

一、病因与发生机制

1. 颅内病变

（1）颅脑外伤：见于车祸、撞击、枪伤等造成颅骨骨折或脑实质损伤，导致颅内出血、脑水肿。

（2）急性脑血管病：见于脑出血、脑梗死、高血压脑病等。

（3）颅内感染：见于脑炎、脑膜脑炎等。

（4）颅内占位性病变：见于脑肿瘤、脑脓肿等。

（5）癫痫。

2. 内分泌及代谢性疾病

见于尿毒症、肝性脑病、肺性脑病、糖尿病、低血糖、甲状腺危象、水电解质平衡失调等。

3. 中毒

见于镇静安眠药、抗精神病药、麻醉镇痛药、有机磷农药、酒精、吗啡、一氧化碳中毒等。

4. 急性感染

见于败血症、中毒性菌痢、中毒性肺炎等。

5. 缺血、缺氧性脑病

见于高山病、窒息、休克、阿斯综合征、弥散性血管内凝血（DIC）等。

6. 其他

见于体温调节功能紊乱，如中暑、高热等，以及恶性肿瘤、子痫等。

以上病因可引起脑组织缺血、缺氧，导致脑细胞代谢紊乱、中枢神经活动受损，发生意识障碍。

二、临床表现

1. 嗜睡

嗜睡是最轻的意识障碍，表现为一种病理性倦睡。患者呈持续性睡眠状态，易被唤醒，醒后回答问题基本正确，但刺激去除后很快又再次入睡。

2. 意识模糊

意识模糊是较嗜睡为深的一种意识障碍。患者保持简单的精神活动，但对时间、地点、人物的定向能力有障碍。

3. 昏睡

昏睡是接近人事不省的意识状态，患者处于沉睡状态，不易唤醒。在压迫眶上神经、摇晃身体等强烈刺激下可唤醒，但很快又入睡，醒时回答问题含糊或答非所问。

4. 昏迷

昏迷为最严重的意识障碍，按程度不同又可分为浅昏迷和深昏迷。

（1）浅昏迷：患者意识大部分丧失，无自主运动，对周围事物及声、光刺激全无反应，但对疼痛刺激有痛苦表情或肢体退缩等防御反应。角膜反射及瞳孔对光反射可存在，病理反射引不出。

（2）深昏迷：患者意识完全丧失，全身肌肉松弛，对任何刺激均无反应，深、浅反射均消失，出现病理反射，生命体征不稳定，大小便失禁。

5. 谵妄

谵妄是一种以兴奋为主的意识障碍。患者表现为意识模糊、定向力丧失、感觉错乱（幻觉、错觉）、躁动不安、言语杂乱。常见于急性感染发热期、急性酒精中毒、肝性脑病等。

三、护理评估要点

（一）问诊

1. 健康史

了解意识障碍发生的急缓、服药和毒物接触史，以及患者既往病史等。

2. 主要症状特点

了解意识障碍发生的时间、过程、缓急、表现等，观察生命体征、思维、语言、定向力、情感活动，判断意识障碍程度。

3. 伴随症状

（1）伴发热：先发热后意识障碍可见于重症感染性疾病；先有意识障碍后发热，见于脑出血、蛛网膜下隙出血等。

（2）伴呼吸缓慢：是呼吸中枢受抑制的表现，见于吗啡、巴比妥类、有机磷农药中毒等。

（3）伴高血压：见于高血压脑病、脑血管意外、尿毒症等。

（4）伴脑膜刺激征：见于脑膜炎、蛛网膜下隙出血等。

（5）伴心动过缓：见于颅内压增高、高度房室传导阻滞、吗啡中毒等。

（二）体格检查

重点检查神经体征和脑膜刺激征，也应注意生命体征、瞳孔、巩膜、面容、唇色、口腔及耳部情况、呼气的气味等。

（三）其他检查

注意观察血液检查、尿液检查、胃内容物检查、胸部X线检查、心电图检查、超声检查、脑脊液检查、头颅CT及MRI等检查的结果。

四、护理诊断

1. 急性意识障碍

与脑出血、肝性脑病、糖尿病酮症酸中毒等有关。

2. 清理呼吸道无效

与意识障碍致咳嗽反射减弱或消失有关。

3. 有外伤的危险

与意识障碍致躁动不安有关。

项目小结

本项目学习重点是发热、咳嗽与咳痰、咯血、呼吸困难、发绀、黄疸、呕血与黑便、疼痛、水肿、意识障碍的概念、病因与临床特点。学习难点是以上内容的护理评估要点及护理诊断。要求通过学习能对常见症状进行护理评估、提出护理诊断，为进一步进行体格检查和提出护理诊断提供线索与依据。

（陈群梅）

思考与练习

【A1、A2型题】

1. 患者严重心功能不全时，最严重的呼吸困难是（   ）。
   A. 心源性哮喘　　　　　　　　B. 吸气性呼吸困难
   C. 劳力性呼吸困难　　　　　　D. 急性肺水肿
   E. 以上都不是

2. 心脏疾病患者发生心功能不全时，患者最早出现的呼吸困难是（   ）。
   A. 劳力性呼吸困难　　　　　　B. 夜间阵发性呼吸困难
   C. 端坐呼吸　　　　　　　　　D. 静息时呼吸困难
   E. 呼气性呼吸困难

3. 关于心前区疼痛最常见的原因，正确的是（   ）。
   A. 各型心绞痛、急性心肌梗死　B. 急性心包炎
   C. 急性主动脉夹层　　　　　　D. 心血管神经症
   E. 肋间神经损伤

4. 急性心肌梗死患者最早出现、最突出的症状是（   ）。
   A. 心源性晕厥　　　　　　　　B. 心律失常
   C. 心前区撕裂样剧痛或烧灼痛　D. 焦虑、濒死感
   E. 胃肠道症状

5. 心律失常最基本的症状是（   ）。
   A. 心源性休克　B. 气促　　C. 晕厥　　D. 心悸
   E. 急性肺水肿

6. 患者，女性，63岁，反复发作呼气性呼吸困难5年，呼气性呼吸困难最常见的病因是（   ）。
   A. 支气管异物　B. 肺栓塞　C. 肺动脉高压　D. 气胸
   E. 小支气管痉挛

7. 咯血患者出现烦躁不安、张口瞠目、两手乱抓等窒息表现，护士应首先采取的措施是（   ）。
   A. 使用镇静药　　　　　　　　B. 行人工呼吸
   C. 给予高流量吸氧　　　　　　D. 输血、输液
   E. 立即置患者头低足高位

8. 患者，男性，37岁，因支气管扩张合并感染入院，昨日出现大咯血，提示患者24小时咯血量超过（   ）。
   A. 100 mL　　　B. 300 mL　　C. 500 mL　　D. 700 mL
   E. 1000 mL

9. 患者，女性，37岁，有9年的肺结核病史，未治愈，今日咳嗽后突然大咯血600 mL，并咯血不止，病区护士应首先采取的紧急处理措施是（　　）。

   A. 吸氧 B. 给予镇静药

   C. 手术治疗 D. 垂体后叶激素5 U+葡萄糖静脉注射

   E. 纤维支气管镜+1%肾上腺素

10. 患者，男，60岁，腹泻，体温39～40℃，持续数日，诊断为"细菌性痢疾"。此患者体温热型为（　　）。

    A. 间歇热 B. 不规则热 C. 波状热 D. 稽留热

    E. 弛张热

11. 水冲脉的特点是（　　）。

    A. 脉搏不规则 B. 平静吸气时脉搏显著减弱

    C. 脉搏一强一弱交替出现 D. 脉搏骤起骤落

    E. 脉搏细速

12. 代谢性酸中毒患者的呼吸表现是（　　）。

    A. 吸气性呼吸困难 B. 呼气性呼吸困难

    C. 呼吸间断 D. 呼吸深大规则

    E. 呼吸浅表不规则

13. 某哮喘发作患者，咳嗽，咳痰，咳黏液痰，表明需要（　　）。

    A. 呼吸锻炼 B. 补充体液 C. 高蛋白饮食 D. 吸氧

    E. 加强口腔护理

14. 某人患十二指肠溃疡，除有空腹痛进食后缓解外突然发生呕吐，所吐物为昨天吃的食物，这是因为（　　）。

    A. 食管炎 B. 急性胃炎 C. 反流性食管炎 D. 幽门梗阻

    E. 急性胰腺炎

15. 某慢性肾衰竭患者，有厌食、恶心、口臭、失眠、皮肤瘙痒等表现，以下护理计划中（　　）正确。

    A. 给予低热量饮食 B. 每日口腔护理1次

    C. 勤用温水擦洗皮肤 D. 病室光线充足

    E. 晚间睡前不宜饮水

16. 黄色痰液，静置后分层可见上层泡沫黏液、中层浆液、下层坏死组织沉淀物，该痰液可见于（　　）。

    A. 支气管肺炎 B. 上呼吸道感染

    C. 支气管扩张 D. 肺气肿

    E. 细菌性痢疾

17. 下列疾病的临床表现中有呼气性呼吸困难的是（　　）。

A. 气道狭窄梗阻　　B. 肺气肿　　C. 大叶性肺炎　　D. 肺癌

E. 大量胸腔积液

18. 妊娠期患者出现咯血应禁用的止血药为（　　）。

A. 肾上腺素　　　　　　　　　B. 垂体后叶激素

C. 维生素K　　　　　　　　　D. 酚磺乙胺（止血敏）

E. 氨基己酸

19. 对大量咯血的患者，护理措施不妥的是（　　）。

A. 护士应守护在床旁　　　　　B. 烦躁不安者可用地西泮

C. 心理安慰　　　　　　　　　D. 屏气以止血

E. 保持呼吸道通畅

20. 久病体弱、长期卧床、排痰无力的患者，护士可协助胸部叩击排痰，下列叩击方法错误的是（　　）。

A. 叩击应在餐前或餐后2小时进行　　B. 患者取坐位或侧卧位

C. 叩击顺序由下而上　　　　　　　　D. 叩击应避开心脏和骨突部位

E. 叩击者的手扇形张开

21. 对发热患者的询问，正确的是（　　）。

A. 发热前有寒战吗？　　　　　B. 您除了发热还有哪里不舒服吗？

C. 您体温上升都在下午吗？　　D. 您发热时有无头痛？

E. 您发热时有谵妄吗？

22. 健康史采集错误的是（　　）。

A. 最好患者自己叙述病史

B. 先问感觉最明显、最易回答的问题

C. 避免套问、提示性诱问

D. 语言要通俗易懂

E. 其他单位病情介绍作为护理诊断的主要依据

23. 主诉的基本内容反映（　　）。

A. 主要症状和发病时间　　　　B. 主要症状或体征及其持续时间

C. 症状和发病时间，不包括体征　　D. 患者就诊时的症状和体征

E. 主要症状与体征及伴随症状

24. 现病史内容不包括（　　）。

A. 起病时的情况　　　　　　　B. 主要症状特点

C. 伴随症状　　　　　　　　　D. 病情发展与演变

E. 习惯与嗜好

25. 病史的主体部分是（　　）。

A. 主诉　　　　　　　　　　B. 现病史

C. 既往史　　　　　　　　　D. 家族史

E. 个人史

【A3、A4型题】

(26～29题共用题干)

患者，女，32岁，近日来发热，腰痛伴尿急、尿频、尿痛，查尿白细胞25个/HP。

26. 该患者的诊断可能是（　　）。

A. 急性肾炎　　B. 慢性肾炎　　C. 尿路感染　　D. 急进性肾炎

E. 肾病综合征

27. 本病病因是（　　）。

A. 免疫缺陷　　B. 细菌感染　　C. 遗传因素　　D. 过敏

E. 营养过剩

28. 多饮水对此病的用途是（　　）。

A. 降低体温　　B. 缓解尿频　　C. 营养需要　　D. 冲洗尿路

E. 治疗腰痛

29. 预防该病应（　　）。

A. 保持会阴部卫生　　B. 长期锻炼　　C. 加强营养　　D. 常服抗生素

E. 戒烟酒

(30～32题共用题干)

患者，男，42岁，食欲减退，尿色深2周，来院就诊。查体：皮肤、巩膜均黄染，肝大，肋下2 cm，轻度触痛，脾肋下未触及；实验室检查：总胆红素120μmol/L，直接胆红素60μmol/L，谷丙转氨酶（ALT）200 U/L，碱性磷酸酶（ALP）100 U/L，谷氨酰转移酶（GGT）100 U/L，尿胆红素及尿胆原均呈阳性，彩超检查未见胆囊肿大及胆总管扩大。

30. 考虑其黄疸为（　　）。

A. 肝细胞性黄疸　　　　　　B. 多吃胡萝卜所致

C. 肝总管结石所致　　　　　D. 溶血性黄疸

E. 胰头癌肝外胆管受压所致

31. 如黄疸持续时间很长，可能会出现（　　）。

A. 肝内肿物　　　　　　　　B. 肝内胆管扩张

C. 胆总管扩张　　　　　　　D. 胆汁性肝硬化

E. 溶血性贫血

32. 下列检查可能出现异常的是（　　）。

A. 甲胎蛋白（AFP）　　　　　　B. 凝血酶原时间

C. 游离血红蛋白　　　　　　　　D. 网织红细胞计数

E. 骨髓涂片检查

(33、34题共用题干)

患者，女，42岁，间歇性上腹部痛3年，有嗳气、泛酸、食欲减退，冬春季节较常发作。近3天来腹痛加剧，且突然呕血400 mL。

33. 该患者出血的原因最有可能是（　　）。

A. 慢性胃炎　　　B. 消化性溃疡　　　C. 胃癌　　　D. 肝硬化

E. 急性胃炎

34. 最适宜采取的治疗是（　　）。

A. 禁食　　　　　　　　　　　　B. 禁食+输血

C. 禁食+输液　　　　　　　　　D. 禁食+输液+法莫替丁

E. 输血+酚磺乙胺

(35、36题共用题干)

患者，女性，72岁。慢性支气管炎病史12年，急性发作2周入院。入院后出现频繁咳嗽、咳痰，痰稠不易咳出。患者在护士查房时突然出现剧烈咳嗽，呼吸极度困难，喉部有痰鸣音，表情恐怖，张口瞪目，两手乱抓。

35. 该患者最可能发生了（　　）。

A. 痰液堵塞气道导致窒息　　　　B. 精神失常

C. 出现急性心肌梗死　　　　　　D. 呼吸道痉挛导致缺氧

E. 严重哮喘

36. 此时护士最恰当的处理是（　　）。

A. 扩张冠状动脉　　　　　　　　B. 立即清除呼吸道痰液

C. 应用呼吸兴奋剂　　　　　　　D. 应用糖皮质激素

E. 给予强心治疗

(37～40题共用题干)

患者，女，40岁，慢性支气管炎，在闻到探视者送来的鲜花时，哮喘发作，自感胸闷，气急，有痰不易咳出，具有喘憋感，呼吸30次/分。

37. 患者的呼吸发生异常改变的是（　　）。

A. 频率异常　　　　　　　　　　B. 节律异常

C. 深浅度异常　　　　　　　　　D. 音响异常

E. 快慢异常

38. 患者感到呼吸困难，其呼吸困难的特点是（　　）。

A. 吸气性呼吸困难　　　　　　B. 呼气性呼吸困难

C. 混合性呼吸困难　　　　　　D. 潮式呼吸

E. 简短呼吸

39. 护士应立即为患者采取的最佳护理措施是（　　）。

A. 让患者平卧休息　　　　　　B. 安慰患者解除紧张

C. 氧气吸入　　　　　　　　　D. 给予呼吸中枢兴奋药

E. 吸痰保持呼吸道通畅

40. 该患者肺上叶有炎症分泌物蓄积，有利于引流的体位是（　　）。

A. 头低足高位　　B. 左侧卧位　　C. 右侧卧位　　D. 半卧位

E. 头高足低位

【B型题】

（41、42题共用备选答案）

A. 每日咯血量在100 mL以内　　B. 每日咯血量在100～500 mL

C. 每日咯血在500 mL以上　　　D. 一次咯血量在100～500 mL

E. 伴有窒息

41. 小量咯血（　　）。

42. 中等量咯血（　　）。

（43、44题共用备选答案）

A. 主诉　　　　　　　　　　　B. 现病史

C. 一般项目　　　　　　　　　D. 既往史

E. 家族史

43. 患者就诊最主要的症状、体征及持续时间的陈述是（　　）。

44. 患者起病情况、主要症状特点、病情发展演变过程等描述属于（　　）。

【X型题】

45. 护理病史采集中，正确的方法是（　　）。

A. 让患者按自己的方式叙述发病经过

B. 在患者说不清楚病史的情况下可提示性诱问

C. 注意文化差异

D. 对于婴幼儿可向其家属了解护理病史

E. 患者一入院就采集护理病史，然后安排其他入院事宜

项目三 日常生活活动能力评估

学习目标

1. 了解日常生活活动能力的定义及评估目的。
2. 能利用量表对患者进行日常生活活动能力评估。

任务 日常生活活动能力评估

日常生活活动能力（activities of daily living，ADL）反映了人们在家庭、社区中生活活动最基本的能力，直接影响患者的心理、与整个家庭及社会的联系，因此是护士健康评估中最基本、重要的内容之一。

ADL最早由Dearier于1945年提出。当时是指躯体损伤后为满足日常生活活动需要的一种最基本、最具有共性的生活活动能力，包括进食、穿衣、大小便控制、洗澡和行走等，即通常所说的衣、食、住、行和个人卫生。随着人们的生活质量的提高，这种狭义的ADL概念已不够全面，逐渐被广义的ADL概念所取代。

一、ADL的定义、范围及评估目的

（一）定义

ADL是指人们在每日生活中，为了照料自己的衣、食、住、行，保持个人卫生整

洁和进行独立的社区活动所必需的一系列的基本活动，是人们为了维持生存及适应生存环境而每天必须反复进行的、最基本的、最具有共性的活动。ADL包括以下两大类。

1. 基本ADL（basic ADL或physical ADL，BADL或PADL）

基本ADL指日常生活中最基本的活动，如穿衣、进食、保持个人卫生等自理活动和坐、站、行走等身体活动，一般为比较粗大的、无须利用工具的活动。

2. 工具性ADL（instrumental ADL，IADL）

工具性ADL指为了在家庭和社区中独立生活所需的关键的、较高级的技能，如操作卫生和炊事用具、使用家庭电器、骑车或驾车、处理个人事务等，大多为需要借助工具的、较精细的活动。

（二）范围

ADL包括运动、自理、交流及家务活动等。

1. 运动方面

包括床上运动和转移、轮椅上运动和转移、借助或不借助辅助工具的室内外行走、公共或私人交通工具的使用。

2. 自理方面

包括更衣、进食、如厕、洗漱、修饰（梳头、刮脸、化妆、修剪指甲等）。

3. 交流方面

包括打电话、阅读、书写，使用计算器、录音机和电脑，识别环境标记等。

4. 家务劳动方面

包括上街购物、备餐、洗衣、照顾孩子，使用家用器具和环境控制器（电源开关、水龙头和钥匙等），做收支预算等。

（三）评估目的

（1）确定在日常生活活动方面是否能够独立及独立的程度。

（2）拟定合适的治疗目标，确定适当的治疗方案。

（3）评价治疗效果，修正治疗方案或重新制订治疗方案。

（4）比较治疗方案的优劣，促进训练成果的交流。

（5）判断预后。

二、ADL评估方法

ADL的评估方法很多，常用的标准化PADL评估方法有Barthel指数评定、Katz指数评定和PULSES评定等，常用的IADL评估有功能活动问卷（the functional activities questionary，FAQ)、快速残疾评定量表（rapid disability rating scale，RDRS）等。

（一）标准化PADL评定量表

1. Barthel指数评定（the Barthel index of ADL）

该方法产生于20世纪50年代中期，由美国Florence Mahoney和Dorothy Barthel设计并应用于临床，是国际康复医学界常用的方法。Barthel指数包括10项内容，根据是否需要帮助及其程度分为0、5、10、15四个功能等级，总分为100分（表3-1）。得分越高，独立性越强，依赖性越小。若达到100分，也不意味着能完全独立生活，也许不能烹饪、料理家务和与他人接触，但不需要照顾，可以自理。Barthel指数评定简单，可信度高，灵敏性也高，是临床应用最广、研究最多的一种ADL评定方法，不仅可以用来评定治疗前后的功能状况，而且可以预测治疗效果、住院时间及预后。评分标准：①20分以下：生活完全依赖他人；②20～40分：生活需要很大帮助，依赖明显；③40～60分：生活需要帮助；④60分以上：生活基本自理；⑤100分：正常。Barthel指数40分以上者康复治疗效益最大。1987年修订后的改良Barthel指数（modified Barthel index，MBI）评定表更具有临床可操作性和实用性（表3-2）。

表3-1 Barthel指数评定量表

项目	分数	内容	初期评定	中期评定	末期评定
1. 进食	10	□自己在合理的时间内（约10秒吃一口）可用筷子取食眼前的食物。若需辅具时，应会自行穿脱			
	5	□需部分帮助（切面包、抹黄油、夹菜、盛饭等）			
	0	□依赖			
2. 转移	15	□自理			
	10	□需要少量帮助（1人）或语言指导			
	5	□需两人或1个强壮、动作娴熟的人帮助			
	0	□完全依赖别人			
3. 修饰	5	□可独立完成洗脸、洗手、刷牙及梳头动作			
	0	□需要别人帮忙			
4. 如厕	10	□可自行进出厕所，不会弄脏衣物，并能穿好衣服。使用便盆者，可自行清理便盆			

续表

项目	分数	内容	初期评定	中期评定	末期评定
	5	□需帮忙保持姿势的平衡，整理衣物或使用卫生纸。使用便盆者，可自行取放便盆，但须依赖他人清理			
	0	□需他人帮忙			
5. 洗澡	5	□可独立完成（不论是盆浴或淋浴）			
	0	□需别人帮忙			
6. 行走 （平地45 m）	15	□使用或不使用辅具皆可独立行走50 m以上			
	10	□需要稍微扶持或口头指导方可行走50 m以上			
	5	□虽无法行走，但可独立操纵轮椅（包括转弯、进门及接近桌子、床沿）并可推行轮椅50 m以上			
	0	□需别人帮忙			
7. 上下楼梯	10	□可自行上下楼梯（允许抓扶手、用拐杖）			
	5	□需要稍微帮忙或口头指导			
	0	□无法上下楼梯			
8. 穿脱衣服	10	□可自行穿脱衣服、鞋子及辅具			
	5	□在别人帮忙下可自行完成一半以上的动作			
	0	□需别人帮忙			
9. 大便控制	10	□能控制			
	5	□偶尔失禁（每周<1次）			
	0	□失禁或昏迷			
10. 小便控制	10	□能控制			
	5	□偶尔失禁（每周<1次）或尿急（无法等待便盆或无法及时赶到厕所）或需别人帮忙处理			
	0	□失禁、昏迷或需要他人导尿			
总分					

评分标准：最高分100分；>60分，良，生活基本自理；41～60分，中度残疾，日常生活需要帮助；21～40分，重度残疾，日常生活明显依赖；≤20分，完全残疾，日常生活完全依赖。

表3-2　改良Barthel指数(MBI)评定内容及评分

ADL项目	完全依赖 1级	最大帮助 2级	中等帮助 3级	最小帮助 4级	完全独立 5级
修饰	0	1	3	4	5
洗澡	0	1	3	4	5
进食	0	2	5	8	10
如厕	0	2	5	8	10
穿衣	0	2	5	8	10
大便控制	0	2	5	8	10
小便控制	0	2	5	8	10
上下楼梯	0	2	5	8	10
床椅转移	0	3	8	12	15
平地行走	0	3	8	12	15
坐轮椅*	0	1	3	4	5

注：*表示仅在不能行走时才评定此项。

评价标准：①良，>60分，有轻度功能障碍，能独立完成部分日常活动，需部分帮助。②中，41～60分，有中度功能障碍，需要极大帮助才能完成日常活动。③差，<40分，有重度功能障碍，多数日常活动不能完成或需人照料。

2. Katz指数评定（又称ADL指数）

20世纪60年代Katz等人研究发现，ADL能力的下降或丧失通常是按照一定顺序发生的，这个顺序正好与儿童的个体功能发育顺序相反，复杂的功能最先受到影响。Katz评定方法将ADL由难到易分为六项：洗澡、穿衣、如厕、转移、大小便控制和进食，并将功能状况分为A、B、C、D、E、F、G七个等级，A级完全自理，G级完全依赖。Katz指数分级评定见表3-3。评定标准：按表中标准对六项内容进行评定，统计出无须帮助（即能独立完成）的项目数，然后按下述标准评级。A级：全部项目均能独立完成。B级：只有一项依赖。C级：只有洗澡和其余五项之一依赖。D级：洗澡、穿衣和其余四项之一依赖。E级：洗澡、穿衣、如厕和其余三项之一依赖。F级：洗澡、穿衣、如厕、转移和其余两项之一依赖。G级：所有项目均依赖。

表3-3　Katz指数评分标准

内容	独立完成	需要帮助	依赖
洗澡	独立，无须帮助。自己能进出浴室，独立洗澡	独立。只需帮助洗一部分（背部或腿）	不能独立完成。不能洗澡，或大部分需帮助洗

续表

内容	独立完成	需要帮助	依赖
穿衣	独立，无须帮助。能独立拿取衣服，穿上并扣好	独立。能独立拿取衣服及穿上，需帮助系鞋带	不能独立完成。完全不能穿，要靠他人拿衣、穿衣或自己穿上部分
如厕	独立，无须帮助。能独立如厕、便后拭净及整理衣裤	不能独立完成。需帮助如厕、做便后处理	不能独立完成。不能如厕
转移	独立，无须帮助。自己能上、下床，坐上及离开椅、凳	不能独立完成。需帮助上、下床、椅	不能独立完成。卧床不起
大小便控制	独立。自己能够完全控制	独立。偶尔失控	不能自控。失控，需帮助处理大小便
进食	独立，无须帮助	独立，自己能吃，但需辅助	不能独立完成。部分或全部靠喂食或鼻饲

3. PULSES评定

该法产生于1957年，由Moskowitz和Mclann参考美国和加拿大征兵体检方法修订而成，是一种总体的功能评定方法。有六项内容：身体状况（physical condition，P），上肢功能（upper extremity，U），下肢功能（lower extremity，L），感觉功能（sensory component，S），排泄功能（excretory fnuction，E），精神和情感状况（psychosocial，S），简称PULSES。每一项又分四个功能等级：1级为正常，无功能障碍；2级为轻度功能障碍；3级为中度功能障碍；4级为重度功能障碍。总分为6分（即六项均为1级）者功能最佳，24分（即六项均为4级）者功能最差。此表主要用于评定慢性疾病、老年人和住院患者的ADL能力（表3-4）。评分标准：按表中各项评出分数后相加，得出总分。6分为功能最佳，>12分表示独立自理生活严重受限，>16分表示有严重残疾。

表3-4 改良PULSES评分标准

P（身体状况：指内脏器官如心血管、呼吸、消化、泌尿、内分泌和神经系统疾病情况）	
1分	内科情况稳定，只需每隔3个月复查一次
2分	内科情况尚属稳定，需每隔2~10周复查一次
3分	内科情况不太稳定，最低限度每周需复查一次
4分	内科情况不稳定，每日需严密进行医疗监护
U（上肢功能及日常生活自理情况：指进食、穿衣、穿戴假肢或矫形器、梳洗等）	
1分	生活自理，上肢无残损
2分	生活自理，但上肢有一定残损

续表

3分	生活不能自理，需别人扶助或指导，上肢有残损或无残损
4分	生活完全不能自理，上肢有明显残损
	L（下肢功能及行动：指步行、上下楼梯、使用轮椅、床椅转移、如厕情况）
1分	独立步行、转移，下肢无残损
2分	基本上能独立行动，下肢有一定残损，需使用步行辅助器械、矫形器或假肢，或利用轮椅能在无梯级的地方充分行动
3分	在扶助或指导下才能行动，下肢有残损或无残损，利用轮椅能做部分活动
4分	完全不能独立行动，下肢有严重残损
	S（感官功能：包括语言、听觉和视觉）
1分	能独自做语言交流，视力无残损
2分	基本上能进行语言交流，视力基本无碍，但感官及语言交流功能有一定缺陷，例如轻度构音障碍，轻度失语，要戴眼镜或助听器，或经常要用药物治疗
3分	在别人帮助或指导下能进行语言交流，视力严重障碍
4分	聋、盲、哑，不能进行语言交流，无有用的视力
	E（排泄功能：指大小便自理和控制程度）
1分	大小便完全能自控
2分	基本上能控制膀胱及肛门括约肌，虽然有尿急或急于解便，但尚能控制，因此可参加社交活动或工作；或虽需插导尿管，但能自理
3分	在别人帮助下，能处理好大小便排泄问题，偶尔有尿床或溢粪
4分	大小便失禁，常有尿床或溢粪
	S（精神和情绪状况）
1分	能完成日常任务，并能尽家庭和社会职责
2分	基本上适应，但需在环境上、工作性质和要求上稍做调整和改变
3分	适应程度差，需在别人指导、帮助和鼓励下，才稍能适应集体和社会环境，进行极小量力所能及的家务或工作
4分	完全不适应家庭和社会环境，需长期住院治疗或休养

（二）IADL评定量表

1. 功能活动问卷（FAQ）

该法原用于研究社区老年人独立性和轻症阿尔茨海默病，后经修订，内容见表3-5。FAQ评定分值越高表明障碍程度越重，正常标准为小于5分，大于或等于5分为异常。FAQ是目前IADL量表中效度最高的，而且项目较全面，建议首先使用。

表 3-5 社会功能活动问卷 FAQ(问患者家属)

姓名　　　性别　　　年龄　　　诊断

项目	正常或从未做过，但能做（0分）	困难但可单独完成或从未做过（1分）	需要帮助（2分）	完全依赖他人（3分）
1. 每月平衡收支的能力，算账的能力				
2. 工作能力				
3. 能否到商店买衣服、杂货和家庭用品				
4. 有无爱好，会不会下棋和打扑克				
5. 会不会做简单的事，如点炉子、泡茶等				
6. 会不会准备饭菜				
7. 能否了解最近发生的事件（时事）				
8. 能否参加讨论和了解电视、书或杂志的内容				
9. 能否记住约会时间、家庭节目和吃药				
10. 能否拜访邻居，自己乘公共汽车				
总分				

2. 快速残疾评定量表（RDRS）

该法由 Linn 于 1967 年提出，后经过修订，用于住院和在社区中生活的患者，对老年患者尤为合适。RDRS 项目包括以下三大项内容。

（1）日常生活需要帮助程度：包括进食、行走、活动、洗澡、穿衣、如厕、整洁修饰、适应性项目（财产处理、用电话等）。

（2）残疾程度：包括言语交流、听力、视力、饮食不正常、大小便失禁、白天卧床、用药。

（3）特殊问题程度：包括精神错乱、不合作（对医疗持敌视态度）、抑郁。

RDRS 共有项目 18 项，每项最高 3 分，最高分值为 54 分。分值越高表示残疾程度越重，完全正常为 0 分。

三、ADL评定的注意事项

（1）评定前应与患者交谈，讲明评定的目的，以取得患者的理解与合作。

（2）评定前应了解患者的基本情况，如肌力、肌张力、关节活动范围、平衡性、协调性、感觉等，以确定其残存的功能和缺陷，以及是否需要专门的设备。

（3）给予的指令应详细、具体，不要让患者无所适从。除非评定表中有说明，否则使用支具或采取替代的方法，均认为是独立完成活动，但应注明。

（4）如不能顺利完成某一项活动，可给予一定的帮助，然后继续评定下一个项目。评定期间不要让患者失败，也不要提供太多的帮助。如果某项活动显然是挣扎着完成，则可暂停，或换下一项活动。

（5）评定可分期进行，但应首选ADL评定表中较简单和安全的项目进行，然后选用较困难和复杂的项目。

（6）评定可在实际生活环境中进行，也可在ADL专项评定中进行。不便和不易完成的动作，可通过询问患者或其家属的方式取得结果。

（邓　泽）

思考与练习

【A1、A2型题】

1. ADL评定范围包括（　　）。

   A. 运动　　　　　　B. 自理　　　　　　C. 交流　　　　　　D. 家务活动

   E. 以上都是

2. 日常生活活动能力训练不包括（　　）。

   A. 正确肢位　　　　B. 翻身　　　　　　C. 选购物品　　　　D. 接发信息

   E. 插钉

3. 根据Barthel评分，切面包需要部分帮助可以评定（　　）。

   A. 10分　　　　　　B. 5分　　　　　　C. 0分　　　　　　D. 15分

   E. 20分

4. Katz评定方法将ADL分为六项，只有一项依赖是（　　）。

   A. A级　　　　　　B. B级　　　　　　C. C级　　　　　　D. D级

   E. E级

5. 关于ADL评定错误的是（　　）。

A. 评定前与患者交谈

B. 评定前先了解患者的基本情况

C. 患者不能顺利完成某一项活动，可给予一定帮助

D. 评定不能分期进行

E. 评定可在实际生活环境中进行

项目四 体格检查

学习目标

1. 叙述全身各部位体格检查的方法与内容。
2. 叙述全身各部位体格检查常见异常的特点与临床意义。
3. 能利用所学知识，对患者进行体格检查，检查时体现对患者的关爱。

任务一 全身状态检查

一、性别

性别（sex）通过性征来判断，性征的正常发育，在女性与雌激素和雄激素有关，在男性仅与雄激素有关。女性受雄激素的影响出现大阴唇与阴蒂的发育，腋毛、阴毛的生长，可出现痤疮；受雌激素的影响出现乳房、阴道、子宫及卵巢的发育。男性受雄激素的影响出现睾丸、阴茎的发育，腋毛多，阴毛呈菱形分布，声音低而洪亮，皮脂腺分泌多，可出现痤疮。疾病的发生与性别有一定的关系，如系统性红斑狼疮多见于女性，某些疾病和药物也可引起性征发生改变。

二、年龄

随着年龄（age）的增长，机体出现生长发育、成熟、衰老等一系列改变。年龄与疾病的发生及预后有密切的关系，如佝偻病、麻疹、白喉等多发生于幼儿及儿童，结核病、风湿热多发生于少年与青年，动脉硬化性疾病和某些癌肿多发生于老年。年龄大小一般通过问诊即可得知，但在某些情况下，如昏迷、死亡或隐瞒年龄时则需通过观察进行判断。

三、生命体征

生命体征（vital sign）是评价生命活动存在及其质量的指标，包括体温、脉搏、呼吸和血压等，为体格检查时必须检查的项目之一。

四、发育与体型

（一）发育

发育（development）应通过观察年龄、智力、体格成长状态之间的关系进行综合评价。发育正常者，上述三者处于均衡一致的状态。成年以前，随年龄的增长，体格不断成长，在青春期，可出现一段急速成长期，属于正常发育状态。

机体的发育受种族遗传、内分泌、营养代谢、生活条件及体育锻炼等多种因素的影响。成人发育正常的指标包括：①头部的长度为身高的1/8～1/7；②胸围为身高的1/2；③双上肢展开后，左右指端的距离约等于身高；④坐高等于下肢的长度。正常人各年龄组的身高与体重之间存在一定的对应关系。

临床上的病态发育与内分泌的改变密切相关。在发育成熟前，如出现脑垂体前叶功能亢进，可致体格异常高大，称为巨人症（gigantism）；如发生垂体功能减退，可致体格异常矮小，称为垂体性侏儒症（pituitary dwarfism）。甲状腺对体格发育具有促进作用。发育成熟前如发生甲状腺功能减退，可导致体格矮小和智力低下，称为呆小病（cretinism）。

性激素决定第二性征的发育，当性激素分泌受损时，可导致第二性征的改变：男性患者出现"阉人"征（eunuchism），表现为上、下肢过长，骨盆宽大，无胡须，毛发稀少，皮下脂肪丰满，外生殖器发育不良，发音女声；女性患者出现乳房发育不良、闭经、体格男性化、多毛、皮下脂肪减少、发音男声。性激素对体格亦具有一定的影响，性早熟儿童，患病初期可较同龄儿童体格发育快，但常因骨骺过早闭合限制其后期的体格发育。

（二）体型

体型（habitus）是身体各部发育的外观表现，包括骨骼、肌肉的生长与脂肪分布的状态等。成年人的体型可分为以下三种。

1. 无力型（瘦长型）

表现为体高肌瘦、颈细长、肩窄下垂、胸廓扁平、腹上角小于90°。

2. 正力型（匀称型）

表现为身体各个部分结构匀称适中，腹上角90°左右，见于多数正常成人。

3. 超力型（矮胖型）

表现为体格粗壮、颈粗短、面红、肩宽平、胸围大、腹上角大于90°。

五、营养状态

营养状态（state of nutrition）与食物的摄入、消化、吸收和代谢等因素密切相关，其状态可作为判断患者是否存在营养失调的重要依据。

（一）检查方法

可通过视诊、体重与体重指数的测量来评价营养状态。

1. 视诊

观察皮肤、毛发、皮下脂肪、肌肉的发育情况进行综合判断。临床上通常用良好、中等、不良三个等级对营养状态进行描述。

（1）良好：黏膜红润，皮肤有光泽、弹性良好，皮下脂肪丰满而有弹性，肌肉结实，指甲、毛发润泽，肋间隙及锁骨上窝深浅适中，肩胛部和股部肌肉丰满。

（2）不良：皮肤黏膜干燥、弹性降低，皮下脂肪菲薄，肌肉松弛无力，指甲粗糙无光泽，毛发稀疏，肋间隙、锁骨上窝凹陷，肩胛骨和髂骨嶙峋突出。

（3）中等：介于上述两者之间。

2. 测量体重

在一定时间内监测体重的变化亦可反映机体的营养状态。标准体重（kg）=身高（cm）-105，女性按上式所得再减2~3 kg。体重在标准体重±10%范围内为正常。体重低于标准体重达10%为消瘦，超过标准体重达20%为肥胖。

3. 体重指数（BMI）

BMI=体重（kg）/身高^2（m^2）。我国采用亚太地区判定标准，BMI的正常范围是18.5~23.9，小于18.5为消瘦，24~30为超重，大于30为肥胖。

（二）营养状态异常

临床上常见的营养状态异常包括营养不良和营养过度两个方面。

1. 营养不良

由摄食不足、消化吸收障碍或（和）消耗增多引起，表现为消瘦或极度消瘦（恶病质）。一般轻微或短期的疾病不易导致营养状态的异常，故营养不良多见于长期或严重的疾病，常见原因有以下几个方面。

（1）摄食障碍：多见于食管、胃肠道疾病，神经系统及肝、肾等内脏疾病引起的严重恶心、呕吐等。

（2）消化吸收障碍：见于胃、肠、胰腺、肝脏及胆道疾病引起消化液或酶的合成和分泌减少，影响消化和吸收。

（3）消耗增多：慢性消耗性疾病和严重神经精神因素的影响，如长期活动性肺结核、恶性肿瘤、代谢性疾病、内分泌疾病，出现糖、脂肪和蛋白质的消耗过多。

2. 营养过度

体内中性脂肪积聚过多，表现为超重或肥胖。肥胖最常见的原因为热量摄入过多，超过消耗量，常与内分泌、遗传、生活方式、运动和精神因素有关。按其病因可将肥胖分为两种。

（1）外源性肥胖：为摄入热量过多所致，表现为全身脂肪分布均匀，身体各个部位无异常改变，常有一定的遗传倾向，儿童期患者表现为生长较快，青少年患者可有外生殖器发育迟缓。

（2）内源性肥胖：主要为某些内分泌疾病所致，如肥胖性生殖无能综合征、肾上腺皮质功能亢进、甲状腺功能低下等可引起具有一定特征的肥胖和性功能障碍。

六、意识状态

意识（consciousness）是大脑功能活动的综合表现，即对环境的知觉状态。正常人意识清晰，定向力正常，反应敏锐精确，思维和情感活动正常，语言流畅、准确，表达能力良好。凡能影响大脑功能活动的疾病均可引起程度不等的意识改变，称为意识障碍，可通过体格检查、量表评定等方式进行判断。

1. 体格检查

通过生命体征、痛觉试验、瞳孔对光反射、角膜反射、咽反射和咳嗽反射等检查来判断意识障碍的程度。

2. 格拉斯哥昏迷评分表（Glasgow coma scale，GCS）

评估项目包括睁眼反应、运动反应及语言反应三个项目，将各个项目所测的分值相加求其总和，即可得到患者意识障碍水平的客观评分，见表4-1。GCS总分范围为3~15分，14~15分为正常，8~13分表示患者已有程度不等的意识障碍，总分低于7分表示患者已呈现轻度昏迷状态，总分低于3分表示患者呈现深度昏迷状态。评估中注意运动反应的刺激部位应以上肢为主，以其最佳反应计分，并通过动态的GCS评分和记录了解意识障碍的演变情况。

表4-1 格拉斯哥昏迷量表（GCS）

项目	试验	患者反应	评分	实得分
睁眼反应	自发	自己睁眼	4	
	言语刺激	大声向患者提问时患者睁眼	3	
	疼痛刺激	捏患者时能睁眼	2	
		捏患者时不睁眼	1	
运动反应	口令	能执行简单命令	6	
	疼痛刺激	捏痛时患者拨开医生的手	5	
		捏痛时患者撤出被捏的手	4	
		捏痛时患者身体呈去皮质强直（上肢屈曲、内收内旋；下肢伸直，内收内旋，踝屈曲）	3	
		捏痛时患者身体呈去脑强直（上肢伸直、内收内旋；腕指屈曲，下肢去皮质强直同上）	2	
		捏痛时患者毫无反应	1	
语言反应	言语	能正确会话，并回答医生他在哪、他是谁及年和月	5	
		言语错乱，定向障碍	4	
		说话能被理解，但无意义	3	
		发出声音但不能被理解	2	
		不发声	1	
总分				

轻型：GCS 13~15分，意识障碍小于20 min；中型：GCS 9~12分，意识障碍20分钟~6小时；重型：GCS 3~8分，昏迷大于6小时。

评定医师签名：

根据意识障碍的程度可将其分为嗜睡、意识模糊、谵妄、昏睡以及昏迷。

七、语调与语态

语调（tone）指言语过程中的音调。神经和发音器官的病变可使音调发生改变，如喉部炎症、结核和肿瘤可引起声音嘶哑，脑血管意外可引起音调变浊和发音困难，喉返神经麻痹可引起音调降低和语言共鸣消失。语音障碍可分为失音（不能发音）、失语（不能言语，包括运动性失语和感觉性失语）和口吃。

语态（voice）指言语过程中的节奏。语态异常指语言节奏紊乱，出现语言不畅、快慢不均、音节不清，见于帕金森病、舞蹈症、手足徐动症等。

八、面容与表情

面容（facial feature）是指面部呈现的状态，表情（expression）是在面部或姿态上思想感情的表现。健康人表情自然，神态安怡，患病后因病痛困扰，常出现痛苦、忧虑或疲惫的面容与表情，某些疾病发展到一定程度时，可出现特征性的面容与表情，患者出现自我形象的紊乱，影响社交等。一般通过视诊即可确定。临床上常见的典型面容改变有以下几种。

1. 急性病容

面色潮红，兴奋不安，鼻翼翕动，口唇疱疹，表情痛苦，多见于急性感染性疾病，如细菌性肺炎、疟疾、流行性脑脊髓膜炎等。

2. 慢性病容

面容憔悴，面色晦暗或苍白无华，目光暗淡，见于慢性消耗性疾病，如恶性肿瘤、肝硬化、严重结核病等。

3. 贫血面容

面色苍白，唇舌色淡，表情疲惫，见于各种原因所致的贫血。

4. 肝病面容

面色晦暗，额部、鼻背、双颊有褐色色素沉着，见于慢性肝脏疾病。

5. 肾病面容

面色苍白，眼睑、颜面水肿，舌色淡、舌缘有齿痕，见于慢性肾脏疾病。

6. 甲状腺功能亢进症面容

面容惊愕，眼裂增宽，眼球凸出，目光炯炯，兴奋不安，烦躁易怒，见于甲状腺功能亢进症（图4-1）。

7. 黏液性水肿面容

面色苍黄，颜面水肿，睑厚面宽，目光呆滞，反应迟钝，眉毛、头发稀疏，舌色淡、肥大，见于甲状腺功能减退症（图4-1）。

8. 二尖瓣面容

面色晦暗、双颊紫红、口唇轻度发绀，见于风湿性心瓣膜病二尖瓣狭窄（图4-1）。

9. 肢端肥大症面容

头颅增大，面部变长，下颌增大、向前突出，眉弓及两颧隆起，唇舌肥厚，耳鼻增大，见于肢端肥大症（图4-1）。

10. 伤寒面容

表情淡漠，反应迟钝呈无欲状态，见于肠伤寒、脑脊髓膜炎、脑炎等高热衰竭患者。

11. 苦笑面容

牙关紧闭，面肌痉挛，呈苦笑状，见于破伤风。

12. 满月面容

面圆如满月，皮肤发红，常伴痤疮和胡须生长，见于库欣（Cushing）综合征及长期应用糖皮质激素者（图4-1）。

13. 面具面容

面部呆板、无表情，似面具样，见于帕金森病、脑炎等。

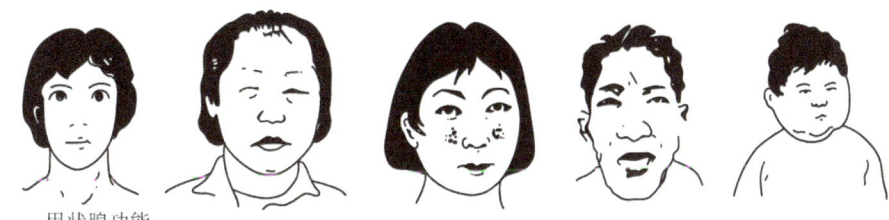

a. 甲状腺功能亢进症面容　b. 液性水肿面容　c. 二尖瓣面容　d. 肢端肥大症面容　e. 满月面容

图4-1　异常面容

九、体位

体位（position）是指患者身体所处的状态。体位的改变对某些疾病的诊断具有一定的意义。常见的体位有以下几种。

1. 自主体位（active position）

身体活动自如，不受限制，见于正常人、轻症和疾病早期患者。

2. 被动体位（passive position）

患者不能自己调整或变换身体的位置，见于极度衰竭瘫痪或意识丧失者。

3. 强迫体位（compulsive position）

患者为减轻痛苦，被迫采取某种特殊的体位。临床上常见的强迫体位可分为以下几种。

（1）强迫仰卧位：患者仰卧，双腿蜷曲，借以减轻腹部肌肉的紧张程度，见于急性腹膜炎等患者。

（2）强迫侧卧位：有胸膜疾病的患者多采取患侧卧位，可限制患侧胸廓活动而减轻疼痛和有利于健侧代偿呼吸，见于一侧胸膜炎和大量胸腔积液的患者。

（3）强迫俯卧位：俯卧位可减轻脊背肌肉的紧张程度，见于脊柱疾病患者。

（4）强迫坐位：亦称端坐呼吸（orthopnea），患者坐于床沿，以两手置于膝盖或扶持床边。该体位便于辅助呼吸肌参与呼吸运动，加大膈肌活动度，增加肺通气量，并减少回心血量和减轻心脏负担，见于心、肺功能不全患者。

（5）强迫蹲位：患者在活动过程中，因呼吸困难和心悸而停止活动并采用蹲踞位或膝胸位以缓解症状，见于发绀型先天性心脏病患者。

（6）强迫停立位：在行走时心前区疼痛突然发作，患者常被迫立刻站住，并以手按抚心前部位，待症状稍缓解后才继续行走，见于心绞痛患者。

（7）辗转体位：患者辗转反侧，坐卧不安，见于胆石症、胆道蛔虫病、肾绞痛等患者。

（8）角弓反张位：患者颈及脊背肌肉强直，出现头向后仰，胸腹前凸，背过伸，躯干呈弓形，见于破伤风及小儿脑膜炎患者。

十、姿势

姿势（posture）是指举止的状态。健康成人躯干端正，肢体活动灵活适度。正常的姿势主要依靠骨骼结构和各部分肌肉的紧张度来保持，但亦受机体健康状况及精神状态的影响，如疲劳和情绪低沉时可出现肩垂、弯背、拖拉蹒跚的步态。患者因疾病的影响，可出现姿势的改变。颈部活动受限提示颈椎病；充血性心力衰竭患者多愿采取坐位，当其后仰时可出现呼吸困难；腹部疼痛时可有躯干制动或弯曲，胃、十二指肠溃疡或胃肠痉挛性疼痛发作时，患者常捧腹而行。

十一、步态

步态（gait）指走动时所表现的姿态。健康人的步态因年龄、机体状态和所受训练的影响而有不同表现，如小儿喜急行或小跑，青壮年步态矫健快速，老年人则常为小步慢行。当患某些疾病时可导致步态发生特征性改变，有助于疾病的诊断，同时也存在意外跌倒的可能。常见的典型异常步态有以下几种。

1. 醉酒步态（drunken man gait）

行走时躯干重心不稳，步态紊乱不准确如醉酒状，见于小脑疾病、酒精及巴比妥中毒。

2. 蹒跚步态（waddling gait）

走路时身体左右摇摆似鸭行，见于佝偻病、大骨节病、进行性肌营养不良或先天性双侧髋关节脱位等。

3. 共济失调步态（ataxic gait）

起步时一脚高抬，骤然垂落，且双目向下注视，两脚间距很宽，以防身体倾斜，闭目时则不能保持平衡，见于脊髓结核患者。

4. 慌张步态（festinating gait）

起步后小步急速前行，身体前倾，有难以止步之势，见于帕金森病患者（图4-2）。

5. 跨阈步态（steppage gait）

踝部肌腱、肌肉弛缓，患足下垂，行走时必须抬高下肢才能起步，见于腓总神经麻痹（图4-2）。

6. 剪刀步态（scissors gait）

双下肢肌张力增高，尤以伸肌和内收肌张力增高明显，移步时下肢内收过度，两腿交叉呈剪刀状，见于脑性瘫痪与截瘫患者（图4-2）。

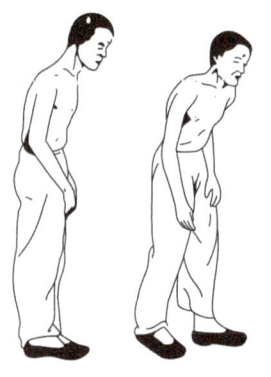
a. 慌张步态

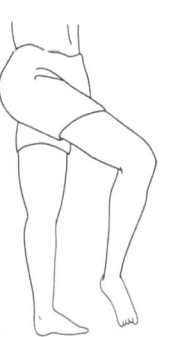
b. 跨阈步态

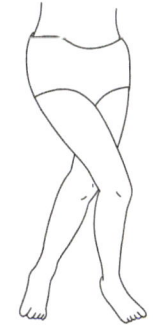
c. 剪刀步态

图4-2 常见异常步态

（叶彩虹）

任务二 皮肤检查

皮肤检查是判断皮肤完整性是否受损最重要的方法，局部或全身皮肤的颜色、温度、湿度以及水肿等是影响皮肤完整性最重要的因素。检查方法一般采用视诊，有时尚需配合触诊。

一、颜色

皮肤的颜色（skin color）与毛细血管的分布、血液的充盈度、色素量的多少、皮下脂肪的厚薄有关。

1. 苍白（pallor）

皮肤苍白可由贫血、末梢毛细血管痉挛或充盈不足所致，如寒冷、惊恐、休克、虚脱以及主动脉瓣关闭不全等。仅见肢端苍白，可能与肢体动脉痉挛或阻塞有关，如雷诺（Raynaud）病、血栓闭塞性脉管炎等。

2. 发红（redness）

由毛细血管扩张充血、血流加速、血量增加以及红细胞量增多所致，在生理情况下见于运动、饮酒后，病理情况下见于发热性疾病、阿托品及一氧化碳中毒等。

3. 发绀（cyanosis）

皮肤黏膜呈青紫色，主要由血液中还原血红蛋白量增多（超过50 g/L）引起，见于各种严重的呼吸系统疾病、大量胸腔积液、气胸、心功能不全、严重休克等。也可由血液中异常血红蛋白衍生物引起，血液中高铁血红蛋白含量达30 g/L或硫化血红蛋白含量达5 g/L均可出现发绀。如某些药物或化学物质（伯氨喹、磺胺类、亚硝酸盐、苯胺）中毒、进食大量含有亚硝酸盐的变质蔬菜等。发绀在皮肤较薄、色素较少和毛细血管丰富的部位如唇、舌、鼻尖、面颊、耳垂和甲床等处较明显，易于观察。

4. 黄染（stained yellow）

皮肤黏膜发黄称为黄染，常见的原因有：

（1）黄疸：由于血清内胆红素浓度增高而使皮肤黏膜乃至体液及其他组织黄染的现象为黄疸。血清总胆红素浓度超过34.2μmol/L时，可出现黄疸（详见项目二任务六）。黄疸引起皮肤黏膜黄染的特点是：①黄疸首先出现于巩膜、硬腭后部及软腭黏膜上，随着血中胆红素浓度的继续增高黏膜黄染更明显时，才会出现皮肤黄染；②巩膜黄染是连续的，近角巩膜缘处黄染轻、黄色淡，远角巩膜缘处黄染重、黄色深。

（2）胡萝卜素增高：过多食用胡萝卜、南瓜、橘子、橘子汁等可引起血中胡萝卜素增高，当超过 2.5 g/L 时，也可使皮肤黄染。其特点是：①黄染首先出现于手掌、足底、前额及鼻部皮肤；②一般不出现巩膜和口腔黏膜黄染；③血中胆红素不高；④停止食用富含胡萝卜素的蔬菜或果汁后，皮肤黄染逐渐消退。

（3）长期服用含有黄色素的药物，如米帕林（阿的平）、呋喃类等药物也可引起皮肤黄染。其特点是：①黄染首先出现于皮肤，严重者也可出现于巩膜；②巩膜黄染的特点是近角巩膜缘处黄染重、黄色深；离角巩膜缘越远，黄染越轻，黄色越淡，这一点是与黄疸的重要区别。

5. 色素沉着（pigmentation）

色素沉着是由表皮基底层的黑色素增多所致的部分或全身皮肤色泽加深。生理情况下，身体的外露部分以及乳头、腋窝、生殖器官、关节、肛门周围等处皮肤色素较深。如果这些部位的色素明显加深，或其他皮肤色素较浅部位出现色素沉着，则为病理征象。常见于慢性肾上腺皮质功能减退，也见于肝硬化、晚期肝癌。妇女妊娠期间，面部、额部可出现棕褐色对称性色素斑，称为妊娠斑；老年人也可出现全身或面部的散在色素斑，称为老年斑。

6. 色素脱失

正常皮肤均含有一定量的色素，当缺乏酪氨酸酶致体内酪氨酸不能转化为多巴而形成黑色素时，即可发生色素脱失。临床上常见的色素脱失有白癜风、白斑及白化病。

二、湿度

皮肤湿度（skin moisture）与汗腺分泌功能有关，出汗多者皮肤比较湿润，出汗少者皮肤比较干燥。在气温高、湿度大的环境中出汗增多是生理的调节功能。在病理情况下，可发生出汗增多或无汗，具有一定的诊断价值。风湿病、结核病和布鲁氏菌病出汗较多；甲状腺功能亢进症、佝偻病、脑炎后遗症亦经常伴有多汗。午后及夜间睡后出汗称为盗汗，多见于结核病。手足皮肤发凉而大汗淋漓称为冷汗，见于休克和虚脱患者。

三、弹性

皮肤弹性（skin elasticity）与年龄、营养状态、皮下脂肪及组织间隙所含液体量有关。儿童及青年人皮肤紧致富有弹性；中年以后皮肤组织逐渐松弛，弹性减弱；老年人皮肤组织萎缩，皮下脂肪减少，弹性减退。检查皮肤弹性时，常选择手背或上臂内侧部位，以拇指和食指将皮肤提起，松手后如皮肤皱褶迅速平复为弹性正常，如皱褶平复缓慢为弹性减弱，后者见于长期消耗性疾病或严重脱水者。

四、皮疹

皮疹（skin eruption）多为全身性疾病的表现之一，是临床上诊断某些疾病的重要依据。皮疹的种类很多，常见于传染病、皮肤病、药物及其他物质所致的过敏反应等。其出现的规律和形态有一定的特异性，发现皮疹时应仔细观察和记录其出现与消失的时间、发展顺序、分布部位、形态大小、颜色及压之是否褪色、平坦或隆起、有无瘙痒及脱屑等。临床上常见的皮疹有以下几种。

1. 斑疹（macula）

局部皮肤发红，一般不凸出皮肤表面，见于斑疹伤寒、丹毒、风湿性多形性红斑等。玫瑰疹（roseola）是一种鲜红色圆形斑疹，直径 2~3 mm，为病灶周围血管扩张所致。以手指按压可使皮疹消退，松开时又复出现，多出现于胸腹部，为伤寒和副伤寒的特征性皮疹。

2. 丘疹（papules）

除局部颜色改变外，病灶凸出皮肤表面，见于药物疹、麻疹及湿疹等。

3. 斑丘疹（maculopapule）

丘疹周围有皮肤发红的底盘称斑丘疹，见于猩红热和药物疹等。

4. 荨麻疹（urticaria）

荨麻疹又称风团，为稍隆起皮肤表面的苍白色或红色的局限性水肿，大小可不一，有瘙痒，为速发性皮肤变态反应所致，见于各种过敏反应。

5. 疱疹（herpes）

为局限性高出皮面的腔性皮损，内为血清、淋巴液或脓液，可见于水痘、单纯疱疹、烫伤等。

五、皮下出血

皮下出血（subcutaneous bleeding）根据其直径大小及伴随情况分为以下几种：小于 2 mm 称为瘀点（petechia），3~5 mm 称为紫癜（purpura），大于 5 mm 称为瘀斑（ecchymosis）；片状出血并伴有皮肤显著隆起称为血肿（hematoma）。检查时，较大面积的皮下出血易于诊断，对于较小的瘀点应注意与红色的皮疹或小红痣进行鉴别，皮疹受压时，一般可褪色或消失，瘀点和小红痣受压后不褪色。皮下出血常见于造血系统疾病、重症感染、某些血管损害性疾病以及毒物或药物中毒等。

六、蜘蛛痣与肝掌

皮肤小动脉末端分支性扩张所形成的血管痣，形似蜘蛛，称为蜘蛛痣（spider angioma）（图4-3），多出现于上腔静脉分布的区域内，如面、颈、手背、上臂、前胸和肩部等处，其大小不等。检查时用棉签或火柴杆压迫蜘蛛痣的中心，其辐射状小血管网立即消失，去除压力后又复出现。一般认为蜘蛛痣的出现与肝脏对雌激素的灭活作用减弱有关，常见于急、慢性肝炎或肝硬化。慢性肝病患者手掌大、小鱼际处常发红，加压后褪色，称为肝掌（liver palms）（图4-4），发生机制与蜘蛛痣相同。

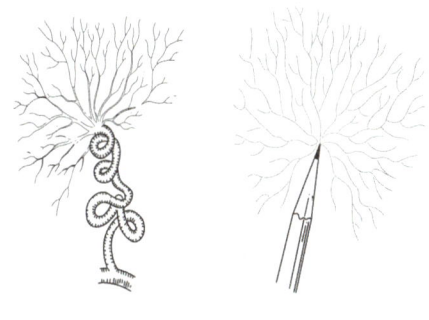

图4-3　蜘蛛痣

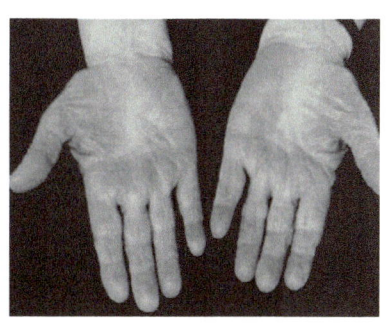

图4-4　肝掌

七、水肿

皮下组织的细胞内及组织间隙内液体积聚过多称为水肿（详见项目二任务九）。水肿的检查应以视诊和触诊甚至体重监测相结合，仅凭视诊虽可诊断明显水肿，但不易发现轻度水肿。凹陷性水肿局部受压后可出现凹陷（图4-5），而黏液性水肿及象皮肿（丝虫病）尽管组织肿胀明显，但受压后并无组织凹陷。根据水肿的轻重，可分为轻、中、重三度。

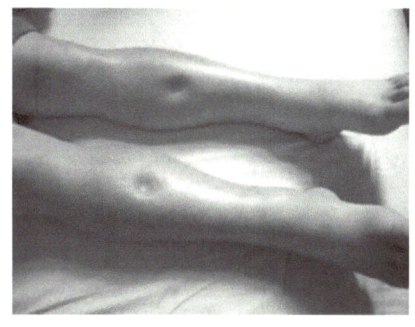

图4-5　凹陷性水肿

1. 轻度

仅见于眼睑、眶下软组织、胫骨前、踝部皮下组织，指压后可见组织轻度下陷，平复较快。

2. 中度

全身组织均见明显水肿，指压后可出现明显的或较深的组织下陷，平复缓慢。

3. 重度

全身组织严重水肿，身体低位皮肤张紧发亮，甚至有液体渗出。此外，胸腔、腹腔等浆膜腔内可见积液，外阴部亦可见严重水肿。

八、压疮

压疮（pressure sore）又称压力性溃疡（pressure ulcer），为局部组织长期受压，发生持续性缺血、缺氧、营养不良所致的皮肤损害，易发生于身体受压的骨突部位，如枕部、耳郭、肩胛部、脊柱、肘部、髋部、骶尾部、膝关节内外侧、内外踝、足跟等。检查压疮应包括：①有无导致压疮的危险因素存在，如感觉或运动障碍、局部受潮湿或摩擦压迫、心功能不全、休克、营养不良、年老、消瘦、水肿；②是否缺乏自我保护意识，他人照护不力；③对已发生压疮的患者，应检查压疮发生的部位、大小、数目并根据组织损害的程度对其正确分期（表4-2）；④影响愈合的因素，持续存在的危险因素是影响压疮愈合的最主要因素。

表4-2 压疮临床分期

分期	临床表现
淤血红润期	红、肿、热、麻或有触痛
炎性浸润期	局部红肿向外浸润、扩大、变硬，皮肤变为紫红色，常有水疱形成，有疼痛感
溃疡期	轻者浅层组织感染，脓液流出，溃疡形成；重者坏死组织发黑，脓性分泌物增多、有臭味，感染向周围及深部扩展，可达骨骼，甚至可引起败血症

九、毛发

健康人毛发（hair）的多少存在差异，一般男性体毛较多，女性体毛较少，检查体毛要注意分布、疏密和色泽。生理情况下毛发的多少、分布与颜色可随年龄发生变化，自中年以后由于毛发根部的血运和细胞代谢减退，头发可逐渐减少或色素脱失，形成秃顶或白发，并与家族遗传有关。另外，营养和精神状态都可使头发发生改变。某些病理情况下，如脂溢性皮炎、斑秃、黏液性水肿、垂体前叶功能减退、过量放射线照射、某些抗癌药物（如环磷酰胺）等可引起脱发；而肾上腺皮质功能亢进或长期使用糖皮质激素的患者，毛发可异常增多，女性患者除一般体毛增多外，还可出现小须；性早熟者阴毛常过早出现；无阴毛者则提示可能有内分泌功能障碍。

（叶彩虹）

任务三 浅表淋巴结检查

淋巴结分布于全身，一般体格检查仅能检查身体各部表浅的淋巴结。正常情况下，淋巴结较小，直径多在0.2~0.5 cm，质地柔软，表面光滑，与毗邻组织无粘连，不易触及，无压痛。

一、浅表淋巴结分布

浅表淋巴结呈组群分布，如枕后和耳后淋巴结群、颌下淋巴结群、颏下淋巴结群、颈部淋巴结群、腋窝淋巴结群及腹股沟淋巴结群等（图4-6）。

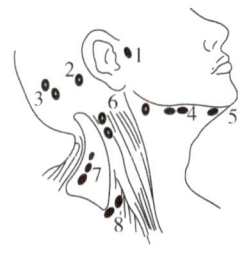
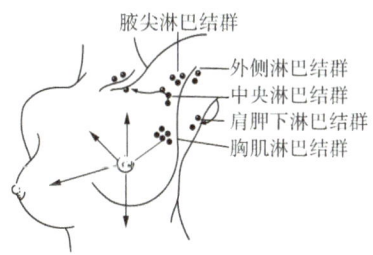
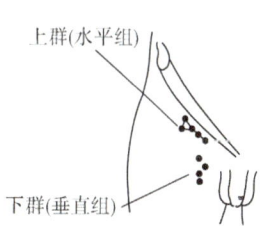

a. 头颈部淋巴结分布示意图　　b. 腋窝淋巴结分布示意图　　c. 腹股沟淋巴结分布示意图

1. 耳前淋巴结；2. 耳后淋巴结；3. 枕后淋巴结；4. 颌下淋巴结；5. 颏下淋巴结；6. 颈前淋巴结；7. 颈后淋巴结；8. 锁骨上淋巴结。

图4-6　浅表淋巴结

二、检查方法

检查浅表淋巴结时，主要采用滑行触诊法。按照耳前、耳后、乳突区、枕骨下区、颌下、颏下、颈前三角、颈后三角、锁骨上窝、腋窝、滑车上、腹股沟及腘窝的顺序进行触摸：①检查颈部淋巴结时，患者最好取坐位，护士可站在患者对面或背面，嘱患者头稍低，偏向检查侧，护士手指四指并拢，紧贴被检部位，由浅入深进行滑动触摸；②检查锁骨上窝淋巴结时，患者取坐位或仰卧位，头部稍向前屈，护士用双手进行触诊，左手触诊右侧，右手触诊左侧，食指与中指并拢，由浅入深逐渐摸至锁骨后部；③检查腋窝淋巴结时，应以手扶患者前臂稍外展，护士手指并拢微屈，以右手检查左侧，以左手检查右侧，触诊时由浅入深，至腋窝顶部；④检查滑车上淋巴结时，以左（右）手扶托患者左（右）前臂，以右（左）手触诊左（右）滑车上，由浅入深。当浅表淋巴结肿大时可被触及，应注意其出现部位、大小、数目、硬度、压痛、活动度、有无粘连，以及局部皮肤有无红肿、瘢痕及瘘管等。

三、淋巴结肿大的临床意义

（一）局部淋巴结肿大

引起局部淋巴结肿大的原因有：

1. 非特异性淋巴结炎

由引流区域的急、慢性炎症所引起，如急性化脓性扁桃体炎、齿龈炎可引起颈部淋巴结肿大。急性炎症初始，肿大的淋巴结柔软、有压痛，表面光滑、无粘连，肿大至一定程度即停止。

2. 淋巴结结核

肿大的淋巴结常发生于颈部血管周围，多发性，质地稍硬，大小不等，可相互粘连或与周围组织粘连，如发生干酪性坏死，则可触及波动感。晚期破溃后形成瘘管，愈合后可形成瘢痕。

3. 恶性肿瘤淋巴结转移

恶性肿瘤转移所致肿大的淋巴结，质地坚硬，或有橡皮样感，表面可光滑或突起，与周围组织粘连，不易推动，一般无压痛。胸部肿瘤如肺癌可向右侧锁骨上窝或腋窝淋巴结群转移；胃癌多向左侧锁骨上窝淋巴结群转移，因此处系胸导管进颈静脉的入口，这种肿大的淋巴结称为Virchow淋巴结，常为胃癌、食管癌转移的标志。

（二）全身性淋巴结肿大

1. 感染性疾病

病毒感染见于传染性单核细胞增多症、艾滋病等；细菌感染见于布鲁氏菌病、血行播散型肺结核、麻风等；螺旋体感染见于梅毒、鼠咬热、钩端螺旋体病等；原虫与寄生虫感染见于黑热病、丝虫病等。

2. 非感染性疾病

结缔组织疾病如系统性红斑狼疮、干燥综合征、结节病等。血液系统疾病如急慢性白血病、淋巴瘤、恶性组织细胞病等。

（叶彩虹）

任务四　头部、面部与颈部检查

头部及面、颈部器官是人体最重要的外形特征之一，检查时安排患者采取舒适的坐位，以视诊为主，必要时配合触诊等。

一、头部

（一）头发

头发（hair）可反映个体的生理、心理、社会情况，应观察头发的颜色、数量、分布、质地，注意有无脱发，有无头虱与虱卵。脱发可见于伤寒、甲状腺功能减退症、斑秃，放射治疗和抗癌药物治疗的患者，停止治疗后头发会再生。

（二）头皮

头皮（scalp）检查时将头发梳成几区，分区检查有无头皮屑、头癣、疖疮、外伤、血肿和瘢痕等异常，必要时触诊有无压痛、结节等。

（三）头颅

头颅（skull）检查应从前向后，检查头颅的大小、形状、对称性，有无畸形、肿块和压痛。头颅的大小以头围来衡量，测量时用软尺，测自眉间绕到颅后经过枕骨粗隆一周的长度。新生儿头围约34 cm，到18岁可达53 cm以上，此后基本无变化。常见异常颅形有：

1. 小颅（microcephalia）

小儿囟门一般在12~18个月内闭合，闭合过早即形成小颅，常伴有脑发育障碍。

2. 方颅（squared skull）

前额左右突出，头顶平坦呈方形，见于小儿佝偻病。

3. 巨颅（large skull）

头颅明显增大，相比之下颜面比例减小，头、面、颈部静脉充盈，伴双目下视、巩膜外露,称落日征(图4-7),见于脑积水。

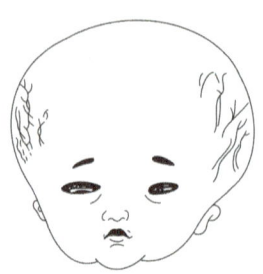

图4-7 巨颅

二、面部

面部(face)为头部前面不被头发遮盖的部分,一般可概括为三种类型:椭圆形、方形及三角形。面部肌群很多,有丰富的血管和神经分布,是构成表情的基础,各种面容和表情的临床意义已如前述。除面部器官本身的疾病外,许多全身性疾病在面部及其器官上有特征性改变,检查面部及其器官对某些疾病的诊断具有重要意义。

(一)眼

检查应按从外向内、先左后右的顺序进行。

1. 眼眉

眉外侧1/3过分稀疏脱落见于黏液性水肿、垂体前叶功能减退和麻风病患者。

2. 眼睑(eyelids)

眼睑皮下组织疏松,轻度或初发水肿常出现眼睑水肿,见于肾炎、慢性肝病、营养不良、血管神经性水肿等。双侧眼睑闭合障碍,眼球突出,眼裂增宽,见于甲状腺功能亢进症良性突眼。单侧眼睑闭合障碍见于同侧面神经麻痹、恶性突眼。双侧上睑下垂见于先天性上睑下垂、重症肌无力。单侧上睑下垂见于蛛网膜下隙出血、脑炎、脑脓肿、外伤等引起的动眼神经麻痹。单侧上睑下垂,眼球内陷,瞳孔缩小及同侧面部无汗,称为霍纳综合征(Horner syndrome),见于颈和胸部交感神经麻痹,多因肺尖部肺癌压迫颈交感神经所致。

3. 结膜(conjunctiva)

结膜包括睑结膜和球结膜。检查上睑结膜时,先嘱患者向下看,再用食指和拇指捏住上睑中外1/3交界处的边缘,轻轻向前下方牵拉,然后食指向下压迫睑板上缘,并与拇指配合将睑缘向上捻转即可将上睑翻开。检查下睑结膜时,嘱患者向上看,用食指将下眼睑向下翻开即可。眼睑充血见于结膜炎,出血见于亚急性感染性心内膜炎,颗粒与滤泡见于沙眼,苍白见于贫血。

4. 巩膜（sclera）

巩膜呈瓷白色、不透明。巩膜是黄疸最早出现的部位。

5. 角膜（cornea）

视诊时注意角膜的透明度，有无白斑、云翳、软化、溃疡和新生血管等。角膜干燥或软化见于维生素A缺乏。角膜周围血管增生见于严重沙眼。角膜边缘黄色或棕褐色色素环见于肝豆状核变性。

6. 眼球（eyeball）

检查时注意眼球的外形与运动。

（1）眼球突出：双侧眼球突出可见于甲状腺功能亢进症，单侧眼球突出多由局部炎症或眶内占位性病变所致。

（2）眼球下陷：双侧眼球下陷见于严重脱水，单侧眼球下陷见于Horner综合征和眶尖骨折。

（3）眼球运动：嘱被检查者眼球随检查者手指按"左—左上—左下、右—右上—右下"方向移动（图4-8）。当动眼、滑车、外展三对脑神经中的任意一对发生病变时，可出现不同程度的斜视并伴有复视。让患者眼球跟随目标水平或垂直方向运动几次后，如双侧眼球出现有规律的快速往返运动，称眼球震颤（nystagmus），见于耳源性眩晕、小脑病变等患者。

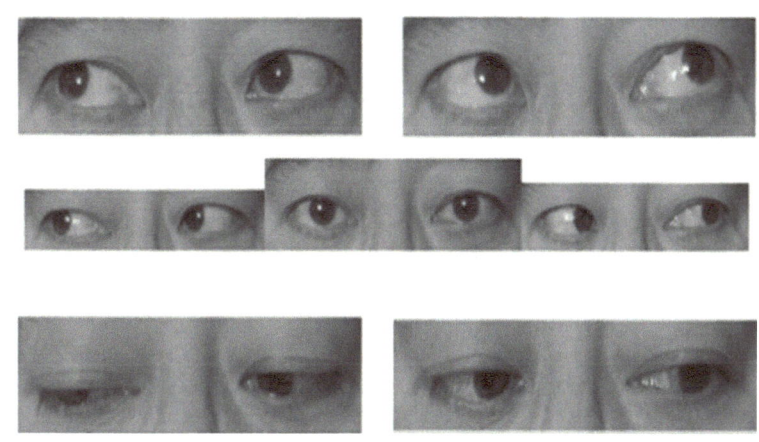

图4-8 眼球运动的检查方法

7. 瞳孔（pupil）

瞳孔是虹膜中央的孔洞，检查时注意瞳孔的大小、形状，双侧是否等大等圆，对光反射、调节反射和辐辏反射是否存在。

（1）瞳孔的大小：正常人两侧瞳孔等大，自然光线下直径3~4 mm。直径大于6 mm为瞳孔扩大，小于2 mm为瞳孔缩小。瞳孔扩大见于外伤、青光眼、视神经萎缩或阿托品、可卡因、颠茄类等药物反应。瞳孔缩小见于虹膜炎症、有机磷中毒、毒蕈碱中毒或吗啡、毛果芸香碱等药物反应。双侧瞳孔大小不等提示颅内病变，见于脑外伤、脑肿瘤等发生脑疝时。

（2）瞳孔的形状：正常人瞳孔呈圆形，两侧等大等圆，青光眼或眼内肿瘤时可呈椭圆形，虹膜粘连可导致形状不规则。

（3）瞳孔对光反射（light reflex）：以手电筒光线照射被检者一侧瞳孔，该侧瞳孔立即缩小，称为直接对光反射（图4-9）；检查时，手电筒光线照射一侧瞳孔，以一手挡住光线，以防光线照射到另一侧眼，另一侧瞳孔也缩小，称为间接对光反射。瞳孔对光反射迟钝或消失见于深昏迷患者，双侧瞳孔散大，对光反射消失为濒死状态特征。

8. 眼功能检查

（1）视力（visual acuity）：可以用视力表检测，检查远视力用远距离视力表，在距视力表5 m处，能看清"1.0"行视标者为正常视力；检查近视力用近距离视力表，在距视力表33 cm处，能看清"1.0"行视标者为正常视力。

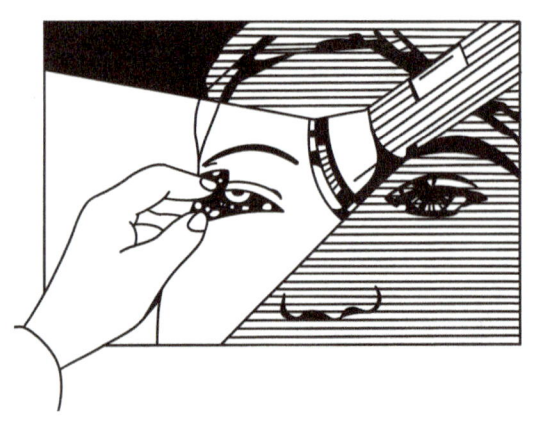

图4-9　瞳孔对光反射检查法

（2）色觉（color sensation）：色觉异常分为色弱和色盲2种。色弱为对某种颜色的识别能力减低，色盲为对某种颜色的识别能力丧失。色觉检查应在适宜的光线下，让受检者在50 cm距离处读色盲表上的数字或图像，如5~10秒内不能读出，则可判断为色盲或色弱。

9. 眼底

需用检眼镜观察。视神经盘见于颅内压增高。视网膜动脉痉挛变细，反光增强，有动静脉交叉压迫现象，见于原发性高血压、糖尿病、慢性肾炎及白血病等。

（二）耳

1. 外耳、乳突

注意外耳有无畸形、分泌物，乳突有无压痛。痛风患者可在耳郭上触及小而硬的白色结节，有痛感，为尿酸钠沉积的结果，称痛风结节。外耳道内有局部红、肿、疼痛，并有耳郭牵拉痛为疖肿。外耳道如有脓性分泌物为中耳炎，有血液或脑脊液提示颅底骨折。

2. 听力

在静室内患者闭目坐于椅上，堵塞非检查侧耳，用摩擦手指、耳语、表声于1 m以外逐渐向耳部移动，直到听到为止。正常人约在1 m处即可听到嘀嗒声或捻指声，必要时可使用规定频率的音叉或电测听器进行测试，结果更为精确。听力减退见于外耳道耵聍或异物、局部或全身血管硬化、听神经损害等。

（三）鼻

检查鼻部皮肤颜色、外形，有无鼻翼翕动，鼻道是否通畅，有无脓、血性分泌物，鼻窦有无压痛。

1. 鼻外形（nasal form）

鼻梁部皮肤出现红色水肿斑块，并向两侧面颊部扩展，呈蝶状，称蝶形红斑，见于系统性红斑狼疮。鼻尖和鼻翼皮肤发红，伴毛细血管扩张和组织肥厚称酒糟鼻，见于螨虫感染。鼻腔部分或完全阻塞，外鼻变形，鼻梁宽平，称蛙状鼻，见于鼻息肉。鼻梁塌陷称马鞍鼻，见于鼻骨骨折、麻风病或先天性梅毒患者。

2. 鼻翼翕动（nosewing fan）

吸气时鼻孔开大，呼气时回缩，称鼻翼翕动，见于重度呼吸困难者，如支气管哮喘、心源性哮喘和小儿肺炎等。

3. 鼻呼吸通畅性

压住一侧鼻孔，正常人另一侧鼻孔通畅。呼吸不畅见于鼻中隔重度偏曲、鼻息肉、鼻炎及鼻黏膜肿胀等。

4. 鼻腔分泌物（nasal secretion）

鼻腔内有清稀无色的分泌物为卡他性炎症，见于急性上呼吸道感染。黏稠发黄的脓性分泌物见于鼻及鼻窦化脓性炎症。

5. 鼻出血（epistaxis）

鼻出血常见于外伤、鼻腔感染、高血压、出血性疾病、鼻内恶性肿瘤、某些发热性传染病如流行性出血热等。

6. 鼻窦（nasal sinus）

鼻窦包括额窦、蝶窦、筛窦和上颌窦共4对（图4-10）。

检查额窦时，护士双手拇指置于眉骨内下缘，用力向后向上按压，其余四指固定在头颅颞侧作为支点。检查筛窦时，双侧拇指分置于鼻根部与眼内眦之间向后按压，其余四指固定在两侧耳后。蝶窦位置较深，无法在体表检查。

检查上颌窦时，双手拇指置于鼻侧颧骨下缘向后向上按压，其余四指固定在两侧耳后。出现鼻窦压痛多伴有鼻塞、流涕、头痛，见于鼻窦炎。

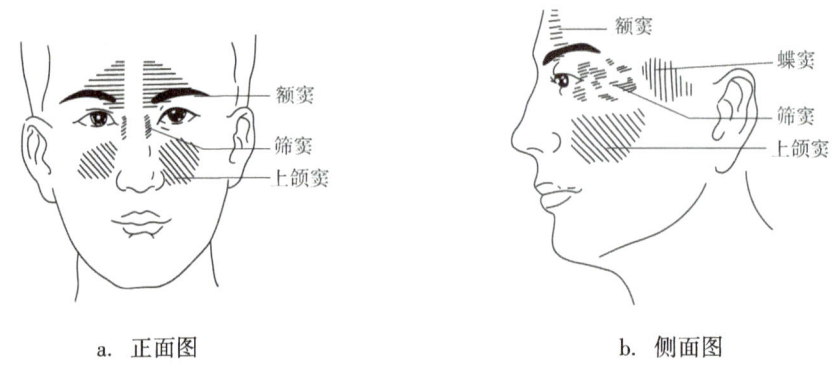

a. 正面图　　　　　　　　　　　b. 侧面图

图4-10　鼻窦示意图

（四）口

1. 口唇（lip）

正常人口唇红润、光泽。检查时注意口唇颜色，有无疱疹、口角糜烂或歪斜，有无肿胀和唇裂。口唇苍白见于贫血、虚脱。口唇发绀多为血液中还原血红蛋白增多所致，可见于心肺功能不全。口唇樱桃红色见于一氧化碳中毒。口唇疱疹为口唇黏膜与皮肤交界处发生的成簇小水疱，伴痒痛感，1周左右结痂，愈合后不留瘢痕，见于单纯疱疹病毒感染。口角糜烂见于核黄素缺乏。口角向一侧歪斜见于对侧面神经瘫痪。唇裂也称兔唇，见于先天性发育畸形。

2. 口腔黏膜（oral mucosa）

检查时注意颜色，以及有无出血点、斑点、溃疡及真菌感染。正常口腔黏膜光洁呈粉红色。黏膜斑片状蓝黑色色素沉着见于肾上腺皮质功能减退症。黏膜瘀点、瘀斑、血疱见于出血性疾病。在相当于第二磨牙的颊黏膜处出现针尖大小白色斑点，称为麻疹黏膜斑（Koplik斑），为麻疹早期体征。黏膜溃疡见于口腔炎症。黏膜上有白色或灰白色凝乳块状物，称为鹅口疮（thrush），为白念珠菌感染所引起，多见于重病衰弱者或长期使用广谱抗生素和抗肿瘤药物的患者。

3. 牙齿（teeth）

注意牙齿颜色，有无龋齿、缺齿、义齿或残根。正常牙齿呈瓷白色，黄褐色牙称斑釉牙，为长期饮用含氟量较高的水所致。单纯性齿间隙过宽多见于肢端肥大症患者。

4. 牙龈（gum）

注意颜色，有无肿胀、溢脓、溃疡及出血。正常牙龈呈粉红色，牙龈游离缘蓝黑色点状线称铅线，是铅中毒的体征。牙龈肿胀、溢脓，见于慢性牙周炎。牙龈出血见于牙石或出血性疾病。

5. 舌（tongue）

嘱患者伸出舌头，舌尖翘起，左右侧移，以观察舌质、舌苔及舌的运动状态。正常人舌质淡红，表面湿润，覆有薄白苔，伸出居中，活动自如无颤动。舌面光滑，舌质淡为光滑舌，见于贫血或营养不良。舌紫见于心、肺功能不全。舌鲜红伴舌乳头肿胀凸起，称草莓舌（strawberry tongue），见于猩红热或长期发热患者。舌面干燥，舌体缩小，称干燥舌，见于严重脱水、阿托品作用或放射治疗后。伸舌有细微震颤，见于甲状腺功能亢进症。舌偏斜见于舌下神经麻痹。

6. 口咽（oropharynx）

患者坐于椅上，面向光源，头稍后仰，张口发"啊"声，同时检查者用压舌板迅速下压其舌前2/3与后1/3交界处，可见软腭、腭垂、扁桃体、咽后壁、腭咽弓和腭舌弓。检查时注意口咽部黏膜颜色、对称性，有无充血、肿胀、分泌物及扁桃体大小。急性咽炎时，咽部黏膜充血、红肿、黏液分泌增多。慢性咽炎时，咽部发红，表面粗糙，可见淋巴滤泡呈簇状增生。急性扁桃体炎时，腺体肿大，扁桃体隐窝内有黄白色分泌物形成苔状假膜，但易于拭去，不留创面，此可与咽白喉相鉴别。扁桃体肿大分为三度：未超出腭咽弓者为Ⅰ度，超出腭咽弓者为Ⅱ度，达到或超出咽后壁中线者为Ⅲ度（图4-11）。

7. 口腔气味

牙龈炎、牙周炎、龋齿、消化不良可致口臭。其他疾病可致特殊气味，如糖尿病酮症酸中毒者有烂苹果味，尿毒症者有尿味，肝性脑病者有肝臭味，有机磷农药中毒者有蒜味。

8. 腮腺（parotid gland）

腮腺位于耳屏、下颌角、颧弓所构成的三角区内，正常时腺体薄软，不能触及其轮廓，开口位于上颌第二磨牙相对的颊黏膜上。腮腺肿大，视诊可见以耳垂为中心的隆起，有压痛，腮腺导管口可有红肿，见于急性腮腺炎。腮腺质韧呈结节状，边界清楚，可移动，见于腮腺混合瘤。

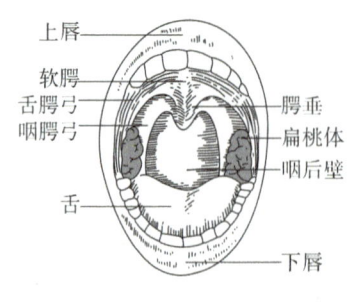 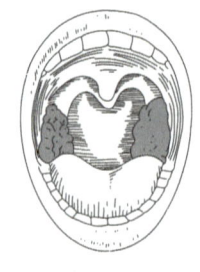 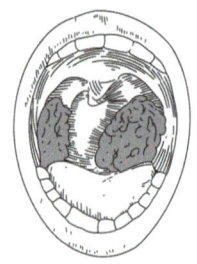

a. Ⅰ度肿大　　　　　　b. Ⅱ度肿大　　　　　　c. Ⅲ度肿大

图 4-11　口咽部结构及扁桃体肿大分度

三、颈部

体检时患者取舒适坐位或卧位，头向后仰，充分暴露颈部，以视诊和触诊为主，必要时配合听诊。

（一）颈部外形与活动

正常人颈部两侧对称，活动自如，以胸锁乳突肌为界分为颈前和颈后三角。颈部向一侧偏斜称斜颈，见于先天性颈肌挛缩或斜颈。颈向前倾，甚至头不能抬起，见于重度消耗性疾病晚期、重症肌无力等。颈部活动受限伴疼痛，见于颈椎病变、软组织炎症和颈肌扭伤等。颈项强直为脑膜刺激征，见于脑膜炎、蛛网膜下隙出血等。

（二）颈部血管

重点观察有无颈静脉怒张、颈动脉搏动和颈静脉搏动。

1. 颈静脉

正常人立位或坐位时，颈外静脉不显露。平卧位时，稍见充盈，但仅限于锁骨上缘中点至下颌角连线的下 2/3 内。若取 45°半卧位，颈静脉充盈超过正常水平，或坐位、立位时见颈静脉充盈，称为颈静脉怒张（jugular vein distention），提示静脉压增高，见于右心衰竭、心包积液、缩窄性心包炎、上腔静脉阻塞综合征。

2. 颈动脉

正常人静息状态下看不见颈动脉搏动。如在静息状态下出现明显的颈动脉搏动（carotid pulse），提示脉压增高，见于高血压、主动脉瓣关闭不全、甲状腺功能亢进及严重贫血等。

（三）甲状腺

1. 视诊

观察甲状腺有无肿大及是否对称。

2. 触诊

有两种方法（图4-12）：①护士位于患者背后，一手食、中指施压于一侧甲状软骨，将气管推向对侧；另一手拇指在对侧胸锁乳突肌后缘向前推挤甲状腺，食、中指在其前缘触诊甲状腺，配合吞咽动作，重复检查。用同法检查另一侧甲状腺。②护士位于患者前面，一手拇指施压于同侧甲状软骨，将气管推向对侧，另一手食、中指在对侧胸锁乳突肌向前推挤甲状腺，拇指在胸锁乳突肌前触诊配合吞咽动作，重复检查，可触及被推挤的甲状腺侧叶。

正常时甲状腺表面光滑、柔软，一般看不到也不能触及。凡能看到或能触及甲状腺常提示甲状腺肿大。触诊时注意甲状腺肿大的程度、质地、表面是否光滑、有无震颤及压痛。甲状腺肿大可分为三度：Ⅰ度为不能看到但能触及者；Ⅱ度为能看到肿大的甲状腺又能触及，但在胸锁乳突肌以内者；Ⅲ度为超过胸锁乳突肌外缘者。有些青春发育期女性甲状腺可略增大，此属正常现象。病理情况下常见于单纯性甲状腺肿、甲状腺功能亢进症或甲状腺肿瘤等。

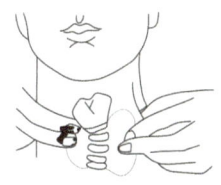
a. 后面触诊

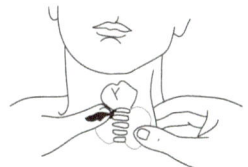
b. 前面触诊

图4-12 甲状腺触诊法

3. 听诊

触及肿大甲状腺时应以钟型听诊器置于甲状腺上听诊有无血管杂音。甲状腺功能亢进时可闻及血管杂音。

（四）气管

将右手食指和无名指分置于两侧胸锁关节上，中指于胸骨上窝触到气管，观察中指与食指、无名指间的距离。正常人两侧距离相等，说明气管居中。两侧距离不等示气管移位，一侧胸腔积液、积气、纵隔肿瘤时，气管向健侧移位；肺不张、肺纤维化、胸膜增厚粘连时气管向患侧移位。

（叶彩虹）

任务五　胸部检查

胸部是指颈部以下和腹部以上的区域。检查时应注意环境温暖、安静、光线充足，被检查者取坐位或卧位，充分暴露胸廓，按视、触、叩、听顺序检查，先检查前胸和侧胸部，后检查背部，左右两侧对称部位应注意对比。

一、胸部体表标志

胸部体表标志包括骨骼标志、自然陷窝、人工画线及分区，在检查胸部时用于标记正常胸部脏器的轮廓和位置，也用于描述胸部体征所在部位及范围或治疗、穿刺部位的标记等（图4-13）。

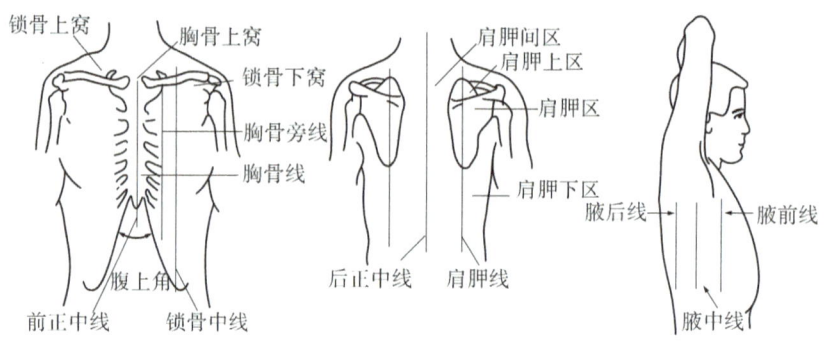

图4-13　胸部的体表标志与分区

1. 骨骼标志

（1）胸骨角（sternal angle）：为胸骨柄和胸骨体的连接处向前的突起，又称路易斯（Louis）角，两侧分别与左、右第2肋软骨相连，为计数肋骨的重要标志，也相当于支气管分叉、主动脉弓和第5胸椎水平。

（2）剑突（xiphoid process）：位于胸骨体下端，呈三角形，其底部与胸骨体相连接。

（3）腹上角（epigastric angle）：为左、右肋弓在胸骨下端汇合所形成的夹角。正常70°~110°，体型瘦长者角度较小，矮胖者较大，深吸气时可稍增宽。

（4）脊柱棘突（spinous process）：为后正中线的标志，最突出的为第7颈椎棘突，是计数胸椎的重要标志。

（5）肩胛下角（subscapular angle）：肩胛骨的最下端称肩胛下角，当人体直立，两上肢自然下垂时，肩胛下角相当于第7后肋水平（或第7肋间隙），或相当于第8胸椎水平。

(6) 肋脊角（costovertebral angle）：第12肋骨与脊柱构成的夹角称肋脊角，肾和输尿管上端在其前方区域。

2. 自然陷窝

(1) 胸骨上窝（suprasternal fossa）（左右）：为胸骨柄上方凹陷的部位，正常气管位于其后正中。

(2) 锁骨上窝（supraclavicular fossa）（左右）：为左、右锁骨上方凹陷的部位，相当于两肺尖上方。

(3) 锁骨下窝（infraclavicular fossa）（左右）：为左、右锁骨下方凹陷的部位，相当于两肺尖下方。

(4) 腋窝（axillary fossa）（左右）：为上肢内侧与胸壁相连的凹陷部。

3. 人工画线及分区

(1) 前正中线：为通过胸骨正中的垂直线。

(2) 后正中线：为通过椎骨棘突或沿脊柱正中下行的垂直线。

(3) 锁骨中线（左右）：为通过锁骨的肩峰端与胸骨端两者中点的垂直线。

(4) 腋前线（左右）：为通过腋窝前皱襞沿前侧胸壁延伸向下的垂直线。

(5) 腋后线（左右）：为通过腋窝后皱襞沿后侧胸壁延伸向下的垂直线。

(6) 腋中线（左右）：为自腋窝顶端于腋前线和腋后线之间向下的垂直线。

(7) 肩胛线（左右）：为两上臂自然下垂通过肩胛下角的垂直线。

(8) 肩胛上区（左右）：为肩胛骨上方区域，其外上方为斜方肌上缘。

(9) 肩胛间区（左右）：两肩胛骨内缘之间的区域，后正中线将其分为左、右两部分。

(10) 肩胛下区（左右）：两肩胛下角连线至第12胸椎水平线之间的区域，以后正中线为界，分为左、右两部分。

二、胸壁、胸廓与乳房

（一）胸壁（chest wall）

1. 胸壁静脉

正常胸壁静脉一般不显露，当上、下腔静脉阻塞，有侧支循环形成时，可见胸壁静脉充盈或曲张。

判断血液来源的方法：选择一段无分支的曲张静脉，检查者将一手食指和中指并拢压在该静脉上以阻断血流，然后一手指紧压静脉向外滑动，挤出该段静脉血液，至一定距离后放松该手指，另一手指仍压紧不动，观察静脉是否充盈。如不充盈，再按压原处，以另一手指挤空一段静脉后放松该手指，观察是否快速充盈，以此即可判断静脉血流的方向（图4-14）。

胸壁静脉曲张提示上腔静脉或下腔静脉阻塞，前者血流自上而下，后者自下而上。

2. 皮下气肿（subcutaneous emphysema）

气体积存于胸部皮下组织称皮下气肿。检查时，以手按压皮下气肿的皮肤，可出现捻发感或握雪感，用听诊器按压皮下气肿部位时可闻及类似捻发音。常见于自发性气胸、纵隔气肿、食管破裂及局部皮下产气杆菌感染。

3. 胸壁压痛

正常人胸壁无压痛。在肋骨骨折、肋间神经炎、肋软骨炎、胸壁软组织炎时，局部胸壁可有压痛。骨髓异常增生者胸骨下端常有压痛或叩击痛，常见于白血病患者。

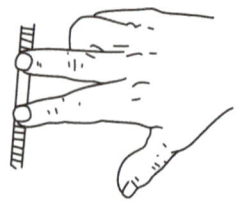 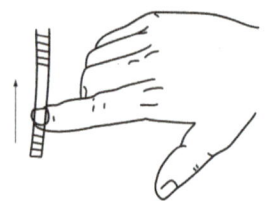 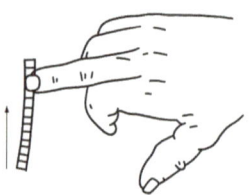

图4-14 判定静脉血流方向示意图

（二）胸廓

正常胸廓两侧大致对称，成人胸廓前后径较左右径短，前后径与左右径的比例约为1∶1.5，近乎椭圆形。小儿和老年人前后径略小于或等于左右径，可呈圆柱形。常见异常胸廓有以下几种（图4-15）。

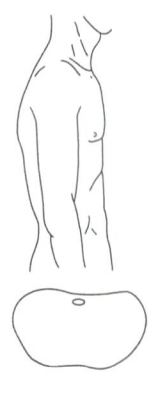 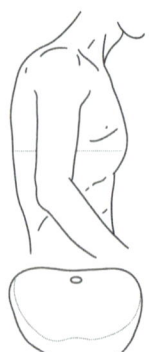 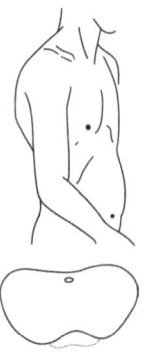 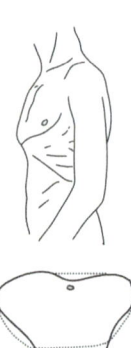

a. 正常胸　　　b. 桶状胸　　　c. 漏斗胸　　　d. 鸡胸

图4-15 正常胸廓与病态胸廓

1. 扁平胸（flat chest）

胸廓前后径不及左右径的一半，呈扁平形，见于瘦长体型者，亦见于慢性消耗性疾病如肺结核、肿瘤晚期等。

2. 桶状胸（barrel chest）

胸廓的前后径增加与左右径几乎相等，甚或超过左右径，呈圆桶状，肋间隙增宽饱满，腹上角增大，见于肺气肿患者，也可见于部分老年人或矮胖体型者。

3. 佝偻病胸（rachitic chest）

佝偻病胸为佝偻病所致的胸廓改变。胸骨特别是其下部显著前突，胸廓前后径增大，略大于左右径，上下距离较短，胸骨下端前突，左右两侧塌陷，形状似鸡胸部，称鸡胸（pigeon chest）。各肋软骨与肋骨交界处隆起，形成串珠状，称佝偻病串珠（rachitic rosary）。胸部前下肋骨向外突出，自胸骨剑突沿膈肌附着处向内凹陷形成的沟，称肋膈沟（Harrison's groove）。胸骨下部剑突处显著内陷，形似漏斗状，称漏斗胸（funnel chest）。

4. 胸廓隆起

单侧隆起见于一侧大量胸腔积液、气胸或胸内巨大肿瘤等。局限性隆起常见于心脏扩大、心包积液、主动脉瘤等。

5. 胸廓凹陷

胸廓凹陷常见于肺不张、肺纤维化、胸膜增厚粘连、肺毁损等。

6. 脊柱畸形（rachiterata）

常见脊柱前凸、后凸或侧凸，导致胸廓两侧不对称或畸形，常见于脊柱结核、外伤、肿瘤等。

（三）乳房

检查乳房（breast）时，应有良好的照明，患者取坐位或半卧位，暴露胸部，先视诊，再触诊。

1. 视诊

正常儿童及男性乳房多不明显，乳头位于锁骨中线第4肋间隙。女性乳房在青春期逐渐增大呈半球形，乳头也逐渐增大呈圆柱状，乳头和乳晕色泽较深。乳房视诊应注意以下内容：

（1）对称性：正常女性两侧乳房基本对称，若两侧不对称，可见于先天畸形、发育不全、囊肿形成、炎症、肿瘤等。

（2）乳房皮肤：乳房皮肤颜色发红伴局部肿、热、痛提示局部炎症；癌性淋巴管炎使皮肤呈深红色，不伴热、痛，因乳腺癌累及浅表淋巴管引起毛囊和毛囊孔明显下陷，局部皮肤外观呈"橘皮样"改变。还应注意乳房皮肤有无溃疡、瘢痕、色素沉着等。

（3）乳头：注意位置、大小，两侧是否对称，有无回缩、分泌物等。乳头回缩如系自幼发生，为发育异常；如为近期发生则可能为乳腺癌。乳头出现血性分泌物最常见于肿瘤，出现黄色分泌物常见于慢性囊性乳腺炎等。

2. 触诊

患者取坐位或卧位，两臂下垂或双手高举过头或双手叉腰。一般先查健侧，再查患侧。检查者的手指或手掌平放在乳房上，用指腹轻施压力，由浅入深地做旋转式来回滑动。通常以乳头为中心分别作一垂直线和水平线，将乳房分为4个象限，检查左侧乳房时从外上象限开始顺时针方向进行，检查右侧乳房则沿逆时针方向进行（图4-16）。

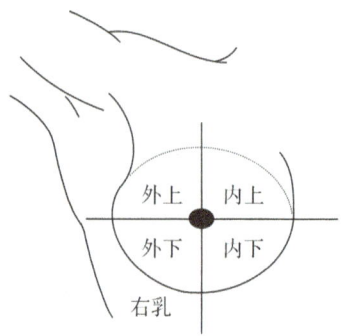

图4-16 乳房分区示意图

检查时应注意以下几点。

（1）质地：正常青年女性乳房柔软有弹性，质地均匀一致，呈模糊的颗粒感，老年女性乳房多呈纤维结节感。月经期乳房小叶充血，触诊有紧张感。妊娠期乳房增大饱满有柔韧感，哺乳期呈结节感。乳房炎症和新生物浸润时局部硬度增加，弹性消失。

（2）压痛：乳房局部压痛提示有炎症，乳腺恶性肿瘤较少出现压痛。

（3）包块：当触及包块时，应注意其部位、大小、数目、外形、质地、压痛、活动度。乳房触诊后还应常规检查双侧腋窝、锁骨上窝及颈部的淋巴结有无肿大。

三、肺和胸膜

检查时患者取坐位或仰卧位，充分暴露胸部。检查一般包括视、触、叩、听四个部分。

（一）视诊

视诊内容包括：呼吸运动，呼吸频率、深度及节律的变化（图4-17）。

1. 呼吸运动（respiratory movement）

呼吸运动是由于膈肌和肋间肌的收缩和舒张使胸廓扩张和回缩，带动肺的扩张和回缩。吸气时，呼吸肌收缩，胸廓扩张，胸膜腔负压上升，肺扩张，空气由口鼻经气管进入肺内；呼气时，呼吸肌舒张，胸廓回缩，胸膜腔负压下降，肺泡弹性回缩，气体呼出。视诊呼吸运动时应注意：

（1）呼吸运动形式：健康人胸式呼吸与腹式呼吸并存，正常男性和儿童以腹式呼吸为主，女性以胸式呼吸为主。肺和胸膜、胸壁病变如肺炎、严重肺结核、胸膜炎等可使胸式呼吸减弱，腹式呼吸运动相对增强；急性腹膜炎、大量腹腔积液、腹腔内巨大肿瘤等限制了腹式呼吸，使胸式呼吸相对增强。

（2）呼吸困难类型：①吸气性呼吸困难。喉及气管部分阻塞时出现吸气困难，表现为吸气费力，吸气时间延长，严重时吸气肌收缩，造成肺内负压极度增高，出现胸骨上窝、锁骨上窝及肋间隙明显凹陷，称三凹征（three depression sign），见于喉痉挛、喉结核、喉癌、气管肿瘤、气管异物等。②呼气性呼吸困难。以呼气费力、呼气时间延长伴哮鸣音为特征，主要由肺组织弹性减弱、小支气管痉挛或狭窄引起，常见于支气管哮喘、慢性支气管炎、阻塞性肺气肿等。③混合性呼吸困难。肺部广泛病变使有效呼吸面积减少，影响换气功能，表现为吸气与呼气均费力，呼吸频率浅快，常见于重症肺炎、大面积肺梗死、肺不张、弥漫性肺间质纤维化、大量胸腔积液和气胸。

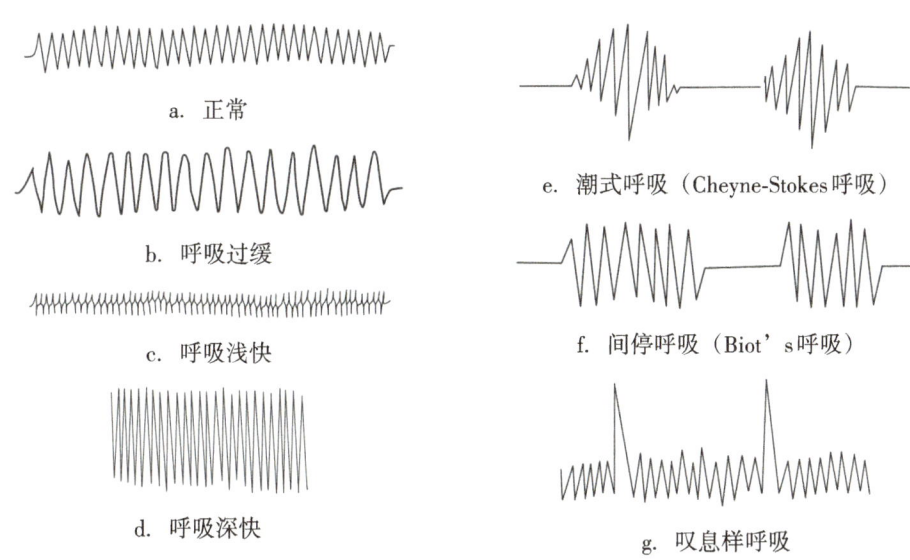

图 4-17　呼吸变化示意图

2. 呼吸频率及深度

健康人平静呼吸时 16～20 次/分，均匀整齐。呼吸与脉搏之比为 1∶4，节律均匀整齐，深浅适宜。新生儿呼吸频率约44次/分，随着年龄的增长而逐渐减慢。

（1）呼吸过速（tachypnea）：是指呼吸频率超过24次/分，见于剧烈运动、强体力劳动、情绪激动、发热、疼痛、贫血、甲状腺功能亢进、心力衰竭、胸腔积液、气胸等。一般体温每升高1℃，呼吸频率约增加4次/分。

（2）呼吸过缓（bradypnea）：是指呼吸频率低于12次/分，常见于麻醉剂或镇静剂过量和颅内压增高等。

（3）呼吸深度的变化：正常人呼吸幅度适中，双侧对称。严重代谢性酸中毒时，呼吸深大、频率加快，称酸中毒深大呼吸或库氏（Kussmaul）呼吸，见于糖尿病酮症酸中毒和尿毒症酸中毒等。

3. 呼吸节律的变化

健康人平静呼吸时节律规则。病理状态下，可出现下列节律变化。

（1）潮式呼吸（陈-施呼吸，Cheyne-Stokes respiration）：是一种由浅慢逐渐变为深快，然后再由深快转为浅慢，随之出现一段呼吸暂停，后又开始上述变化的周期性呼吸。潮式呼吸周期可长达30秒至2分钟，暂停期可持续5～30秒，所以要较长时间仔细观察才能了解周期性节律变化的全过程。

（2）间停呼吸（比奥呼吸，Biot's respiration）：表现为有规律呼吸几次后突然停止一段时间，又开始呼吸，如此周而复始。

以上两种周期性呼吸节律变化的发生机制是呼吸中枢的兴奋性降低，使调节呼吸的反馈系统失常。只有当缺氧严重，二氧化碳潴留到一定程度，才能刺激兴奋呼吸中枢，使呼吸恢复和加强；当积聚的二氧化碳呼出后，呼吸中枢又失去有效的兴奋，使呼吸再次减弱进而暂停。多见于中枢神经系统病变，如脑炎、脑膜炎、颅内压增高及某些中毒等。间停呼吸较潮式呼吸更为严重，常在临终前发生。必须注意的是，有些老年人深睡时亦可出现潮式呼吸，多为脑动脉硬化、中枢神经供血不足的表现。

（3）叹气样呼吸（sighing respiration）：在一段正常呼吸节律中出现一次深大呼吸，并常伴有叹息声，多为功能性改变，常见于神经衰弱、精神紧张或忧郁症。

（二）触诊

1. 胸廓扩张度

检查者两手置于胸廓下部两侧对称部位，拇指尖在前正中线两侧对称部位，左、右拇指分别沿两侧肋缘指向剑突，嘱患者做深呼吸运动，观察比较两手的活动度是否一致，正常两侧活动度对称（图4-18）。一侧活动度减弱见于大量胸腔积液、气胸、肺不张或大叶性肺炎等。两侧活动度减弱见于肺气肿、双侧胸腔积液。

2. 语音震颤

语音震颤（vocal fremitus）是指被检查者发出语音时的声波震动沿气管、支气管及肺泡传到胸壁，引起共鸣振动被护士用手触及。检查方法：护士将两手掌或手掌的尺侧缘贴于被检者的胸部两侧的对称部位，嘱被检查者低音调重复发"一"的长音，护士自上而下，先前胸后背部，比较被检查者胸部两侧对称部位语音震颤是否对称，有无增强或减弱（图4-19）。

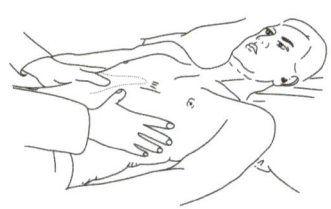

图4-18 胸廓扩张度检查

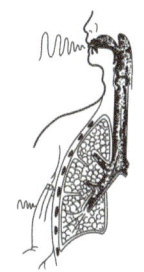 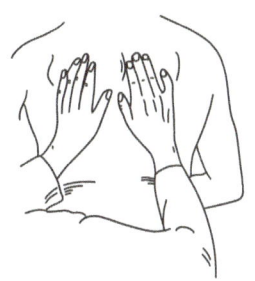 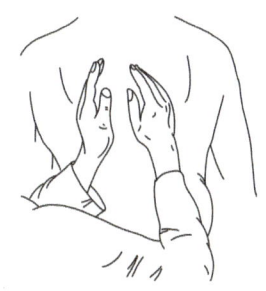

a. 双手平放于受检处　　　　　　b. 双手尺侧放于受检处

图4-19 语音震颤检查

语音震颤的强弱取决于发音的强弱、音调的高低、胸壁的厚薄以及支气管至胸壁的距离。语音震颤一般男性强于女性，成人强于儿童，消瘦者强于肥胖者，右侧胸部强于左侧胸部，前胸壁胸骨角附近及背部肩胛间区最强。

语音震颤病理性减弱或消失见于：①支气管阻塞，如阻塞性肺不张；②肺泡内含气量过多，如肺气肿；③胸膜高度增厚粘连；④大量胸腔积液或气胸；⑤胸壁皮下气肿。

语音震颤病理性增强见于：①肺泡内有炎症浸润，如大叶性肺炎实变期、肺梗死等；②接近胸膜的巨大肺空腔，如空洞型肺结核、肺脓肿等。

3. 胸膜摩擦感

急性胸膜炎症时，纤维蛋白沉积于脏、壁两层胸膜使其表面变得粗糙，呼吸运动时胸膜相互摩擦，触诊时有皮革相互摩擦的感觉，称为胸膜摩擦感（pleural friction

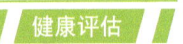

fremitus)。通常呼气、吸气均可触及，但吸气末更明显，下胸部腋前线处最易触及，屏住呼吸，摩擦感消失。

（三）叩诊

1. 叩诊方法

可用间接叩诊法或直接叩诊法，临床上多采用前者。

叩诊注意事项：①患者体位。被检查者取坐位或仰卧位，肌肉放松，姿势对称，呼吸均匀。检查前胸时，胸部前挺，叩诊由锁骨上窝第1肋间隙开始，自上而下，由外向内，逐一肋间进行叩诊。检查侧胸时，嘱被检查者举起上臂置于头部，自腋窝开始叩诊，向下检查至肋缘。最后检查背部，可采用两手抱枕部或双手交叉放在肩部，胸部前弯，由肺尖叩至肺底。②叩诊时，板指（左手中指）与肋骨平行并平贴于肋间隙，但叩诊肩胛间区时，板指与脊柱平行，而肩胛角以下板指仍应保持与肋骨平行，叩击力度要均匀，轻重适宜，每次叩击2~3下，叩诊时前臂尽量不动，以腕及掌指关节运动叩击。③叩诊顺序由上而下，由前到后，注意左右、上下、内外对称部位的比较，仔细判别叩诊音变化。直接叩诊法：护士以右手指并拢绷紧，以指腹直接拍击胸壁，每次叩击2~3下，注意判断叩诊音，主要用于胸部大面积病变的检查。

2. 胸部叩诊音的分类

五种叩诊音及分布见项目一任务二。

3. 胸部异常叩诊音

在正常肺的清音区范围内叩及浊音、实音、鼓音或过清音，称异常叩诊音。

（1）异常浊音或实音：①肺组织含气量减少，如肺炎、肺结核、肺梗死、肺不张、肺水肿等；②肺内不含气的病变，如肺肿瘤、肺包囊虫病等；③胸膜腔积液、胸膜肥厚粘连等；④胸壁疾病，如胸壁水肿等。

（2）异常鼓音：见于气胸、靠近胸壁直径大于3~4 cm的浅表肺空洞，如空洞型肺结核、液化破溃了的肺脓肿等。

（3）过清音：正常肺部无过清音，过清音见于肺内含气量增加且肺泡弹性减退者，如肺气肿、支气管哮喘发作。

（四）听诊

肺部听诊时，患者取坐位或卧位，微张口做均匀呼吸，必要时配合做深呼吸或咳嗽后听诊。听诊顺序：从肺尖开始，自上而下，由前胸到后背，注意左右、上下、前后对称部位比较。听诊内容主要包括正常呼吸音、异常呼吸音、啰音等。

1. 正常呼吸音（normal breath sound）

有支气管呼吸音、肺泡呼吸音、支气管肺泡呼吸音三种（图4-20）。

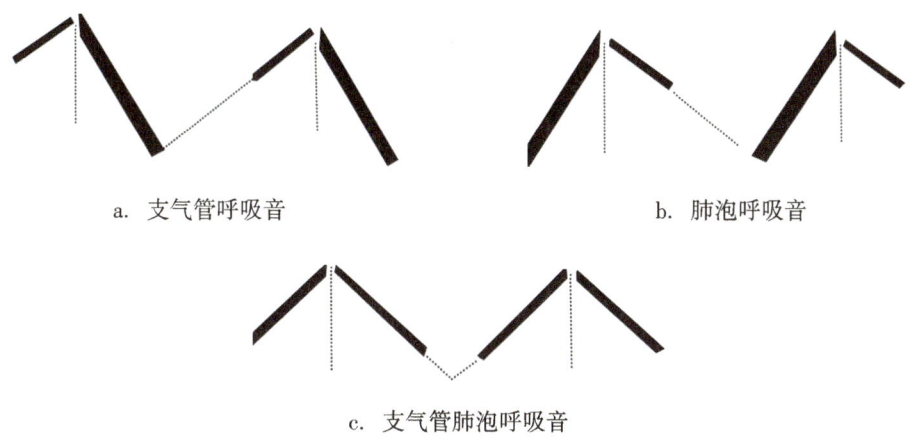

a. 支气管呼吸音　　　　　b. 肺泡呼吸音

c. 支气管肺泡呼吸音

图4-20　三种正常呼吸音示意图

（1）支气管呼吸音（bronchial breath sound）：为吸入或呼出的气流在声门、气管或主支气管形成湍流所产生的音响，颇似将舌抬高后经口腔呼气时所发出的"哈——"音。呼气时音响较强，音调较高，时间较长。正常支气管呼吸音分布于喉部、胸骨上窝、背部第6、7颈椎及第1、2胸椎附近。

（2）肺泡呼吸音（vesicular breath sound）：呼吸时气流进出肺泡，肺泡壁在吸气时由弛缓变为紧张，呼气时由紧张变为弛缓，这种弹性变化及气流的振动所产生的音响为肺泡呼吸音。肺泡呼吸音为一种柔和的吹风样性质声音，类似上齿咬住下唇吸气时发出的"夫——"音；吸气时音响较强，音调较高，时间较长。正常人肺泡呼吸音分布于除支气管呼吸音和支气管肺泡呼吸音区域以外的大部分肺野。男性较女性强，儿童较成人强，呼吸运动愈深、愈快时愈强，乳房下及肩胛下部最强。

（3）支气管肺泡呼吸音（bronchovesicular breath sound）：是一种兼有支气管呼吸音和肺泡呼吸音特点的混合性呼吸音。表现为吸气音与肺泡呼吸音相似，但音调较高且较响亮；呼气音与支气管呼吸音相似，但强度较弱，音调较低，时间较短。正常支气管肺泡呼吸音分布于胸骨两侧第1、2肋间隙，肩胛间区第3、4胸椎水平及肺尖前后部。

2. 异常呼吸音（abnormal breath sound）

包括异常肺泡呼吸音（abnormal vesicular breath sound）、异常支气管呼吸音（abnormal bronchial breath sound）、异常支气管肺泡呼吸音（abnormal bronchovesicular breath sound）三种。

（1）异常肺泡呼吸音：

1）肺泡呼吸音减弱或消失，由肺泡通气减少、气体流速减慢或呼吸音传导障碍所致。见于：a. 呼吸中枢功能障碍，如颅内高压、脑疝；b. 呼吸肌疾病，如重症肌无力、全身衰竭肌无力、膈肌麻痹；c. 胸廓活动受限，如肋骨骨折、肋软骨骨化等；d. 支气管阻塞，如慢性支气管炎、支气管哮喘、阻塞性肺气肿；e. 胸膜腔病变，如胸腔积液、气胸、胸膜肥厚等；f. 腹部疾病如气腹、大量腹腔积液、腹部巨大肿瘤等。

2）肺泡呼吸音增强：主要由肺泡通气功能增强，气体流速加快所致。a. 双侧肺泡呼吸音增强，见于剧烈运动、发热、缺氧、酸中毒等；b. 单侧肺泡呼吸音增强，见于一侧肺部或胸膜腔病变引起单侧或局部肺泡通气量下降，呼吸音减弱，健侧或无病变的肺组织代偿性通气量增加。

（2）异常支气管呼吸音：指在正常肺泡呼吸音的区域听到支气管呼吸音，又称管状呼吸音（tubular breath sound）。①肺组织实变。实变肺组织致密，该部分音响传导较好，支气管呼吸音可以通过致密的实变组织传到胸壁体表而易于听到。实变组织范围越大、越浅表，则异常支气管呼吸音越强，反之则越弱，如大叶性肺炎实变期、肺梗死。②肺内大空腔。当肺内大空腔与支气管相通，空腔周围组织又有实变时，有利于音响传导，且音响在空腔内形成共鸣而增强，因此可听到异常支气管呼吸音，如肺脓肿、肺结核所致空洞。③压迫性肺不张。胸腔积液时，积液上方肺受压膨胀不全，肺组织致密，有利于支气管呼吸音的传导，可听到支气管呼吸音。

（3）异常支气管肺泡呼吸音：是指在正常肺泡呼吸音的区域听到支气管肺泡呼吸音，为实变肺组织范围较小且与正常肺组织掺杂存在或实变肺组织部位较深被正常肺组织覆盖所致，见于支气管肺炎、大叶性肺炎初期、肺结核等。

3. 啰音（rale）

啰音是呼吸音以外的一种附加音，可分为干啰音和湿啰音两种（图4-21）。正常人肺部听诊无啰音。

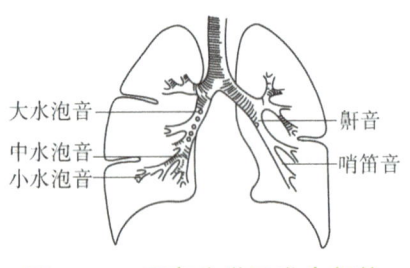

图4-21　啰音分类及发生部位

（1）干啰音（rhonchi）：是由于呼吸时气流通过狭窄的气道发生湍流振动的音响。见于：①支气管平滑肌痉挛；②气道炎症引起黏膜水肿、分泌物增多；③管腔内有肿瘤或异物阻塞；④腔外肿大的淋巴结或肿瘤挤压、压迫。

1）干啰音听诊特点：a. 音调较高，持续时间长；b. 呼气末最明显，吸气期也可听到；c. 其强度和性质易变性大，短时间内可增多或减少。

2）干啰音的分类和临床意义：a. 鼾音（sonorous rhonchi），是一种低调而响亮的干啰音，类似人在熟睡时打呼噜的鼾声，多发生于气管和主支气管，见于昏迷患者。b. 哨笛音（sibilant rhonchi），是一种高音调的干啰音，类似吹笛或射箭所发出的声音，常描述为鸟鸣音、哮鸣音等，多发生于小支气管或细小支气管。持续存在于同一部位的局限性干啰音常见于支气管内膜结核、支气管肿瘤。广泛分布于双侧肺部的哨笛音见于慢性喘息型支气管炎、支气管哮喘发作、心源性哮喘等。

（2）湿啰音（moist rales）：呼吸时气流通过支气管或空洞中稀薄的液体而形成的水泡破裂后所产生的音响，又称水泡音（bubble sound）。

1）湿啰音听诊特点：a. 断续而短暂，一次常连续多个出现；b. 吸气明显，呼气也可听到；c. 听诊部位较固定，性质较恒定；d. 大、中、小水泡音可并存；e. 咳嗽后可减轻或消失。

2）湿啰音的分类和临床意义：因支气管管腔的直径或空洞大小不同、液体量多少不同，湿啰音可分为大、中、小水泡音和捻发音。a. 大水泡音，亦称粗湿啰音（coarse rales），发生于气管、主支气管或空洞部位，多出现在吸气早期，见于肺内大空洞、肺水肿，危重患者无力排痰等。b. 中水泡音，亦称中湿啰音（medium rales），发生于中等大小支气管，多出现在吸气期，见于支气管炎、支气管肺炎等。c. 小水泡音，亦称细湿啰音（fine rales），发生于细支气管，在吸气后期出现，见于细支气管肺炎、肺结核、肺淤血等。d. 捻发音（crepitus），是一种极细而均匀的声音，在吸气末易闻及，类似耳旁用手捻搓一束头发所发生的音响。一般认为捻发音是由于液体分泌增多使细支气管壁或肺泡壁相互黏着陷闭，在吸气时被气流冲开复张而产生的细小破裂音响，持续存在见于肺炎早期、肺淤血、肺结核等。局限性湿啰音，见于该处局部病变，如支气管扩张、肺结核或肺炎等；两肺底部湿啰音，多见于左心功能不全所致的肺淤血、两肺底部支气管肺炎等；两肺满布湿啰音，多见于急性肺水肿、两肺严重支气管肺炎等。

4. 语音共振

语音共振又称听觉语音（vocal resonance），其产生机制及检查方法与语音震颤基本相似，嘱被检查者重复发"一"的长音，喉部发音产生的振动经气管、支气管和肺泡传至胸壁，用听诊器听取语音，正常人可闻及含糊难辨的语音。检查时应注意两侧比较，发现有无语音共振增强或减弱。其临床意义同语音震颤。

5. 胸膜摩擦音（pleural friction rub）

胸膜摩擦音是指胸膜炎症时，胸膜脏层和壁层上有纤维素沉积而变得粗糙，呼吸时胸膜脏、壁两层互相摩擦而发出的振动音响。听诊特点：颇似用一手掩耳，用另一手手指在其手背上摩擦所产生的声音。十分近耳，呼气、吸气均可听到，但吸气末或呼气初较明显，听诊器加压、深呼吸时，摩擦音增强，屏气消失为其特征性表现。胸膜摩擦音可发生于胸部任何部位，以腋前线下部胸壁最易闻及；发生胸腔积液时，脏、壁两层胸膜被分开，胸膜摩擦音消失。肺与胸膜常见疾病的胸部体征如表4-3所示。

表4-3　肺与胸膜常见疾病的胸部体征

疾病	视诊	触诊	叩诊	听诊
肺实变	患侧呼吸运动减弱	病变区语颤增强，气管居中	病变区浊音、实音	患侧肺泡呼吸音消失，出现病理性支气管呼吸音，听觉语音增强，湿啰音
阻塞性肺不张	患侧胸廓下陷、呼吸运动减弱或消失	气管移向患侧，病变区语颤减弱或消失	病变区浊音	患侧肺泡呼吸音消失、听觉语音减弱或消失
肺气肿	桶状胸、双侧呼吸运动减弱	气管居中，两侧语颤减弱	两肺过清音	两肺肺泡呼吸音减弱、呼气延长、听觉语音减弱或消失
胸腔积液	患侧胸廓饱满、呼吸运动减弱或消失	气管移向健侧，病变区语颤减弱或消失	病变区浊音、实音	患侧肺泡呼吸音消失、听觉语音减弱或消失
气胸	患侧胸廓饱满、呼吸运动减弱或消失	气管移向健侧，病变区语颤减弱或消失，病变区鼓音	病变区鼓音	患侧肺泡呼吸音消失、听觉语音减弱或消失
支气管哮喘	胸廓饱满	呈呼气性呼吸困难，气管居中，两肺语颤减弱	发作时两肺呈过清音	两肺哮鸣音、吸气音尖锐、呼气音延长

四、心脏

尽管目前心血管疾病的诊断技术日新月异，但是心脏的视、触、叩、听诊仍是诊断心血管疾病的基本手段。检查时根据患者病情可取仰卧位或坐位，充分暴露胸部，环境应安静、温暖，光线最好源于左侧。

（一）视诊

护士站在患者右侧，两眼与患者胸廓同高，以便观察心前区异常搏动和隆起；视诊心尖冲动时，双眼视线与心前区呈切线位置。

1. 心前区

正常人心前区与右侧相应部位基本对称，无隆起。心前区隆起可见于某些先天性心脏病或儿童期风湿性心脏病引起的心脏肥大。大量心包积液时，心前区饱满。

2. 心尖冲动

在心脏收缩时，心尖右内侧的一部分（即未被肺覆盖的左心室的一部分）冲击胸壁，引起局部向外搏动，称为心尖冲动（apical impulse）。正常成人坐位时心尖冲动位于第5肋间左锁骨中线内0.5~1.0 cm处，距前正中线7.0~9.0 cm，搏动范围直径为2.0~2.5 cm。25%~50%的正常人如体态丰满或女性乳房下垂者不易看清心尖冲动，需要结合触诊共同判断。

（二）触诊

心脏触诊可证实视诊所见，还可发现视诊未能察觉的体征。可用全掌、手掌尺侧或指尖进行触诊，一般用食指和中指指腹并拢触诊法确定心尖冲动的准确位置、强度和范围，用手掌或手掌尺侧触诊法触诊有无震颤和心包摩擦感，确定位置，判断心脏搏动时期。检查时力度要适当，否则会影响检查结果。

1. 心尖冲动

应注意其位置、强度、范围、节律及频率有无异常。

（1）心尖冲动移位：心尖冲动位置的改变受多种因素的影响。

生理状态下，体型及体位对心尖冲动位置有一定影响。小儿、矮胖型及妊娠时心脏常呈横位，心尖冲动向外上方移动；瘦长体型者心脏呈悬垂位，心尖冲动向下移位；仰卧位时上移；左侧卧位时左移；右侧卧位时右移。

病理状态下心尖冲动移位见于：①心脏疾病。左心室增大时，心尖冲动向左下移位；右心室增大时，左心室被推向左后，心尖冲动向左移位；左、右心室增大，心尖冲动向左下移位；先天性右位心时，心尖冲动则位于胸部右侧相应位置。②胸部疾病。凡能使纵隔及气管移位的胸部疾病，均可使心脏及心尖冲动移位。如一侧胸腔积液或气胸，心尖冲动移向健侧；一侧肺不张或胸膜粘连，心尖冲动移向患侧。③腹部疾病。凡能增加腹压而影响膈肌位置的疾病，均可影响心尖冲动位置。如大量腹腔积液或腹腔巨大肿瘤使横膈抬高，心尖冲动向上移位。严重肺气肿等使膈肌下移，心尖冲动向内下移位。

（2）心尖冲动强弱和范围的改变：心尖冲动的强弱与胸壁的厚薄、血流速度及心脏收缩力的强弱有关。胸壁厚如体态丰满或肋间隙窄，心尖冲动弱，且搏动范围小；胸壁薄如消瘦或肋间隙宽，心尖冲动强，且搏动范围大。剧烈运动或精神紧张时，心尖冲动增强。病理状态下，如高血压等使左心室肥大时，心尖冲动增强，搏动范围亦增大。甲状腺功能亢进、发热和严重贫血时，心尖冲动增强。心肌炎、心肌梗死等使左心室扩张且收缩力下降，心尖冲动减弱且弥散；心包积液、左侧大量胸腔积液或肺气肿，心尖冲动可减弱或消失。左心室肥大时心尖冲动增强，用手指触诊，可使指端抬起片刻，称抬举样心尖冲动（heaving apex impulse），为左心室肥厚的可靠体征。由于心尖冲动冲击胸壁时的凸起标志着心室收缩期的开始，与第一心音同步，故触诊心尖冲动有助于判断心脏杂音及震颤出现的时期。另外，通过触诊也可了解心率与心律。

2. 心脏震颤

震颤（thrill）是指在心脏跳动时用手触诊心前区感觉到的一种微细震动感，与在猫颈部摸到的呼吸震颤类似，故又称猫喘。震颤的发生是血液经口径较狭窄的部位或沿着异常方向流动形成湍流，造成瓣膜、血管或心脏壁震动传至胸壁所致，为器质性心血管病的特征性体征之一，多见于某些先天性心脏病或狭窄性瓣膜病变。

3. 心包摩擦感

心包摩擦感（pericardial friction feeling）是在心前区触及的摩擦震动感，见于急性心包炎。在胸骨左缘第4肋间较易触及；心脏收缩期和舒张期均能触及，屏气时不消失，但以收缩期较明显；坐位时或深呼气的末期更易触及；心包积液较多时消失。

（三）叩诊

心脏叩诊的目的是确定心脏的大小、形状及其在胸腔内的位置。

1. 方法

采用间接叩诊法，患者一般取仰卧位，平静呼吸，叩诊板指（左手中指）与肋间平行，沿肋间按先左后右、从外向内、自下而上的顺序叩诊。叩诊心左界时，在心尖冲动的肋间开始，从心尖冲动外2~3 cm处由外向内叩诊，依次上移，叩到第2肋间。当沿肋间隙依次由外向内叩诊时，叩诊音由清音变为相对浊音时，表示已达心脏边界，此界称为心脏的相对浊音界，相当于心脏在前胸壁的投影，反映心脏的实际大小和形状。叩诊越过相对浊音界，继续向内侧叩，叩诊音变为实音时，表示已达心脏不被肺边缘遮盖的部分，此界称为心脏的绝对浊音界。叩诊心脏的右界时，自肝浊音界的上一肋间开始，依次按肋间上移至第2肋间为止；在每一肋间由清音变为相对浊音时做一标记，将所做的标记连成线，即为心脏在体表的投影，用硬尺测量左、右各肋间的边界距前正中线的距离，以表示心脏的大小。

2. 正常心浊音界（normal dullness of heart borders）

临床上所指的心界即为心脏的相对浊音界。正常人的心右界几乎与胸骨右缘相合，但第4肋间处可在胸骨右缘稍外方。正常人的心左界在第2肋间几乎与胸骨左缘相合，其下方则逐渐左移并继续向左下形成向外凸起的弧形。正常人心脏左、右相对浊音界与前正中线的平均距离见表4-4。

表4-4　正常成人心脏相对浊音界

右/cm	肋间	左/cm
2～3	Ⅱ	2～3
2～3	Ⅲ	3.5～4.5
3～4	Ⅳ	5～6
	Ⅴ	7～9

注：正常人左锁骨中线至前正中线的距离为8～10 cm。

3. 心浊音界改变的临床意义

心浊音界的大小、形态、位置，可因不同因素的影响而改变。

（1）心脏本身因素：

1）左心室增大：心浊音界向左、向下扩大，心腰部由正常的钝角变为近似直角，使心浊音区呈靴形，称靴形心。因最常见于主动脉瓣关闭不全，故又称为主动脉型心（图4-22）。

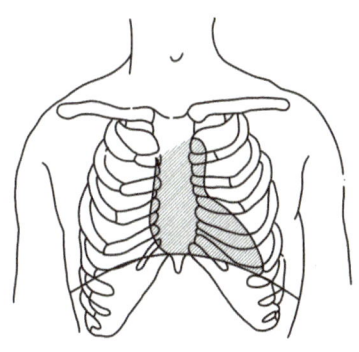

图4-22　主动脉型心浊音界

2）右心室增大：右心室显著增大时相对浊音界向左扩大较显著，常见于肺源性心脏病。

3）左、右心室增大：心浊音界向两侧扩大，且左界向左下增大，称普大心，见于心肌病（扩张型心肌病）、先天性心脏病等。

4）心包积液：心界向两侧增大，其相对浊音界与绝对浊音界几乎相同，同时心浊音界也随体位改变而变化，坐位时心脏浊音界呈三角烧瓶形，卧位时心底部浊音增宽，为心包积液的特征性体征（图4-23）。

5）左心房与肺动脉扩大：心腰部饱满或膨出（即胸骨左缘第3肋间处增大，心腰消失），心浊音界呈梨形，称梨形心。常见于二尖瓣狭窄，故又称为二尖瓣型心（图4-24）。

（2）心外因素：肺及胸膜病变使纵隔移位。大量胸腔积液、气胸时，心界移向健侧；肺不张、胸膜增厚，心界移向患侧。腹腔病变使膈肌抬高，心脏呈横位，如腹腔大量积液、巨大肿瘤、妊娠末期等可使心浊音界向左扩大。

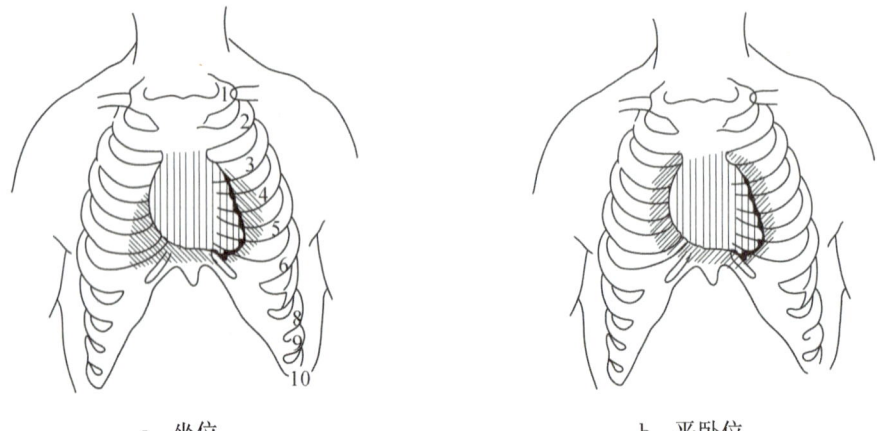

a. 坐位　　　　　　　　　　b. 平卧位

图 4-23　心包积液时心浊音界

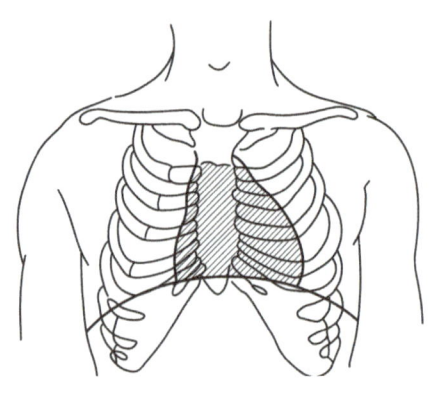

图 4-24　二尖瓣型心浊音界

（四）听诊

心脏听诊是心脏检查最重要的方法，也是较难掌握的技能之一。其目的是听取心脏正常或病理性音响。

1. 方法

听诊时患者取仰卧位或坐位，呼吸应平静自如，必要时可变换体位进行听诊，以便发现心脏杂音。对疑有二尖瓣狭窄者，宜嘱患者取左侧卧位；对疑有主动脉瓣关闭不全者宜取坐位且上半身前倾。

2. 心脏瓣膜听诊区（location of heart auscultation）

心脏收缩和舒张时，各瓣膜开放与关闭所产生的音响，沿血流方向传导到前胸壁的不同部位，于体表听诊最清楚的部位即为该瓣膜听诊区。因此，瓣膜听诊区与瓣膜在胸壁的投影部位并不完全一致。各瓣膜听诊区的位置如图 4-25 所示。

(1) 二尖瓣听诊区（mitral area）位于心尖冲动最强点，即心尖区。正常成人坐位时位于第5肋间左锁骨中线交点稍内侧处。

(2) 肺动脉瓣听诊区（pulmonic area）：在胸骨左缘第2肋间。由肺动脉瓣病变所产生的杂音在该处听得最清楚。

(3) 主动脉瓣听诊区（aortic area）：有两个听诊区，即胸骨右缘第2肋间隙及胸骨左缘第3、4肋间隙，后者通常称为主动脉瓣第二听诊区（the second aortic valve area）。主动脉瓣关闭不全的早期舒张期杂音常在主动脉瓣第二听诊区最响亮。

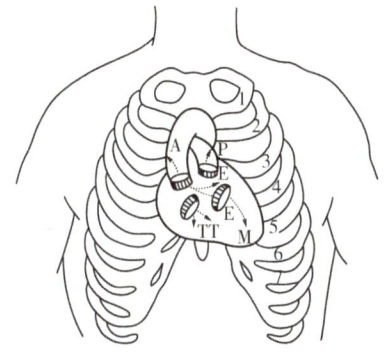

M. 二尖瓣区；E. 主动脉瓣第二听诊区（Erb区）；P. 肺动脉瓣区；A. 主动脉瓣区；T. 三尖瓣区。

图4-25　心脏瓣膜解剖部位及瓣膜听诊区

(4) 三尖瓣听诊区（tricuspid area）：在胸骨体近剑突稍偏右或稍偏左处。

心脏听诊顺序一般自二尖瓣听诊区开始，沿逆时针方向依次为肺动脉瓣听诊区、主动脉瓣听诊区、主动脉瓣第二听诊区、三尖瓣听诊区（图4-26），按一定的顺序听诊可避免遗漏。对疑有心脏病的患者除在上述各个瓣膜听诊区进行听诊外，还应在心前区、颈部、腋下等处进行听诊。

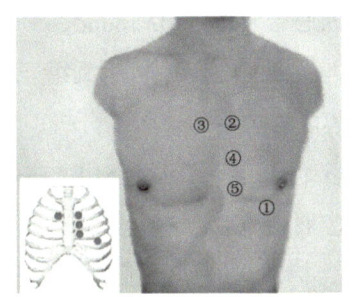

①二尖瓣听诊区　②肺动脉瓣听诊区
③主动脉瓣听诊区　④主动脉瓣第二听诊区
⑤三尖瓣听诊区

图4-26　心脏听诊顺序示意图

3. 听诊的内容

包括心率、心律、心音、额外心音、心脏杂音及心包摩擦音等。

（1）心率（heart rate）：为每分钟心脏搏动的次数，以第一心音为准计数；一般在心尖部进行听诊，计数1分钟。正常心脏激动发自窦房结，成人心率60～100次/分，大多数为60～80次/分，女性稍快，3岁以下儿童多在100次/分以上，老年人多偏慢。

（2）心律（heart rhythm）：是指心脏跳动的节律。正常人心律规则，部分青年人可出现随呼吸而改变的节律，一般无临床意义。听诊所能发现的心律失常最常见的有期前收缩和心房颤动。期前收缩（premature beat），又称过早搏动，简称早搏，是由于窦房结以外的异位起搏点过早发出冲动控制心脏收缩所致，是最常见的心律失常。听诊时可听到在规则的心律中出现提前的心跳，其后有一较长的间歇（代偿间歇）。期前收缩的第一心音增强，第二心音减弱，脉搏可减弱或消失，后者可形成脉搏短绌。若期前收缩有规律地出现，如每一个正常搏动后出现一个期前收缩，称为二联律；若每个正常心搏后连续出现两个期前收缩，或每两个正常心搏后出现一个期前收缩，称为三联律。期前收缩偶尔出现多无临床意义，但若发作频繁或形成二联律、三联律则应进一步检查有无器质性病变。可见于冠状动脉粥样硬化性心脏病、风湿性心脏病、心肌炎及药物（洋地黄、锑剂）中毒等。心房颤动（atrial fibrillation），简称房颤，指心房内异位起搏点发出快速（350～600次/分）而不规则的冲动，引起心房肌的快速颤动。临床特点为心律绝对不规则，心音强弱不等，心率与脉率不等，后者称为脉搏短绌（pulse deficit），简称绌脉，产生的原因是过早的心室收缩不能将足够的血液输送到周围血管，故脉率常少于心率。心房颤动常见于风湿性心脏病、冠状动脉硬化性心脏病、甲状腺功能亢进症等。

（3）心音（heart sound）：正常生理情况下每一心动周期有四个心音，按其出现的先后顺序称为第一心音（the first sound，S1）、第二心音（the second sound，S2）、第三心音（the third sound，S3）和第四心音（the forth sound，S4）。听诊正常成人可听到第一心音、第二心音，在部分健康儿童及青少年中可听到第三心音，而第四心音听不到。听诊心音时应按顺序听诊各个瓣膜区，边听边比较、分析、判断。

心音的发生机制及其临床意义：①第一心音（S1），主要由二尖瓣、三尖瓣关闭，瓣叶紧张度突然增强所产生，标志着心室收缩的开始。②第二心音（S2），主要由半月瓣的突然关闭引起瓣膜振动所致，标志着心室舒张的开始。第一心音与第二心音之间的时间为心脏的收缩期，第二心音与下一心动周期的第一心音之间的时间为心脏的舒张期。③第三心音（S3），系血液自心房急速流入心室，冲击室壁产生振动发生音响所致。第三心音的特点为音调低而柔和，在第二心音之后，通常在心尖部的右上方听得较清楚。④第四心音（S4），出现在第一心音开始前0.1秒，由心房收缩的振动所产生。第四心音正常情况下很弱听不到，如能听到则为病理性第四心音，称房性或收缩期前奔马律。

第一、二心音的区别：听心音时，应首先区分第一心音和第二心音。因为只有这样，才能正确地判定心室的收缩期和舒张期，继而判定异常心音和杂音出现的时期。两者的区别见表4-5。

表4-5 第一心音与第二心音的区别

区别点	第一心音	第二心音
音调	较低	较高
强度	较响	较S1低
性质	较钝	较S1清脆
所占时间	较长，持续约0.1秒	较短，0.08秒
与心尖冲动的关系	同时出现	之后出现
听诊部位	心尖部最清晰	心底部最响

（4）额外心音（extra heart sound）：又称三音律，是指在原有第一心音和第二心音之外额外出现的病理性附加音，大部分出现在舒张期。舒张早期的额外心音即病理性S3，听诊在S2之后与原有的S1、S2组成的节律，在心率>100次/分时犹如马奔跑的蹄声，称舒张早期奔马律（protodiastolic gallop）。其发生是由于舒张期心室负荷过重，心肌张力减低，心室壁顺应性减退，在舒张早期心房血液快速注入心室时，引起已过度充盈的心室壁产生振动，是心功能不全的表现。心尖部闻及舒张早期奔马律是心肌严重受损的重要体征，多见于心肌炎、心肌病等患者发生左心衰竭时。

（5）心脏杂音（heart murmur）：是正常心音和额外心音之外的附加音，由心室壁、瓣膜或血管壁振动所产生，其特点是持续时间较长，性质特异，可与心音分开或连续，甚至完全遮盖心音，对心脏病的诊断有重要意义。

1）杂音产生机制：任何原因使心脏血管内血流加速或血流紊乱致层流变成湍流，产生漩涡，心壁或血管壁发生振动即产生杂音。主要包括：a. 血流加速，如运动后、贫血、甲状腺功能亢进症等；b. 血液黏稠度降低；c. 瓣膜口狭窄及关闭不全；d. 心腔或大血管间有异常通道（如室间隔缺损、动脉导管未闭、动静脉瘘等）；e. 心腔内有漂浮物（如心内膜炎）；f. 血管腔扩大（如动脉瘤）或狭窄等（图4-27）。

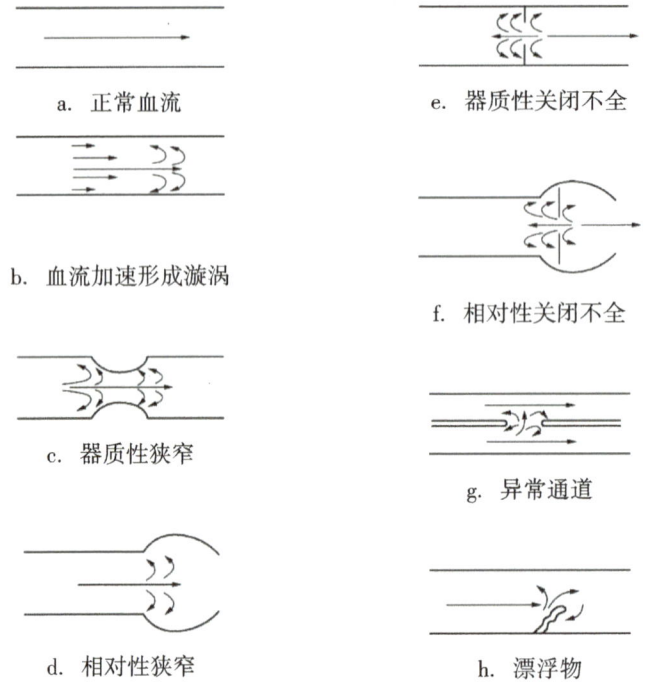

图4-27　心脏杂音发生机制示意图

2）杂音听诊的要点：听诊杂音要根据其最响部位、出现的时期及持续时间、性质、强度、传导方向和杂音与呼吸、运动及体位的关系等综合判断其临床意义。a. 最响部位：杂音最响部位往往提示病变所在部位。如二尖瓣病变，杂音在心尖部最响；主动脉瓣病变，杂音在主动脉瓣听诊区最响；室间隔缺损，杂音在胸骨左缘第3、4肋间最响；房间隔缺损及动脉导管未闭，杂音在胸骨左缘第2肋间最响。生理性杂音多在肺动脉瓣区与心尖区出现。b. 出现时期和持续时间：判断此可帮助诊断瓣膜病变的性质。收缩期杂音（systolic murmur，SM）发生于第一心音至第二心音之间，舒张期杂音（diastolic murmur，DM）发生于第二心音至下一个心动周期的第一心音之间，连续性杂音（continuous murmur）为杂音在收缩期及舒张期连续出现。一般认为，舒张期杂音和连续性杂音为器质性杂音，收缩期杂音有功能性和器质性两种。c. 杂音性质：心脏杂音的性质主要取决于杂音的音调与强度。按性质将杂音分为吹风样杂音、隆隆样杂音（二尖瓣狭窄）、叹气样杂音（主动脉瓣关闭不全）、乐音样杂音（亚急性感染性心内膜炎）、机器音样杂音（动脉导管未闭）等。杂音按音调高低分为柔和、粗糙两种，功能性杂音较柔和，器质性杂音多较粗糙。d. 杂音强度：一般来说狭窄愈重，血流速度愈快，推动血流的压力愈大，杂音愈强。收缩期杂音强度通常采用Levine 6级分级法（表4-6）。记录杂音强度时以6级分类法为分母，以杂音级别为分子，如响度为4级，记为4/6级杂音。舒张期杂音一般不分级，如分级也可参照此标准。e. 杂音的传导：病理性杂音常沿着产生杂音的血流方向传导，并可借周围组织向四周扩散。功能性杂音一般比较局限，但有些病理性杂音也较局限。

3）各瓣膜区杂音的临床意义：临床常见器质性心脏杂音特点见表4-7。

表4-6　杂音强度分级

级别	响度	听诊特点	震颤
1	最轻	很弱，需在安静环境下仔细听诊才能听到，易被忽略	无
2	轻度	较易听到，杂音柔和	无
3	中度	明显的杂音	无
4	响亮	杂音响亮	有
5	很响	杂音很强，向周围甚至背部传导	明显
6	最响	杂音震耳，即使听诊器稍离开胸壁也能听到	强烈

表4-7　临床常见器质性心脏杂音特点

	病变	最响部位	性质	传导方向
收缩期	二尖瓣关闭不全	心尖部	吹风样	左腋下
	主动脉瓣狭窄	主动脉瓣听诊区	喷射性	颈部
	肺动脉瓣狭窄	肺动脉瓣区	喷射性	上下肋间
	室间隔缺损	胸骨左缘3、4肋间	粗糙吹风样	心前区
舒张期	二尖瓣狭窄	心尖部	隆隆样	无
	主动脉瓣关闭不全	主动脉瓣第二听诊区	叹气样	心尖区
连续性	动脉导管未闭	胸骨左缘第2肋间	机器样	上胸部及肩胛区

（6）心包摩擦音（pericardial friction sound）：脏、壁两层心包膜因炎症致纤维蛋白沉积而变得粗糙，当心脏收缩或舒张时发生摩擦形成心包摩擦音，犹如手指擦耳郭声。常在胸骨左缘第3、4肋间心脏绝对浊音界以内最清楚，前倾坐位明显，听诊器体件向胸壁加压可使其增强。当心包积液增多时，心包摩擦音可减弱甚至消失。常见于风湿性、结核性和化脓性心包炎，也可发生于急性心肌梗死及尿毒症患者。

五、血管

血管检查包括动脉、静脉及毛细血管的检查，检查方法主要有视诊、触诊和听诊。

(一) 脉搏

检查脉搏（pulse）主要用触诊，可选择桡动脉、肱动脉及足背动脉等，主要检查脉率、脉律、紧张度、动脉壁弹性强弱和脉搏的波形。检查时需两侧脉搏对比，正常人两侧差异很小。触诊两侧脉搏明显不对称，见于缩窄性大动脉炎或无脉症。

1. 脉率（pulse rate）

脉率受年龄、性别、运动、情绪等因素的影响，脉率少于心率称细脉，见于心房颤动、期前收缩。

2. 脉律（pulse rhythm）

正常人脉律规则，窦性心律不齐者脉搏可随呼吸改变，吸气时增快，呼气时减慢。某些心律失常可影响脉律，如心房颤动时脉律绝对不规则；房室传导阻滞可有脉搏脱落，称脱落脉。

3. 紧张度、强弱与动脉壁状态

与心搏出量、脉压、外周血管阻力相关。①洪脉：脉搏强而振幅大，见于高热、甲状腺功能亢进症、主动脉瓣关闭不全。②细脉：脉搏弱而振幅小，见于心力衰竭、主动脉瓣狭窄、休克等。

4. 常见异常波形

（1）水冲脉（water hammer pulse）：脉搏骤起骤落，急促而有力，犹如潮水涨落，由周围血管扩张或存在分流、反流所致，见于主动脉瓣关闭不全、甲状腺功能亢进症、动脉导管未闭和严重贫血。

（2）交替脉（alternating pulse）：脉搏一强一弱交替出现，而节律规整，为左心室收缩力强弱交替所致，是左心衰竭的重要体征之一。

（3）奇脉（paradoxical pulse）：吸气时脉搏明显减弱，甚至消失，见于缩窄性心包炎和大量心包积液。由心包压塞或心包缩窄，吸气时右心舒张受限，回心血量减少，使左心排血量降低所致，又称为吸停脉。

（4）无脉（pulseless）：即脉搏消失，见于严重休克及多发性大动脉炎。

(二) 末梢循环状况

临床上常用检查微血管再充血时间来判断末梢循环状况。检查时护士先按压患者的甲床，使指甲变成未充血的白色状态，接着护士放开按压的手指，观察甲床再变回充血状况的红色需多长时间，如再充血的时间需要2秒以上，就表示末梢循环状况不良，可见于休克患者。临床常通过综合的方法判断末梢循环状况，具体见表4-8。

表4-8 末梢循环状况的判断

项目	正常	不足
皮肤颜色	红润	苍白、发绀或紫花斑
皮肤湿度	温暖	厥冷
简易甲皱试验	苍白区消失快、转红	苍白区消失慢、转紫
胸骨部位指压	再充盈时间<2秒	再充盈时间>2秒
尿量	平均>30 mL/h	平均<20 mL/h
脉压	>30 mmHg	<20 mmHg

（三）周围血管征

脉压增大时可出现周围血管征，包括水冲脉、毛细血管搏动征、枪击音与Duroziez双重杂音，主要见于主动脉瓣重度关闭不全、甲状腺功能亢进症和严重贫血。

1. 毛细血管搏动征

用手指轻压患者指甲末端或以清洁玻片轻压患者口唇，受压局部边缘出现有规律的红、白交替改变，即为毛细血管搏动征（capillary pulsation sign）。

2. 枪击音

将听诊器膜型体件放在患者浅表大动脉（一般采用股动脉或肱动脉）处，若听到"TaTa"音，称为枪击音（pistol shot sound）。

3. Duroziez双重杂音

将听诊器膜型体件稍加压力于股动脉，可听到收缩期与舒张期非连续性双重杂音，称为杜柔双重杂音（Duroziez sign）。

（四）血压

血压（blood pressure）通常指动脉血压。血压变动的临床意义：

1. 高血压（hypertension）

WHO建议，在安静状态下，取坐位测量右臂肱动脉至少3次非同日血压的平均值，若收缩压（systolic pressure）≥140 mmHg和（或）舒张压（diastolic pressure）≥90 mmHg，称为高血压。常见于原发性高血压，也可见于继发性高血压，如肾脏疾病、肾上腺皮质和髓质肿瘤、颅内压增高等所致高血压。

2. 低血压

血压低于90/60 mmHg称为低血压。常见于周围循环衰竭、心肌梗死、急性心功能不全、急性心包压塞、肾上腺皮质功能减退症等。

3. 双上肢血压差别显著

见于多发性大动脉炎或先天性动脉畸形。

4. 上下肢血压异常

上下肢血压明显差异时应考虑主动脉缩窄或胸腹主动脉炎。

5. 脉压变化

正常脉压 30～40 mmHg，脉压增高见于主动脉瓣关闭不全、高血压、主动脉硬化、甲状腺功能亢进症、严重贫血等；脉压降低见于低血压、心包积液、缩窄性心包炎、严重二尖瓣狭窄、主动脉瓣狭窄、重度心功能不全等。

（叶彩虹）

任务六　腹部检查

腹部的范围上起横膈，下至骨盆入口，前面及侧面为腹壁，后面为脊柱及腰肌，其内为腹膜腔及腹腔脏器等。腹部与消化、泌尿、内分泌、血液、心血管等系统均有关联。

一、腹部体表标志及分区

（一）常用腹部体表标志

腹部体表标志主要用于描述体征的具体部位。常用体表标志见图 4-28。

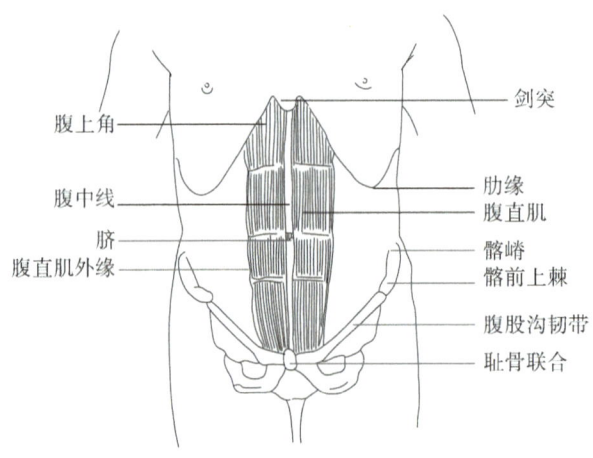

图 4-28　腹部体表标志

（1）腹上角（upper abdominal angle）：为两侧肋弓下缘的夹角，常用于体型的判断和肝脏的测量。

（2）脐（umbilicus）：位于腹部的中心，平对3～4腰椎间隙，为腹部四区分法、阑尾压痛点的定位标志。

（3）腹中线（midabdominal line）：为前正中线的延续，为腹部四区分法的垂直线。

（4）腹直肌外缘（lateral border of rectus muscles）：相当于锁骨中线的延续。

（5）髂前上棘（anterior superior iliac spine）：髂嵴前方的突出点，为腹部九区分法、骨髓穿刺常用部位及阑尾压痛点的定位标志。

（6）耻骨联合（pubic symphysis）：为腹中线最下部的骨性标志。

（7）腹股沟韧带（inguinal ligament）：构成腹部体表的下界，为寻找股动静脉的标志，为腹股沟疝的通过部位。

（8）肋脊角：背部两侧第12肋与脊柱的交角，是肾区叩击痛的位置。

（二）腹部分区

借助体表标志可将腹部划分为若干区域，以便于检查和记录病变部位。常用的腹部分区法为四区分法和九区分法。

1. 四区分法

通过脐画一水平线和一垂直线，将腹部分为右上腹、右下腹、左上腹和左下腹四区（图4-29）。

2. 九区分法

由两条水平线和两条垂直线构成的"井"字形分区。水平线分别为两肋弓下缘连线与两侧髂前上棘连线，两条垂直线为锁骨中线至腹股沟韧带中点的连线，相当于腹直肌外缘。四线相交将腹部分为左、右上腹部（季肋部），左、右腰部（侧腹部），左、右下腹部（髂部），上腹部，中腹部，下腹部（图4-30）。各区的主要脏器分布如下：

（1）右上腹部：肝右叶、胆囊、结肠肝曲、右肾及右肾上腺。

（2）右腰部：升结肠、右肾及部分空肠。

（3）右下腹部：盲肠、阑尾、回肠下段、女性右侧卵巢及输卵管、男性右侧精索。

（4）上腹部：胃、肝左叶、十二指肠、胰头及胰体、横结肠、腹主动脉、大网膜。

（5）中腹部：十二指肠下段、空肠及回肠、下垂的胃或横结肠、肠系膜、输尿管、腹主动脉、大网膜。

（6）下腹部：回肠、乙状结肠、输尿管、胀大的膀胱或增大的子宫。

（7）左上腹部：胃、脾、胰尾、结肠脾曲、左肾及左肾上腺。

(8) 左腰部：降结肠、左肾、空肠或回肠。

(9) 左下腹部：乙状结肠、女性左侧卵巢及输卵管、男性左侧精索。

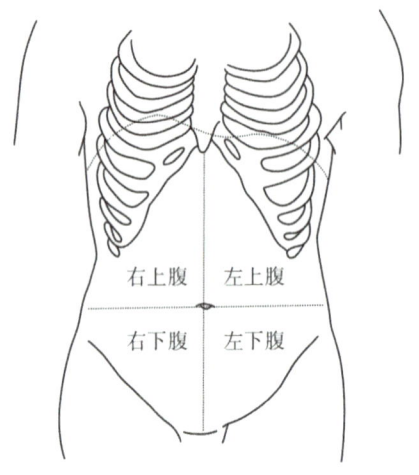

图 4-29　腹部四区分法

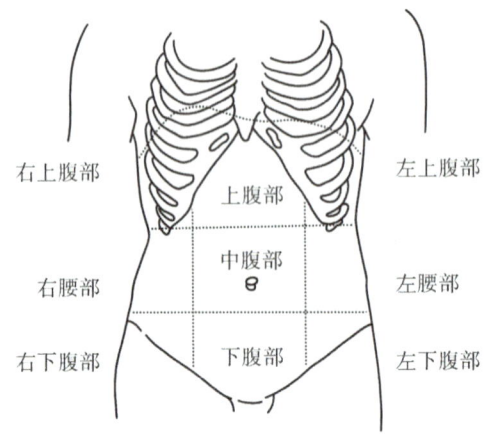

图 4-30　腹部九区分法

二、腹部检查的方法及内容

因为叩诊与触诊易刺激肠蠕动而影响听诊结果，所以腹部检查应按视、听、叩、触的顺序进行，其中以触诊最重要。

（一）视诊

腹部视诊时，室内需温暖，嘱患者排空膀胱，取低枕仰卧位，两手自然置于身体两侧，充分暴露全腹，上至剑突、下至耻骨联合，躯体其他部分应遮盖，暴露时间不宜过长。光线以充足而柔和的自然光线为宜，从前侧方射入视野。检查者应站立于患者右侧，按一定顺序自上而下地观察腹部，必要时护士需俯身或蹲下，将视线降低至腹平面，检查腹部细小隆起或蠕动波。腹部视诊内容如下。

1. 腹部外形

应注意腹部外形是否对称，有无全腹或局部的膨隆或凹陷，有腹腔积液或腹部肿块时还应测量腹围。

健康成年人平卧时，前腹壁大致处于肋缘至耻骨联合所在平面，称腹部平坦；肥胖者前腹壁明显高于肋缘至耻骨联合所在平面，称腹部饱满；消瘦者前腹部下凹，称腹部低平。这些都属于正常腹部外形。腹部明显膨隆或凹陷具有病理意义。

（1）腹部膨隆：平卧时前腹壁明显高于肋缘与耻骨联合的平面，外观呈凸起状，称腹部膨隆（abdominal distension），可表现为全腹膨隆与局部膨隆。

全腹膨隆为腹部弥漫性隆起，呈球形或扁圆形。常见于：①肥胖、腹壁皮下脂肪过多者，脐部多凹陷。②腹腔内有大量积液称腹腔积液（ascites）。平卧位时腹壁松弛，液体下沉于腹腔两侧，致侧腹部明显膨出扁而宽，称为蛙腹（frog belly）。侧卧或坐位时，因液体移动而使腹下部膨出。常见于肝硬化门静脉高压症、心力衰竭、缩窄性心包炎、腹膜癌转移、肾病综合征、结核性腹膜炎等。腹膜有炎症或肿瘤浸润时，腹部常呈尖凸型，称为尖腹（apical belly）。③腹腔内大量积气，使腹部呈球形，外形不随体位改变而改变，可由胃肠道内积气或胃肠道穿孔、人工气腹等所致。④腹内巨大包块，如足月妊娠、巨大卵巢囊肿、畸胎瘤等，亦可引起全腹膨隆。

局部膨隆常由脏器肿大、腹内肿瘤或炎性肿块、胃或肠胀气，以及腹壁上的肿物和疝等所致。视诊时应注意膨隆的部位、外形，是否随呼吸而移位或随体位而改变，以及有无搏动等。脏器肿大一般都在该脏器所在部位，并保持该脏器的外形特征。

有时局部膨隆是由于腹壁上的肿块而非腹腔内病变。其鉴别方法是嘱患者仰卧位做屈颈抬肩动作，使腹壁肌肉紧张，如肿块更加明显，说明肿块位于腹壁上。反之如变得不明显或消失，说明肿块在腹腔内。

（2）腹部凹陷：仰卧时前腹壁明显低于肋缘与耻骨联合的平面，称腹部凹陷（abdominal concavity），凹陷亦分全腹和局部，但以前者意义更为重要。全腹凹陷主要见于脱水和消瘦者。严重时，前腹壁凹陷几乎贴近脊柱，肋弓、髂嵴和耻骨联合显露，腹外形如舟状，称舟状腹（scaphoid），多见于慢性消耗性疾病晚期如恶性肿瘤、糖尿病及晚期甲状腺功能亢进症患者。局部凹陷多见于手术后腹壁瘢痕收缩。

2. 腹壁运动

腹式呼吸减弱常由腹膜炎症、腹腔积液、急性腹痛、腹腔内巨大肿物或妊娠等所致。腹式呼吸消失常见于胃肠穿孔所致急性腹膜炎或膈肌麻痹等。腹式呼吸增强不多见，常为癔症性呼吸或胸腔疾病（大量积液等）。

3. 腹壁静脉

正常人腹壁静脉一般不显露，较瘦或皮肤白皙者可隐约看到细小静脉网，无扩张及迂曲。门静脉高压或上、下腔静脉回流受阻时，腹壁静脉可显而易见或迂曲变粗，称为腹壁静脉曲张。门静脉高压显著时，腹壁静脉曲张以脐为中心，脐水平线以上的血流方向向上，脐水平线以下的血流方向向下，呈放射状，如水母头（caput medusae），常在此处听到静脉血管杂音。上腔静脉阻塞时，上腹壁及胸壁浅静脉曲张，脐上下腹壁静脉血流方向均向下；下腔静脉阻塞时，曲张静脉多分布于腹壁两侧，脐上下腹壁静脉血流方向均向上。腹壁静脉曲张表现见图4-31。

4. 胃肠型及蠕动波

除腹壁菲薄或松弛的老年人和极度消瘦者外，正常人腹部一般看不到胃和肠的轮廓及蠕动波。幽门梗阻和机械性肠梗阻时，梗阻近端的胃或肠段饱满而隆起，可显出各自的轮廓，称为胃型（gastral pattern）或肠型（intestinal pattern），伴有该部位的蠕动加强，可以见到蠕动波（peristaltic wave）。

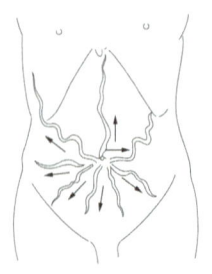 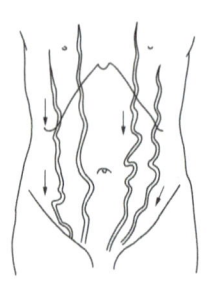 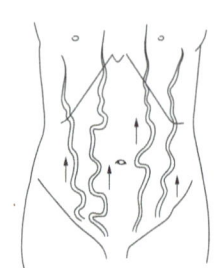

　　a. 门静脉阻塞　　　　　　b. 上腔静脉阻塞　　　　　　c. 下腔静脉阻塞

图 4-31　腹壁静脉曲张示意图

5. 疝（hernia）

疝是指任何脏器或组织离开正常解剖部位，通过先天或后天形成的薄弱点、缺损或孔隙进入另一部位者。腹部疝可分为腹内疝和腹外疝两大类，前者少见，后者较多见。腹外疝为腹腔内容物经腹壁或骨盆壁的间隙或薄弱部分向体表突出而形成。脐疝多见于婴幼儿，成人则可见于经产妇或有大量腹腔积液的患者；先天性腹直肌两侧闭合不良者可有白线疝；手术瘢痕愈合不良处可有切口疝；股疝位于腹股沟韧带中部，多见于女性；腹股沟疝则偏于内侧。男性腹股沟斜疝可下降至阴囊，该疝在直立位或咳嗽用力时明显，至卧位时可缩小或消失，亦可以手法还纳，如有嵌顿则可引起急性腹痛。

6. 其他

腹部视诊时还应观察脐部有无异常，腹部皮肤有无皮疹、腹纹、瘢痕及皮肤色素的改变等。

（二）听诊

全腹各区均要听诊，尤其注意上腹部、中腹部、腹部两侧及肝、脾各区。听诊的主要内容有：肠鸣音、振水音及血管杂音等。妊娠5个月以上的妇女可在脐的下方听到胎心音（130~160次/分）。

1. 肠鸣音

肠蠕动时，肠腔内的气体和液体流动而产生一种断断续续的咕噜声或气过水声，称肠鸣音（bowel sound）。听诊时全腹均可听到，通常选择右下腹的某一部位听诊至少

1分钟。正常情况下，肠鸣音每分钟4~5次，餐后频繁而明显，平时稀疏而微弱。肠蠕动增强时，肠鸣音达每分钟10次以上，但音调不特别高亢，称肠鸣音活跃，见于急性胃肠炎、服泻药后或胃肠道大出血时。若伴有声音响亮、音调高亢，甚至呈叮当声或金属声，称肠鸣音亢进，为机械性肠梗阻的表现。若肠蠕动减弱，肠鸣音明显少于正常，甚至数分钟才能听到1次，称肠鸣音减弱，见于便秘、腹膜炎、低钾血症、胃肠动力低下等。如持续听诊3~5分钟仍未听到肠鸣音，称肠鸣音消失，主要见于急性腹膜炎、麻痹性肠梗阻或腹部大手术后。

2. 振水音

在胃内有多量液体及气体存留时可出现振水音（succussion splash）。检查时患者取仰卧位，护士将听诊器体件放于左上腹部，或以一耳凑近上腹部，同时以冲击触诊法振动胃部，即可听到气、液撞击的声音。正常人在餐后或饮进多量液体时可有上腹部振水音。但若在清晨空腹或餐后6~8小时以上仍有振水音，则提示幽门梗阻或胃扩张。

3. 血管杂音

正常腹部无血管杂音。中腹部闻及收缩期喷射性杂音，见于主动脉瘤或腹主动脉狭窄。上腹部闻及收缩期喷射性杂音可见于肾动脉狭窄。

（三）叩诊

腹部叩诊主要用于检查某些脏器的大小和叩击痛，腹腔内有无积气、积液和肿块等。可使用直接叩诊法和间接叩诊法，一般多采用间接叩诊法。叩诊可从左下腹开始逆时针方向至右下腹部，再至脐部。

1. 腹部叩诊音

正常情况下，腹部叩诊大部分区域均为鼓音，仅在肝、脾所在部位，充盈的膀胱和增大的子宫部位，以及两侧腹部近腰肌处叩诊为浊音。当肝、脾或其他脏器极度肿大，腹腔内肿瘤或大量腹腔积液时，在病变部位叩诊呈浊音或实音。当胃肠高度胀气和胃肠穿孔致气腹时，鼓音范围明显增大。

2. 移动性浊音

腹腔内游离腹腔积液若超过1000 mL，患者在直立位时，液体多潴留于腹腔的低处，故在此处叩诊呈浊音。患者仰卧位时，两侧腹部叩诊呈浊音，中腹部叩诊呈鼓音。检查者自腹中部脐水平面开始向患者左侧叩诊，发现浊音时，板指（左手中指）固定不动，嘱患者右侧卧，再度叩诊，呈鼓音，表明浊音移动。同样方法向右侧叩诊，也出现浊音移动的现象。这种因体位不同而出现腹部浊音区变动的现象，称移动性浊音（shifting dullness）。

3. 肝脏叩诊

（1）肝浊音界：叩诊肝上界时，患者平卧，平静呼吸，沿右锁骨中线、右腋中线和右肩胛线，由肺区向下叩向腹部，当由清音转为浊音时，即为肝上界，又称肝相对浊音界。因肝下界与胃、结肠等重叠，很难叩准，故多用触诊确定。

匀称体型者的正常肝脏在右锁骨中线上，其上界在第5肋间，下界位于右季肋区下缘。两者之间的距离为肝脏上下径，为9～11 cm；在右腋中线上，其上界为第7肋间，下界在第10肋骨水平；在右肩胛线上，其上界为第10肋间。矮胖体型者肝脏上下界均可高一个肋间，瘦长体型者则可低一个肋间。

肝浊音界扩大见于肝癌、肝脓肿、肝炎、肝瘀血和多囊肝等。肝浊音界缩小见于急性重型肝炎、肝硬化和胃肠胀气等。肝浊音界消失代之以鼓音者，可见于急性胃肠道穿孔，也可见于腹部大手术后数日内及人工气腹等。肝浊音界向上移位见于右肺纤维化、右下肺不张、气腹及鼓肠等。肝浊音界向下移位见于肺气肿、右侧张力性气胸等。

（2）肝区叩击痛：左手掌平放于患者的肝区所在部位，右手握拳，以轻至中等力量叩击左手手背。正常人肝区无叩击痛。肝区叩击痛阳性者见于肝炎、肝脓肿、肝淤血、肝癌等。

4. 膀胱叩诊

在膀胱触诊不满意时，可由叩诊判断膀胱的充盈程度。膀胱叩诊在耻骨联合上方进行，膀胱空虚时叩诊呈鼓音。膀胱充盈时，可在耻骨联合上方叩得圆形浊音区。排尿或导尿后，则浊音区转为鼓音，借此可与妊娠子宫或卵巢囊肿等形成的浊音区相鉴别。

5. 脊肋角叩诊

患者取坐位或侧卧位，护士用左手掌平放在患者的脊肋角处，右手握拳以轻至中等的力量向左手手背进行叩击。正常人脊肋角处无叩击痛，当有肾炎、肾盂肾炎、肾结石、肾结核及肾周围炎时，肾区可有不同程度的叩击痛。

6. 胆囊叩诊

临床上不能用叩诊检查胆囊的大小，仅能检查胆囊区有无叩击痛，胆囊区叩击痛阳性为胆囊炎的重要体征。

（四）触诊

触诊是腹部检查的主要方法。患者应排尿后取低枕仰卧位，两手自然置于身体两侧，两腿屈起稍分开，做张口缓慢腹式呼吸，护士手要温暖，剪短指甲，站立于患者右侧，面对被检查者，前臂应与腹部表面在同一水平，先以全手掌放于腹壁上部，使患者适应片刻，并感受腹肌紧张度，然后以轻柔动作按顺序触诊，一般自左下腹开始沿逆时针方向至右下腹，再至脐部，依次检查腹部各区。若已有病痛部位，则应由健处逐渐移向患处。触诊时应同时观察被检查者的反应与表情，并与被检查者交谈，以转移其注意力而减少腹肌紧张。

腹部触诊需应用到各种触诊手法。浅部触诊使腹壁压陷约 1 cm，用于检查腹壁的紧张度、表浅的压痛、肿块、搏动和腹壁上的肿物等。深部触诊使腹壁压陷至少 2 cm 以上，有时可达 4~5 cm，以了解腹腔内脏器情况，检查压痛、反跳痛和腹内肿物等。滑动触诊在被触及脏器或肿块上做上下、左右的滑动触摸，以探知脏器或肿块的形态和大小。双手触诊常用于肝、脾、肾和腹腔内肿块的检查。腹部触诊的主要内容如下：

1. 腹壁紧张度

正常人腹壁有一定张力，但触之柔软，较易压陷，称腹壁柔软。有某些病理情况下可使全腹或局部腹肌紧张度增加或减弱。

（1）腹壁紧张度增加：急性胃肠穿孔或脏器破裂所致急性弥漫性腹膜炎，腹膜受刺激而引起腹肌痉挛、腹壁明显紧张，触之硬如木板，称板状腹（board-like rigidity）；结核性腹膜炎、癌性腹膜炎或其他慢性病变，由于炎症刺激缓慢，导致腹膜增厚，并与肠管、肠系膜粘连，触诊时腹壁柔韧而具抵抗力，不易压陷，称揉面感（dough kneading sensation）。

局限性腹壁紧张多由局部脏器炎症波及腹膜所致，如急性胆囊炎可致右上腹肌紧张，急性阑尾炎可致右下腹肌紧张。年老体弱、腹肌发育不良、大量腹腔积液或过度肥胖者，虽有腹膜炎症，但腹肌紧张可不明显。

（2）腹壁紧张度减弱：多由腹肌张力减低或消失所致，表现为按压时腹壁松弛，无弹性，可见于慢性消耗性疾病、大量放腹腔积液后、严重脱水、经产妇或年老体弱者。

2. 压痛和反跳痛

正常腹部触压时无疼痛，重按时仅有一种压迫感。压痛（tenderness）可因腹壁或腹腔内病变引起，常见于腹部炎症、肿瘤、脏器淤血、破裂、扭转等。有压痛时，可抓捏腹壁或嘱患者仰卧抬头抬肩，若病变来自腹壁，则压痛依旧或加剧；若病变来自腹腔内，则压痛明显减轻或消失。压痛部位常为病变所在的部位，某些位置较固定的压痛点常反映特定的疾病，如位于右锁骨中线与肋缘交界处的胆囊点压痛为胆囊病变的标志，位于脐与右髂前上棘连线中、外 1/3 交界处的麦氏（McBurney）点压痛为阑尾病变的标志。在触诊压痛处稍停片刻，使压痛感觉趋于稳定，然后将手指迅速抬起，若患者感觉疼痛骤然加剧，并伴有痛苦表情或呻吟，称为反跳痛（rebound tenderness）。反跳痛为壁腹膜受到炎症累及所致，见于腹膜炎。腹膜炎患者常有腹肌紧张、压痛与反跳痛，称腹膜刺激征（peritoneal irritation sign），亦称腹膜炎三联征。

3. 肝脏触诊

通过肝脏触诊可了解肝下缘的位置、肝脏的质地、表面及边缘情况、有无压痛等。触诊时，患者取屈膝仰卧位，使腹壁放松，并做较深腹式呼吸动作以使肝脏在膈下上下移动。检查者立于被检查者右侧，用单手或双手深部滑行触诊（图4-32）。

（1）单手触诊法：检查时护士将右手四指并拢，掌指关节伸直，与肋缘大致平行地放在右上腹部（或脐右侧）估计肝下缘的下方，随患者呼气时手指压向腹壁深部，吸气时手指缓慢抬起朝肋缘向上迎触下移的肝缘，如此反复进行，手指逐渐向肋缘移动，直到触到肝缘或肋缘为止。需在右锁骨中线及前正中线上分别触诊肝缘并测量肝缘至肋缘及剑突根部的距离，并以厘米（cm）表示。

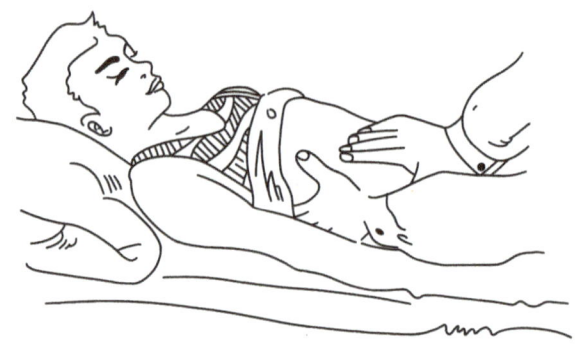

图4-32　肝脏触诊示意图

（2）双手触诊法：护士右手位置同单手法，而用左手托住患者右腰部，拇指张开置于肋部，向上推，限制右侧胸廓扩张，以增加膈肌下移的幅度，这样吸气时下移的肝脏就更易碰到右手指，可以提高触诊的效果。

（3）肝触诊内容：①大小。正常人在右锁骨中线上不能触及肝下缘，少数瘦长体型可触及，但应在1 cm以内。剑突下可触及肝下缘，多在3 cm以内，不超过剑突根部至脐距离的中、上1/3交界处。肝下缘超过上述标准，如肝上界正常或升高，提示肝大。弥漫性肝大见于肝炎、肝淤血、脂肪肝等。局限性肝大，局部隆起，见于肝脓肿、肝肿瘤及肝囊肿等。②质地。肝质地分为质软、质韧和质硬三级。质软者如触口唇，见于正常肝；质韧者如触鼻尖，见于急性肝炎、脂肪肝、慢性肝炎、肝淤血；质硬者触之如前额，见于肝硬化和肝癌。③表面及边缘。正常肝脏边缘整齐且厚薄一致、表面光滑。肝边缘圆钝常见于脂肪肝或肝淤血。肝边缘锐利，表面扪及细小结节，多见于肝硬化。肝边缘不规则，表面不光滑，呈不均匀的结节状，见于肝癌、多囊肝和肝包虫病。肝表面呈大块状隆起者，见于巨块型肝癌或肝脓肿。④压痛。肝包膜有炎症反应或受到牵拉可致肝区压痛，见于肝炎或肝淤血。

常见肝脏疾病触诊特征：①急性肝炎。轻度肝大，表面光滑，边缘钝，质稍韧。

②肝淤血。明显肝大，表面光滑，边缘圆钝，质韧，有压痛。当右心功能不全引起肝脏淤血肿大时，按压肿大肝脏可使颈静脉怒张更加明显，称肝颈静脉回流征阳性。③肝硬化。早期肝大，晚期缩小，质较硬，表面不光滑，边缘锐而不整齐，无压痛。④肝癌。肝大，表面高低不平，有大小不等的结节或巨块，边缘不整，有不同程度的压痛。⑤肝脓肿。触诊有囊性感，压痛明显。

4. 脾脏触诊

脾脏位于左季肋区，左侧腋中线第9～11肋，前缘不超过腋前线，一般不能触及。内脏下垂、胸腔积液等可致膈肌下降，脾脏随之向下移位，深吸气时可在左肋缘下触及脾脏边缘。触到脾脏后除注意大小外，还要注意它的质地、边缘和表面情况，有无压痛及摩擦感。

（1）触诊方法：脾脏明显肿大而位置又较表浅时，用右手单手稍用力触诊即可查到。如果肿大的脾脏位置较深，应用双手触诊法进行检查，患者仰卧，两腿稍屈曲，护士左手绕过患者腹前方，手掌置于其左胸下部第9～11肋处，将脾脏从后向前托起，如同触诊肝脏一样，迎触脾尖，直至触到脾缘或左肋缘为止（图4-33）。在脾脏轻度肿大而仰卧位不易触到时，可嘱患者取右侧卧位，左下肢屈曲，右下肢伸直，护士进行双手触诊较易触及。

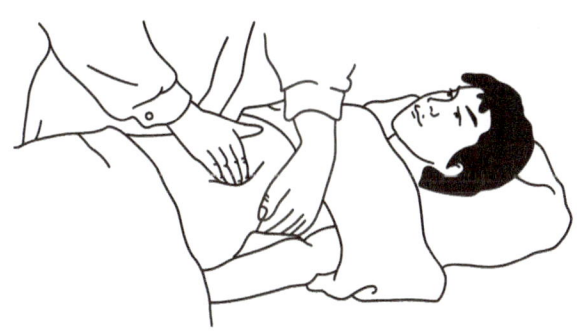

图4-33　脾脏双手触诊示意图

（2）脾大分度及临床意义：①深吸气时，脾在肋缘下触及但不超过3 cm者为轻度脾大，见于肝炎、伤寒、粟粒型结核、急性疟疾、感染性心内膜炎及败血症等，质地一般较柔软。②脾下缘超过肋下3 cm，但在脐水平线以上者为中度脾大，常见于肝硬化、疟疾后遗症、慢性淋巴细胞性白血病、慢性溶血性黄疸、淋巴瘤、系统性红斑狼疮等，质地一般较硬。③脾下缘超过脐水平线或向右超过前正中线者为高度脾大。表面光滑者可见于慢性粒细胞性白血病、疟疾等，表面不光滑而有结节者见于淋巴瘤和恶性组织细胞病等。

（3）脾脏压痛见于脾脓肿、脾周围炎和脾梗死等。

5. 胆囊触诊

正常情况下，胆囊隐藏于肝下面的胆囊窝内，不能被触及，肿大时可超过肝缘及肋缘，此时可在右肋缘下、腹直肌外缘处触到。胆囊有炎症时，有时触诊不能查到胆囊，但可探测胆囊触痛。方法为护士将左手掌平放在患者的右肋缘，拇指指腹以中等度压力置于右肋缘与腹直肌外缘交界（胆囊压痛点）处，然后嘱患者缓慢深吸气，正常无痛感，在吸气过程中，有炎症的胆囊下移碰到检查者用力按压的拇指，即可引起疼痛或因剧烈疼痛而突然屏气，称为墨菲征（Murphy sign）阳性。常见于急性胆囊炎或慢性胆囊炎急性发作。

6. 膀胱触诊

膀胱触诊多采用单手滑动触诊法。患者仰卧，双下肢屈曲，护士以左手自脐开始向耻骨联合方向触摸。正常膀胱空虚时隐于盆腔内，不易触及，只有在膀胱充盈增大时可在下腹中部触及，呈扁圆形或圆形，有囊性感，按压有尿意，多由尿液潴留所致。可见于前列腺肥大、截瘫、昏迷等。通过排尿或导尿膀胱即缩小或消失，可以此与妊娠子宫、卵巢囊肿及直肠肿物等鉴别。

7. 腹部肿块

在腹部触及肿块时应注意肿块与腹壁和皮肤的关系，肿块的部位、大小、形状、轮廓、边缘和表面情况、质地、移动度及有无压痛、搏动等。肿块一般来源于该部位的脏器，如上腹中部触到肿块常为胃或胰腺的肿瘤、囊肿或胃内结石。右肋下肿块常与肝和胆有关。两侧腹部的肿块常为结肠的肿瘤。

（程凤舞）

任务七　肛门、直肠和男性生殖器检查

肛门、直肠和生殖器检查是全身检查不可缺少的一部分。但是，目前临床上除病情特殊需要或某些专科外，护士对一般患者进行健康评估时常不做此项检查，因此本节仅对肛门、直肠和男性生殖器的检查方法及内容做简要介绍。

一、肛门与直肠

肛门与直肠的检查以视诊和触诊为主，必要时辅以内镜检查。

（一）检查前准备

（1）环境准备：应隐蔽（病房内应有屏风或在专门的诊室进行）、光线适宜。

（2）患者准备：①心理准备，事先应向患者说明肛门、直肠和生殖器检查的目的、方法、重要性及配合注意事项；②嘱患者排空大小便。

（3）医护人员准备：仪表、举止应端庄、稳重，尊重患者隐私，男医护人员为女患者检查时应有女医护人员陪同。

（4）用物准备：消毒指套或手套、润滑油、玻片、细菌培养器皿等。

（二）体位

根据病情需要采取不同的体位。

1. 肘膝位

嘱患者两肘关节屈曲置于床上，胸部尽量接近床面，两膝关节屈曲成直角跪在床上，臀部抬高。此体位最常用，多用于检查前列腺、精囊、直肠疾病及乙状结肠镜检查（图4-34）。

2. 左侧卧位

患者向左侧卧于床上，左腿伸直，右腿向腹部屈曲。此体位适用于病重、年老体弱者或女患者（图4-34）。

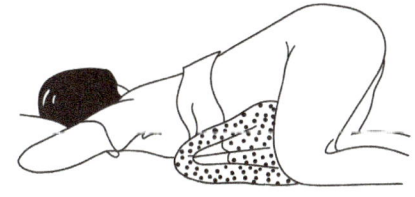 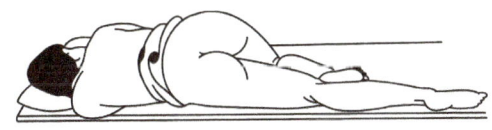

a. 肘膝位　　　　　　　　　　　　b. 左侧卧位

图4-34　肛门、直肠检查时的常用体位

3. 仰卧位或截石位

患者仰卧，臀部垫高，两腿屈曲抬高并外展。此体位适用于病重体弱患者或膀胱直肠窝检查及直肠双合诊。

检查结果的记录方法：应按时针方向记录，如肘膝位时肛门后正中线为12点钟位，前正中线为6点钟位，而仰卧位时正好相反（图4-35）。

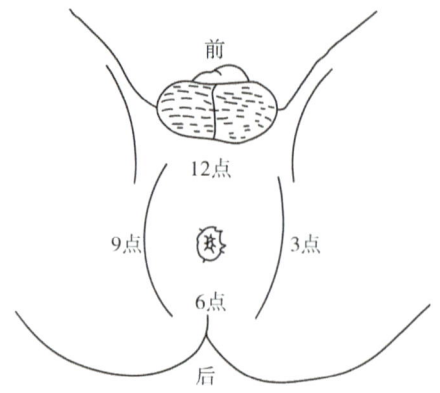

图 4-35　仰卧位时针方向记录方法示意图

（三）检查方法

1. 视诊

正常人肛门颜色较深，皱褶呈放射状。用手分开患者臀部，观察肛门及其周围皮肤及皱褶，有无肛裂（齿状线以下深达皮肤全层的纵行及菱形裂口或感染性溃疡，疼痛明显）、脓血、痔（直肠下部黏膜下或肛管边缘的皮下静脉丛扩大或曲张所致的静脉团，图4-36）、瘘管口或脓肿等。

2. 触诊

触诊又称肛门指诊或直肠指诊。以右手食指戴指套或手套，涂以适量润滑油，先在肛门外轻轻按摩，再将食指缓慢插入肛门、直肠内（图4-37），触摸其内壁，有无压痛和黏膜是否光滑，有无肿块及搏动感。剧烈触痛见于肛裂和感染；触及波动感，见于肛门、直肠周围脓肿；触及柔软、光滑而有弹性的包块，见于直肠息肉；触及坚硬的包块，见于直肠癌；指套上带有黏液、脓液或血液，提示有炎症、组织破坏，必要时留作涂片检查或细菌培养。

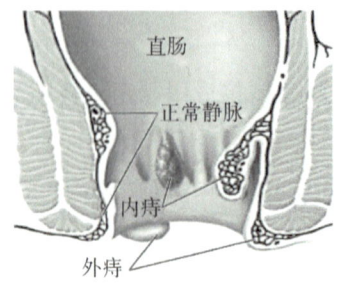
a. 痔示意图

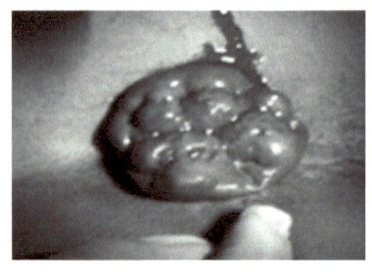
b. 内痔

图 4-36　痔示意图及内痔

图 4-37 肛门指诊示意图

二、男性生殖器

男性生殖器包括外生殖器（阴茎、阴囊）及内生殖器（前列腺、精索）。检查时充分暴露下身，双下肢外展，先检查外生殖器，再检查内生殖器。

1. 阴茎

正常成年男性长 7~10 cm，过小可见于垂体功能或性腺功能减退。成人阴茎松弛时包皮不应掩盖尿道口，上翻可露出阴茎头。包皮上翻不能露出阴茎头称包茎（图4-38），包皮长过阴茎头但上翻后能露出尿道口和阴茎头称包皮过长。正常阴茎头表面光滑红润、质地柔软。阴茎头如有硬结并伴暗红色溃疡、易出血者应疑为阴茎癌；阴茎颈部有单个椭圆形硬质溃疡称为下疳，见于梅毒。尿道口黏膜红润、清洁，无分泌物，如发红附有分泌物并沿尿道有压痛者，见于尿道炎。

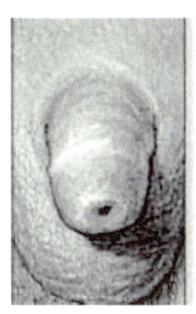 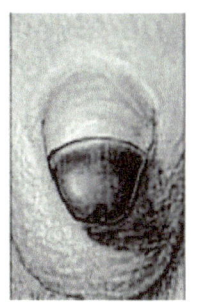

图 4-38 包茎（术前及术后）

2. 阴囊

患者取立位或坐位，观察阴囊皮肤颜色，有无水肿、增厚、静脉曲张、阴囊增大。

两手拇指置于阴囊前面，其余四指放在阴囊后面，双手同时触诊睾丸、附睾及精索，正常时光滑柔韧。睾丸质地有结节感考虑睾丸肿瘤；附睾位于睾丸后外侧，若呈结节状并伴输精管增粗呈串珠状，见于附睾结核；精索有蚯蚓团样感时为精索静脉曲张，局部皮肤红、肿、压痛见于精索急性炎症。阴囊水肿多为局部炎症；阴囊肿大，触有囊样感，有时可推回腹腔，腹压增高时又可降入阴囊，为阴囊疝（即腹股沟斜疝，由肠管或肠系膜等腹腔内容物经腹股沟管下降至阴囊内而形成）。阴囊肿大触之有水囊样感时，可进行阴囊透光试验：用不透明纸片卷成圆筒，一端置于阴囊的肿大部位，在其对侧以手电紧贴皮肤照射，从纸筒另一端观察，若透光，为透光试验阳性，提示为鞘膜腔积液，不透光则为阴囊疝或睾丸肿瘤。

3. 内生殖器

前列腺和精囊检查可在肛门指诊时向腹侧面触诊，正常前列腺质韧有弹性，叶间可触及正中沟。前列腺肥大时正中沟消失，如表面光滑、质韧、无压痛，为老年良性前列腺肥大；肥大伴有压痛见于急性前列腺炎，必要时留取前列腺液化验；肿大前列腺质地硬，多考虑前列腺癌。

（周　珍）

任务八　脊柱与四肢检查

一、脊柱

（一）脊柱弯曲度

1. 检查方法

患者取坐位或直立位，双臂自然下垂，以手指沿脊柱棘突以适当压力自上而下划，使皮肤呈一红色充血线，观察有无侧弯；患者站立，从侧面观察4个生理弯曲，即颈段前凸、胸段后凸、腰段前凸、骶段后凸，并注意有无病理性弯曲（图4-39）。

2. 临床意义

脊柱后凸（驼背）见于佝偻病、脊柱结核、强直性脊柱炎、脊柱退行性变等。脊柱前凸多发生在腰椎部位，见于大量腹腔积液、腹腔巨大肿瘤、髋关节结核、先天性髋关节脱位等。脊柱侧凸分为姿势性侧凸和器质性侧凸，前者见于儿童发育期坐姿不良、椎间盘脱出症、脊髓灰质炎后遗症等，平卧时侧凸可消失；后者见于佝偻病、脊柱损伤、慢性胸膜肥厚粘连等，改变体位不能纠正。

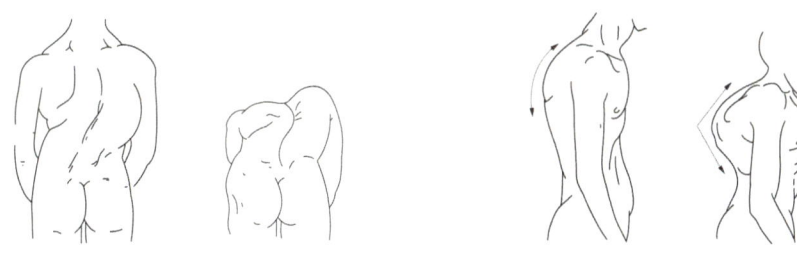

a. 脊柱侧弯　　　　　　　　　　b. 脊柱后凸

图4-39　脊柱病理性弯曲

（二）脊柱活动度

1. 检查方法

让患者做前屈、后伸、侧弯、旋转等动作，观察其活动情况。正常人颈部活动度最大，腰段次之，胸段较小，骶段几乎不活动。

2. 临床意义

脊柱活动度障碍见于软组织损伤、脊柱脱位、椎间盘脱出、脊柱骨折、骨质增生与破坏、脊柱结核等。已知有脊柱骨折或脱位时应避免脊柱活动，以防损伤脊髓。

（三）脊柱压痛与叩击痛

1. 压痛

患者取端坐位，身体稍前倾。护士以右手拇指自上而下逐个按压脊椎棘突及椎旁肌肉，观察有无疼痛。

2. 叩击痛

直接叩击，用叩诊锤或手指直接叩击各脊椎棘突，观察有无疼痛；间接叩击，左手置于患者头上，右手半握拳以小鱼际部叩左手背。如有病变，相应部位有疼痛，称为传导痛，见于脊柱结核、脊柱骨折及椎间盘突出等。

二、四肢

（一）常见形态异常

1. 杵状指（acropachy）

指手指或足趾末端增生、肥厚，呈杵状膨大，指甲从根部到末端呈弧形隆起（图4-40）。可能与肢端慢性缺氧、代谢障碍、中毒性损害有关。常见于支气管肺癌、支气管扩张、慢性肺脓肿、发绀型先天性心脏病、感染性心内膜炎等。

2. 匙状指（反甲，koilonychia）

指甲中部凹陷，边缘翘起，指甲变薄，表面有条纹呈匙状（图4-40）。常见于缺铁性贫血。

3. 指关节变形

①梭形指：指关节呈梭形畸形，活动受限，重者手指及腕部向尺侧偏移，多为双侧性，见于类风湿关节炎。②爪形手：手掌的骨间肌和小鱼际肌明显萎缩，手指呈鸟爪样，见于尺神经损伤、进行性肌萎缩等。

4. 足内、外翻畸形

足呈固定内翻、内收位，或外翻、外展位，见于脊髓灰质炎后遗症、先天性畸形等（图4-41）。

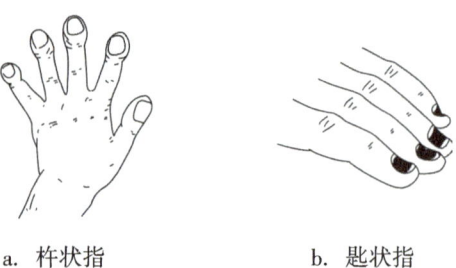

a. 杵状指　　　　b. 匙状指

图4-40　常见异常手指（趾）

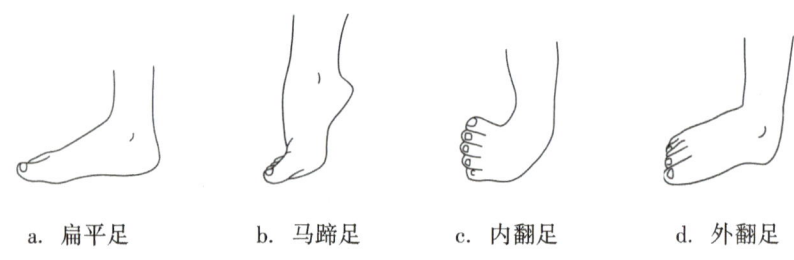

a. 扁平足　　　b. 马蹄足　　　c. 内翻足　　　d. 外翻足

图4-41　常见的足畸形

5. 膝内、外翻畸形

正常人两脚并拢直立时，双膝和双踝均能靠拢。如双踝靠拢时两膝却向外分离，称膝内翻或"O"形腿畸形；两膝靠拢时双踝分离称膝外翻或"X"形腿。两者均见于佝偻病（图4-42）。

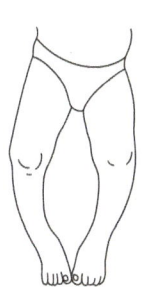 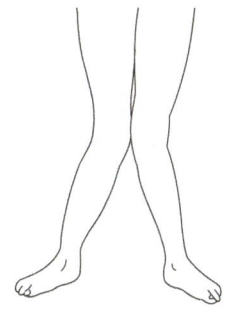

a. "O"形腿　　　　　b. "X"形腿

图4-42　膝关节畸形

（二）运动障碍

嘱患者做四肢主动或被动运动，观察各关节的活动度。运动障碍主要见于瘫痪、骨折、关节脱位、肌腱或软组织损伤。

1. 神经肌肉组织损害

表现为不同程度的随意运动障碍，可通过对四肢的屈、伸、内收、外展、旋转及抵抗力的检查来判断。

2. 关节的损害

关节运动受限、主动或被动运动功能障碍。

（周　珍）

任务九　神经系统检查

神经系统检查应包括精神状态、脑神经、运动、感觉、反射等项目，精神状态又包括意识（参见项目二任务十及本项目任务一）、记忆、思维、情感、智能、言语（参见项目五），本任务主要介绍运动功能、感觉功能、神经反射检查。

一、运动功能

运动功能的检查是神经系统检查的重点。运动可分为随意运动和不随意运动两种。随意运动由锥体束管理，受大脑皮层运动区支配；不随意运动由锥体外系和小脑共同支配。

（一）随意运动与肌力

1. 随意运动

随意运动是指在意识支配下的动作。随意运动的功能减弱或丧失称为瘫痪（paralysis）。瘫痪可有三种分类方法：

（1）根据瘫痪程度不同可分为完全性瘫痪和不完全性瘫痪。

（2）根据瘫痪的表现形式不同可分为四种。

1）单瘫：为单一肢体瘫痪，见于大脑皮质运动区或脊髓前角的局限性损害。

2）偏瘫：为一侧肢体瘫痪，伴有同侧中枢性面瘫及舌瘫，见于对侧大脑半球运动区或内囊部的损害，如急性脑血管病或脑肿瘤等。

3）截瘫：为双下肢瘫痪，见于脊髓横贯性损害，如脊髓外伤、炎症、结核等。

4）交叉性瘫痪：为一侧周围性脑神经损害及对侧肢体的中枢性瘫痪。

（3）根据病变部位不同将瘫痪分为上运动神经元性瘫痪（中枢性瘫痪，硬瘫）和下运动神经元性瘫痪（周围性瘫痪，软瘫）。两者的主要区别见表4-9。

表4-9 中枢性瘫痪与周围性瘫痪的鉴别

鉴别点	中枢性瘫痪	周围性瘫痪
肌张力	增强	减弱或消失
肌萎缩	无	有
腱反射	增强或亢进	减弱或消失
病理反射	有	无
瘫痪肌群	一个以上肢体受累	个别或几个肌群受累
病变部位	脑，脊髓	周围神经

2. 肌力

肌力指肌肉随意运动时的最大收缩力。检查时让患者做肢体伸屈运动，护士从相反的方向施加阻力，测试患者对阻力的克服力量，注意两侧肢体对比，两侧力量明显不等时有重要意义。

肌力通常分为6级：

0级——完全瘫痪，无肌肉收缩。

1级——可见肌肉收缩，但肢体不能运动。

2级——肢体能在床面上水平移动，但不能抬离床面。

3级——肢体能抬离床面，但不能对抗阻力。

4级——能做对抗阻力运动，但较正常差。

5级——正常肌力。

(二) 肌张力

肌张力（muscle tone）是指静息状态下的肌肉紧张度。检查时根据触摸患者肌肉的硬度及被动伸屈其肢体时感受其阻力来判断。肌张力异常可表现有：

1. 肌张力增强

触诊时可感受到肌肉坚实，肢体做被动运动时阻力增加，见于锥体束及锥体外系损害。锥体系损害时肌张力呈痉挛性增高，称为"折刀式"肌张力增高。锥体外系病损时可表现为"铅管状"肌张力增高。

2. 肌张力减弱

肌肉松软，肢体被动运动时阻力减低，关节运动范围扩大，见于周围神经病变等。

(三) 不随意运动

不随意运动又称不自主运动，是骨骼肌不自主收缩所产生的一些无目的的异常动作，多为锥体外系损害所致。常见表现如下：

1. 震颤（tremor）

指两组拮抗肌交替收缩所引起的不自主动作。按其表现特点分类有：①静止性震颤。静止时震颤明显，做意向性运动时可减轻，睡眠时消失，表现为手指的"搓丸"样动作，常伴有肌张力增高，见于帕金森病。②意向性震颤。在随意运动时发生震颤，动作终末时明显，静止时消失，可伴有肌张力减低，见于小脑疾病。③其他。患者闭目平伸双臂时，出现双手细微震颤，见于甲状腺功能亢进症；患者双臂向前平举时出现两手快落慢抬的动作如鸟扑翼样，称扑翼样震颤，见于肝性脑病。

2. 舞蹈样运动（choreic movement）

舞蹈样运动是面部肌肉及肢体的一种快速、不规则、无目的、不对称的运动，表现为做鬼脸，转颈，耸肩，手指间断性伸屈、摆手、伸臂等动作，精神紧张时加重，睡眠时减弱或消失，多见于儿童脑风湿性病变。

3. 手足搐搦

发作时手、足肌肉呈紧张性痉挛，上肢表现为腕关节和掌指关节屈曲，手指伸展，拇指内收靠近掌心并与小指相对，下肢表现为踝关节和趾关节屈曲，见于低钙血症、高热或碱中毒。

(四) 共济运动

共济运动是指一组肌群在小脑、前庭神经、视神经、深感觉及锥体外系的共同调节下完成协调一致的动作。当上述结构发生病变，协调动作即会出现障碍，称为共济失调（ataxia）。常用的检查方法有：

1. 指鼻试验

让患者手臂伸直外展，用食指触碰自己的鼻尖，先慢后快，重复数次，先睁眼后闭眼。正常人动作准确。小脑半球病变时指鼻不准并伴有震颤；如睁眼时指鼻准确，闭眼时出现障碍则为感觉性共济失调。

2. 跟-膝-胫试验

让患者仰卧，抬起一侧下肢，将足跟置于另一下肢膝盖下端，沿胫骨前缘自上往下滑行到足背。正常人能准确完成动作。小脑损害时，动作不稳。如睁眼时动作稳，闭眼时该动作障碍，提示有感觉性共济失调。

3. 轮替动作

嘱患者伸直手掌，以前臂做快速的旋前旋后动作，共济失调患者动作缓慢、不协调，提示有小脑半球病变。

4. 闭目难立征（Romberg sign）

让患者双脚并拢直立，双手向前平伸，观察其在睁眼和闭眼时是否能够保持直立姿势。如出现身体摇晃或倾斜为阳性，仅在闭眼时不稳提示感觉性共济失调，闭眼、睁眼均站立不稳提示小脑病变。

二、感觉功能

检查感觉功能时，必须在患者意识清晰、精神状态正常时进行。检查前应向患者说明检查的目的和方法，以取得合作。检查时嘱患者闭目，以避免主观暗示作用。注意左右两侧及远近端的比较。检查时一般应由感觉障碍区将刺激物移向正常区，但如有感觉过敏则可由正常区移向感觉障碍区。

（一）浅感觉

浅感觉包括皮肤及黏膜的痛觉、触觉和温度觉。

1. 痛觉

用大头针的针尖均匀地轻刺患者皮肤，询问其各处的感觉是否相同，注意两侧对比。检查后记录感觉障碍的性质和范围。

感觉障碍的性质包括如下几方面：

（1）感觉减退：指对感觉的敏感度低于正常。

（2）感觉过度：刺激必须达到很强的程度方有感觉，有刺激后需经一段时间的潜伏期才能感到强烈的、定位不明确的不适感。

（3）感觉过敏：指患者可对轻微刺激引起强烈的感觉。

(4)感觉异常：指无刺激的情况下出现的蚁走感、麻木感和针刺感等。

(5)感觉缺失：指患者在意识清楚的情况下，对刺激不能感知。痛觉缺失常见于脊髓丘脑侧束受损。

(6)感觉分离：指在同一区域内，某种感觉存在而其他感觉缺失。如脊髓空洞症时，触觉存在，而痛觉、温度觉缺失。

2. 触觉

用棉签轻触患者的皮肤或黏膜，让其说出感受，正常人对轻触敏感。触觉障碍见于脊髓后索病损。

3. 温度觉

分别用盛有热水（40~50℃）和冷水（5~10℃）的试管接触患者的皮肤，让其说出自身的感觉。温度觉障碍见于脊髓丘脑侧束损伤。

对有浅感觉障碍的患者护理时应特别注意防止外伤及烫伤。

(二)深感觉

深感觉是肌肉、肌腱、骨骼和关节等深部组织的本体感觉，包括关节觉和振动觉。

1. 关节觉

关节觉包括运动觉和位置觉。检查时嘱患者闭眼，护士轻持患者的手指或足趾两侧做被动伸屈动作，让患者说出哪个指（趾）在动并判断移动方向。也可将患者肢体放置于某种位置上，让其回答自己肢体所处的位置。关节觉障碍见于脊髓后索病变。

2. 振动觉

用震动着的音叉（128 Hz）柄置于患者内踝、外踝、桡尺骨茎突、髂嵴等骨隆起处，询问有无震动感及持续时间，注意两侧对比。振动觉障碍见于后索病变。

(三)复合感觉

复合感觉包括皮肤定位觉、两点辨别觉、实体觉和体表图形觉，是大脑综合、分析、判断的结果，故也称皮质感觉。

1. 皮肤定位觉

检查触觉定位能力。嘱患者闭眼，检查者以手指轻触患者皮肤某处，让其用手指出或说出被触的部位。皮肤定位觉障碍见于皮质病变。

2. 两点辨别觉

嘱患者闭眼，检查者用分开的两脚规接触患者的皮肤，如患者感觉是两点，则逐渐缩小两脚的间距，直到患者感觉为一点时，测其实际间距，注意两侧比较。身体各部位两点辨别觉灵敏度不同，四肢近端和躯干最差，鼻尖、舌尖和手指最敏感。两点辨别觉障碍见于额叶病变。

3. 实体觉

嘱患者闭眼，将患者熟悉的物体如牙刷、钥匙、硬币等置于其手中，让患者说出物体的名称。此功能障碍见于皮质病变。

4. 体表图形觉

嘱患者闭眼，在其皮肤上画出简单图形（如正方形、圆形、三角形等）或写出简单的字（一、二、三等），让其辨别并回答。体表图形觉如有障碍提示丘脑水平以上的病变。

三、神经反射

神经反射（nerve reflex）是神经系统活动的基本形式。反射弧包括感受器、传入神经、中枢神经、传出神经、效应器五个部分，其中任何一个环节有病变均可导致反射异常，主要表现为反射减弱或消失；整个神经反射受高级神经中枢的控制，当锥体束及以上运动神经元发生病变时，反射失去高级神经中枢的控制而出现反射亢进。根据刺激的部位不同，神经反射分为浅反射和深反射两大类。

（一）浅反射

浅反射为刺激皮肤或黏膜引起的反射。

1. 角膜反射（corneal reflex）

检查时让患者眼睛向内上方注视，用细棉絮轻触角膜外缘，受刺激侧迅速闭眼，称为直接角膜反射；如刺激一侧角膜，对侧也出现眼睑闭合，称为间接角膜反射。直接角膜反射消失，间接角膜反射存在，见于患侧面神经病变；直接与间接角膜反射均消失见于患侧的三叉神经病变。深昏迷的患者角膜反射完全消失。

2. 腹壁反射（abdominal reflex）

患者仰卧双下肢稍屈曲，使腹壁放松，检查者用钝头竹签分别于上、中、下（相当于肋缘下、脐部、腹股沟处）腹部由外向内轻划腹壁皮肤（图4-43）。正常可见受刺激部位腹肌收缩。上腹壁反射消失见于胸髓7~8节病损，中腹壁反射消失见于胸髓9~10节病损，下腹壁反射消失见于胸髓11~12节病损；一侧腹壁反射消失见于同侧锥体束损害；双侧腹壁反射消失见于昏迷和急性腹膜炎患者。此外，年老、体胖和经产妇也可出现腹壁反射减弱或消失。

3. 提睾反射（cremasteric reflex）

患者仰卧，检查者用钝竹签由下向上轻划患者股内侧皮肤（图4-43）。正常时同侧睾丸上提。一侧反射减弱或消失见于锥体束病变或阴囊与睾丸等局部病变，双侧反射消失见于腰髓1~2节病损。

4. 跖反射（plantar reflex）

患者仰卧，双下肢伸直，检查者左手握持患者踝部，右手用钝头竹签自足跟沿足底外侧向前轻划，至小趾跖关节处转向趾侧，正常反应为足跖屈曲。反射消失为骶髓1~2节病损。

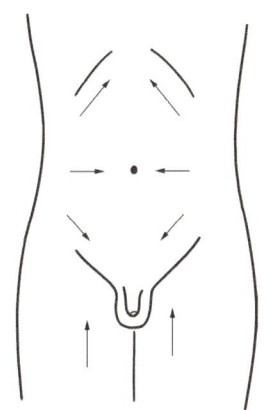

图4-43　腹壁反射和提睾反射检查

（二）深反射

深反射为刺激骨膜和肌腱引起的反射。

1. 肱二头肌反射（biceps reflex）

患者前臂屈曲，检查者将左手拇指置于患者肘部肱二头肌肌腱上，其余四指托住肘关节，右手持叩诊锤叩击左手拇指指甲，正常反应为肱二头肌收缩，前臂快速屈曲。反射中枢为颈髓5~6节（图4-44）。

2. 肱三头肌反射（triceps reflex）

患者外展上臂，半屈肘关节，前臂搭在检查者的左臂上，检查者用左手托起患者半屈的肘部，右手持叩诊锤直接叩击鹰嘴上方的肱三头肌肌腱，正常反应是肱三头肌收缩，前臂伸展。反射中枢为颈髓6~7节（图4-45）。

3. 桡骨骨膜反射

检查者用左手轻托患者腕部，右手持叩诊锤叩击桡骨茎突，正常反应为肱桡肌收缩，出现屈肘和前臂旋前动作。反射中枢在颈髓5~6节。

4. 膝反射（patellar reflex）

坐位检查时，患者小腿完全松弛下垂，膝关节屈曲；卧位检查时，护士以左手托起其膝关节，使之屈曲120°左右，足跟不离开床面。右手持叩诊锤叩击股四头肌肌腱，正常反应为小腿前伸。反射中枢在腰髓2~4节（图4-46）。

5. 跟腱反射（achilles tendon reflex）

患者仰卧位，稍屈曲髋、膝关节并使下肢外旋外展，检查者以左手托起患者足掌使其呈过伸位，右手持叩诊锤叩击跟腱。正常反应为腓肠肌收缩，足向跖面屈曲。反射中枢在骶髓1~2节（图4-47）。

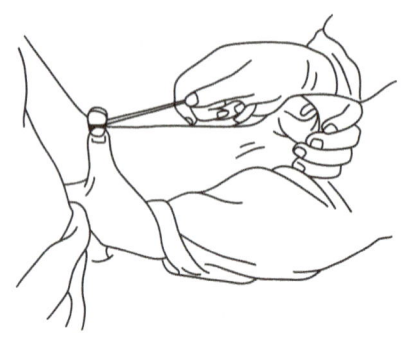
图4-44 肱二头肌反射检查

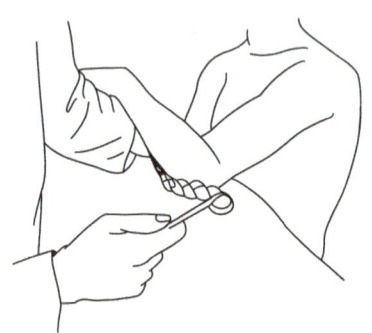
图4-45 肱三头肌反射检查

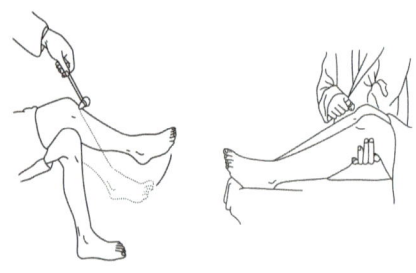
图4-46 膝反射检查

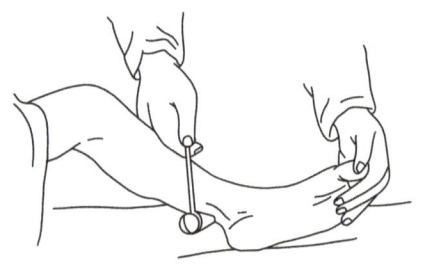
图4-47 跟腱反射检查

6. 霍夫曼征（Hoffmann sign）

检查者以左手托起患者的腕部，用右手食指与中指夹住患者中指并稍向上提，以拇指快速弹刮患者的中指指甲。如出现其余四指屈曲为阳性，该征过去被列为病理反射，实际是一种牵张反射，提示深反射亢进，在腱反射活跃的正常人也可出现。

深反射减弱或消失多为器质性病变使反射弧受损所致，如末梢神经炎、脊髓前角灰质炎等。深反射亢进多因锥体束受损，是上运动神经元瘫痪的重要体征。

（三）病理反射

病理反射是指锥体束病损时，大脑失去了对脑干和脊髓的抑制功能而出现的踝和趾背伸的异常反射。

1. 巴宾斯基征（Babinski sign）

患者仰卧，髋及膝关节伸直，检查者一手握住患者踝部，另一手用竹签由患者足底外侧由脚跟划向小拇指根部，再转向内侧（图4-48）。正常反应为足跖屈，即Babinski征阴性。阳性表现为拇指缓缓背伸,其他四趾呈扇形展开,见于锥体束损害。

2. 奥本海姆征(Oppenheim sign)

检查者用拇指及食指从患者膝下沿胫骨前缘向下滑压至踝部。阳性表现及临床意义同Babinski征。

3. 戈登征(Gordon sign)

检查者用右手拇指和其余四指以适当的力量挤压患者的腓肠肌。阳性表现和临床意义同Babinski征。

4. 查多克征(Chaddock sign)

检查者用竹签划患者外踝下方及足背外缘,阳性表现及临床意义同Babinski征。

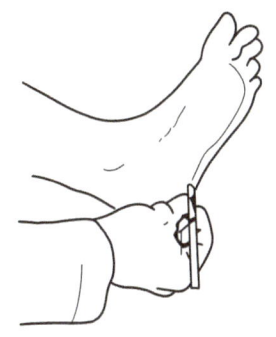

图4-48 巴宾斯基征检查

(四)脑膜刺激征

脑膜刺激征(meningeal irritation sign)为脑膜受激惹的表现,见于脑膜炎、蛛网膜下隙出血和颅内压增高等。

1. 颈项强直

患者去枕仰卧,双下肢伸直,检查者以右手置于患者胸前,左手托住患者枕部做屈颈动作,以测试颈肌抵抗力。如抵抗力增强则为颈项强直,在排除颈部肌肉及颈椎的病变后,即可认为有脑膜刺激征。

2. 凯尔尼格征(Kernig sign)

患者仰卧,一侧下肢髋、膝关节屈曲呈90°,检查者将患者小腿抬高以伸展膝部。正常人膝关节可被伸展至135°以上,如伸展受限并伴有疼痛与肌肉痉挛则为阳性(图4-49)。

3. 布鲁津斯基征(Brudzinski sign)

患者仰卧,双下肢自然伸直,检查者一手按于患者胸前,另一手托起患者枕部并使其头颈前屈,此时若出现双侧膝、髋关节屈曲则为阳性(图4-50)。

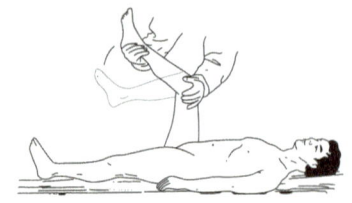
图4-49 凯尔尼格征检查

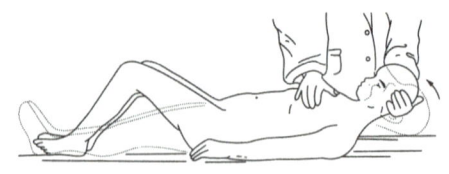
图4-50 布鲁津斯基检查

（周 珍）

思考与练习

【A型题】

1. 浊音可在（ ）叩出。

   A. 正常肺部　　　　　　B. 胃泡区　　　　　　C. 心、肝被肺覆盖部分

   D. 心、肝　　　　　　　E. 阻塞性肺气肿

2. "三凹征"见于（ ）。

   A. 气管异物　　　　　　B. 支气管哮喘　　　　C. 大量胸腔积液

   D. 阻塞性肺气肿　　　　E. 重症肺炎

3. 提示病情危急，常在临终前出现的呼吸改变是（ ）。

   A. 潮式呼吸　　　　　　B. 间停呼吸　　　　　C. 抑制性呼吸

   D. 库氏（Kussmaul）呼吸　E. 叹气样呼吸

4. 理想血压是（ ）。

   A. <120/80 mmHg　　　　B. <140/90 mmHg　　　C. <130/85 mmHg

   D. <90/60 mmHg　　　　 E. （130～139）/（85～89）mmHg

5. 下夜巡视时，发现傍晚平诊入院的患者正坐在床沿上，下肢下垂，两手扶持床边，其体位为（ ）。

   A. 自主体位　　　　　　B. 被动体位　　　　　C. 强迫体位

   D. 辗转体位　　　　　　E. 角弓反张位

6. 起步时必须抬高下肢才能行走，属于（ ）。

   A. 酒醉步态　　　　　　B. 蹒跚步态　　　　　C. 剪刀步态

   D. 慌张步态　　　　　　E. 跨阈步态

7. 混合性呼吸困难多见于（ ）。

   A. 喉头水肿　　　　　　B. 重症肺炎　　　　　C. 喉头异物

   D. 支气管哮喘　　　　　E. 阻塞性肺气肿

8. 成人正常脉率为（　　）。
A. 60～100次/分
B. 60～90次/分
C. 90～100次/分
D. 60～80次/分
E. 80～100次/分

9. 某男性患者，因急性脑出血入院两天，连续睡眠19小时，其间呼之能醒，可进行简单对话，过后很快又入睡，此时患者处于（　　）。
A. 昏迷状态
B. 昏睡状态
C. 意识模糊状态
D. 嗜睡状态
E. 清醒状态

10. 李某，男，44岁，车祸后1小时入院。其呼吸由浅慢逐渐加深加快，又由深快逐渐变为浅慢，继之暂停30秒再度出现前述状态，该患者的呼吸是（　　）。
A. 鼾声呼吸
B. 比奥呼吸
C. 呼吸困难
D. 间停呼吸
E. 潮式呼吸

11. 肺癌的淋巴转移常为（　　）。
A. 左锁骨上窝淋巴结群
B. 左颈部淋巴结群
C. 右颈部淋巴结群
D. 右锁骨上窝淋巴结群
E. 颏下淋巴结群

12. 皮疹和出血点的区别在于（　　）。
A. 颜色不同
B. 是否高出皮面
C. 有无局部压痛
D. 多发或孤立存在
E. 压之是否褪色

13. 皮肤出血点的特征是（　　）。
A. 稍高出皮面
B. 直径3～5 mm
C. 压之不褪色
D. 表面光亮
E. 周围有辐射小血管网

14. 发绀属于（　　）。
A. 毛细血管扩张充血
B. 红细胞数量增多
C. 红细胞数量减少
D. 血液中还原血红蛋白增多
E. 毛细血管血流加速

15. 脑积水常常出现（　　）。
A. 方颅
B. 尖颅
C. 巨颅
D. 塔颅
E. 长颅

16. 结膜苍白见于（　　）。
A. 沙眼
B. 黄疸
C. 高血压
D. 贫血
E. 结膜炎

17. Graefe征是指（　　）。
A. 上视时无额纹出现
B. 眼球下转时，上睑不能相应下垂
C. 瞬目减少
D. 上眼睑退缩，睑裂增宽
E. 目标由远处逐渐移近眼球时，两侧眼球不能适度内聚

18. 口唇疱疹见于（　　）。

A. 严重脱水　　　　　　B. 大叶性肺炎　　　　　C. 心肺功能不全

D. 核黄素缺乏　　　　　E. 面神经麻痹

19. 气管移向患侧见于（　　）。

A. 气胸　　　　　　　　B. 胸腔积液　　　　　　C. 单侧甲状腺肿大

D. 胸膜粘连　　　　　　E. 纵隔肿瘤

20. 正常瞳孔直径为（　　）。

A. 3～4 mm　　　　　　B. 0.5～1 mm　　　　　　C. 6.5～7 mm

D. 4.5～6 mm　　　　　E. 1.5～2 mm

21. 正常成年男性右锁骨中线第3肋间的叩诊音是（　　）。

A. 清音　　　　　　　　B. 实音　　　　　　　　C. 浊音

D. 鼓音　　　　　　　　E. 过清音

22. 心脏位置正常，二尖瓣听诊区应位于（　　）。

A. 胸骨左缘第2肋间处　　B. 胸骨左缘第3～4肋间处　C. 胸骨右缘第2肋间处

D. 左锁骨中线内层第5肋间处　E. 胸骨体下端近端剑突稍偏左处

23. 乳腺癌淋巴转移最常见的部位是（　　）。

A. 锁骨下　　　　　　　B. 腋窝　　　　　　　　C. 锁骨上

D. 颈部　　　　　　　　E. 胸骨旁

24. 肺部闻及呼气延长的哨笛音称为（　　）。

A. 鼾音　　　　　　　　B. 大水泡音　　　　　　C. 小水泡音

D. 哮鸣音　　　　　　　E. 肺泡呼吸音

25. 计算肋间隙顺序时，找到胸骨角，对应（　　）。

A. 第1肋骨　　　　　　B. 第2肋骨　　　　　　C. 第3肋骨

D. 第4肋骨　　　　　　E. 锁骨

26. 正常成人心尖冲动位于（　　）。

A. 第5肋间、左锁骨中线内侧0.5～1.0 cm

B. 第4肋间、左锁骨中线内侧0.5～1.0 cm

C. 第5肋间、左锁骨中线内侧2.0～2.5 cm

D. 第5肋间、左锁骨中线外侧0.5～1.0 cm

E. 第6肋间、左锁骨中线内侧0.5～1.0 cm

27. 支气管肺泡呼吸音的特点为（　　）。

A. 像哨笛样的声音　　　B. 呼气与吸气时间大致相等　C. 水泡似的声音

D. 呼气时间小于吸气时间　E. 呼气时间大于吸气时间

28. 二尖瓣关闭不全的最主要体征是（　　）。
A. 第一心音减弱　　　　　B. 心尖区全收缩期吹风样杂音
C. 可闻及第三心音　　　　D. 肺动脉瓣区第二心音分裂
E. 肺动脉瓣区第三心音亢进

29. 二尖瓣狭窄最具特征性的体征是（　　）。
A. 心尖部扪及震颤　　　　B. 二尖瓣面容
C. 心尖区S1亢进　　　　　D. 心尖区可闻及局限的隆样舒张期杂音
E. P2亢进并分裂

30. 女性，19岁，骑车与人碰撞后呼吸困难前来急诊，考虑为左侧气胸。其触诊符合（　　）。
A. 右侧呼吸增强、语颤消失　　B. 右侧呼吸及语颤均消失　　C. 左侧呼吸增强、语颤消失
D. 左侧呼吸及语颤均消失　　　E. 双侧呼吸及语颤均增强

31. 张某，男，提重物时突感左胸刺痛，查体左胸叩诊鼓音，气管移向右侧。考虑为（　　）。
A. 胸腔积液　　　　　　　B. 气胸　　　　　　　　C. 肺气肿
D. 肺炎　　　　　　　　　E. 胸膜增厚

32. 体检某患者，心率94次/分，吸气时心率增快，呼气时心率减慢，心尖部有舒张期杂音，心底部第二心音亢进。反映有病理变化的特征是（　　）。
A. 心率　　　　　　　　　B. 心律　　　　　　　　C. 呼吸
D. 杂音　　　　　　　　　E. 第二心音

33. 心脏听诊，先从（　　）开始。
A. 心尖区　　　　　　　　B. 肺动脉瓣听诊区　　　　C. 主动脉瓣听诊区
D. 主动脉瓣第二听诊区　　E. 三尖瓣听诊区

34. 仰卧位时，前腹壁大致位于肋缘至耻骨联合同一平面称（　　）。
A. 腹部低平　　　　　　　B. 腹部平坦　　　　　　　C. 腹部饱满
D. 腹部膨隆　　　　　　　E. 腹部凹陷

35. 仰卧位时腹部呈蛙状腹见于（　　）。
A. 巨大腹部肿块　　　　　B. 妊娠晚期　　　　　　　C. 大量腹腔积液
D. 胃肠胀气　　　　　　　E. 卵巢囊肿

36. 腹部曲张静脉的血流方向以脐为中心向四周放射，见于（　　）。
A. 门静脉高压　　　　　　B. 下腔静脉阻塞　　　　　C. 上腔静脉阻塞
D. 门静脉和下腔静脉阻塞　E. 上、下腔静脉阻塞

37. 触诊腹部揉面感常见于（　　）。
A. 化脓性腹膜炎　　　　　B. 急性弥漫性腹膜炎　　　C. 急性胆囊炎
D. 结核性腹膜炎　　　　　E. 急性阑尾炎

38. 腹部触诊出现反跳痛表示炎症已（　　）。
   A. 累及壁腹膜　　　　　B. 波及大网膜　　　　　C. 累及脏腹膜
   D. 波及邻近脏器　　　　E. 并发穿孔

39. 在左锁骨中线上叩诊肝上下径为（　　）。
   A. 11～13 cm　　　　　B. 10～12 cm　　　　　C. 9～11 cm
   D. 8～11 cm　　　　　　E. 7～9 cm

40. 可叩出移动性浊音，表明腹腔内游离液体至少在（　　）。
   A. 600 mL　　　　　　　B. 800 mL　　　　　　　C. 1000 mL
   D. 1200 mL　　　　　　E. 1500 mL

41. 匙状甲常见于（　　）。
   A. 慢性肺脓肿　　　　　B. 支气管肺癌　　　　　C. 支气管扩张
   D. 肝硬化　　　　　　　E. 缺铁性贫血

42. 梭形关节见于（　　）。
   A. 进行性心肌萎缩　　　B. 尺神经损伤　　　　　C. 风湿性关节炎
   D. 类风湿性关节炎　　　E. 脊髓空洞症

43. 爪形手见于（　　）。
   A. 尺神经损伤　　　　　B. 类风湿性关节炎　　　C. 桡神经损伤
   D. 风湿性关节炎　　　　E. 风湿热

44. 用一定力量挤压腓肠肌，可见拇指缓缓背伸，其余四趾呈扇形展开，此阳性反应为（　　）。
   A. 查多克征　　　　　　B. 凯尔尼格征　　　　　C. 奥本海姆征
   D. 巴宾斯基征　　　　　E. 戈登征

45. 深反射减弱或消失的病因可能是（　　）。
   A. 脑出血　　　　　　　B. 脑血栓　　　　　　　C. 周围神经炎
   D. 甲状腺功能亢进症　　E. 神经症

【B 型题】

(46、47题共用备选答案)
   A. 支气管扩张　　　　　B. 糖尿病酮症　　　　　C. 气性坏疽
   D. 幽门梗阻　　　　　　E. 有机磷中毒

46. 刺激性蒜味见于（　　）。

47. 痰液带有恶臭味见于（　　）。

(48、49题共用备选答案)
   A. 嗜睡　　　　　　　　B. 昏迷　　　　　　　　C. 谵妄
   D. 意识模糊　　　　　　E. 昏睡

48. 最严重的意识障碍是（　　）。

49. 最轻的意识障碍是（　　）。

（50、51题共用备选答案）

A. 皮下出血的直径小于2 mm　　B. 皮下出血的直径为3~5 mm　　C. 皮下片状出血

D. 皮肤显著隆起　　E. 皮下出血的直径大于5 mm

50. 紫癜为（　　）。

51. 瘀斑为（　　）。

（52、53题共用备选答案）

A. 有机磷中毒　　B. 颅内病变　　C. 毛果芸香碱中毒

D. 吗啡中毒　　E. 阿托品中毒

52. 两侧瞳孔不等大见于（　　）。

53. 瞳孔扩大见于（　　）。

（54、55题共用备选答案）

A. 舌体肥大　　B. 镜面舌　　C. 干燥舌

D. 牛肉舌　　E. 草莓舌

54. 长期发热患者的舌呈（　　）。

55. 缺铁性贫血患者的舌呈（　　）。

（56、57题共用备选答案）

A. 肺炎　　B. 肺结核　　C. 阻塞性肺气肿

D. 佝偻病　　E. 肺癌

56. 扁平胸见于（　　）。

57. 桶状胸见于（　　）。

（58、59题共用备选答案）

A. 左心房增大　　B. 右心室增大　　C. 左心室增大

D. 全心室增大　　E. 右心房增大

58. 心尖冲动向左移位见于（　　）。

59. 心尖冲动向左下移位见于（　　）。

（60、61题共用备选答案）

A. 2~3次/分　　B. 4~5次/分　　C. 6~7次/分

D. 8~9次/分　　E. 大于10次/分

60. 正常情况下，肠鸣音为（　　）。

61. 肠鸣音亢进时，肠鸣音为（　　）。

（62、63题共用备选答案）

A. 膝内翻　　B. 足内翻　　C. 膝外翻

D. 足外翻　　E. 浮髌现象

62. 脊髓灰质炎后遗症患者可见（　　）。

63. 胫前胫后肌麻木不仁可见（　　）。

(64、65题共用备选答案)

A. 腰髓1~2节　　　　　　B. 颈髓5~6节　　　　　　C. 腰髓2~4节

D. 颈髓7~8节　　　　　　E. 骶髓1~2节

64. 双侧提睾反射消失其病变在（　　）。

65. 跖反射消失其病变在（　　）。

【X型题】

66. 身体状况评估的基本方法包括（　　）。

　　A. 视诊　　　　　　　　B. 触诊　　　　　　　　C. 叩诊

　　D. 听诊　　　　　　　　E. 嗅诊

67. 深部触诊法包括（　　）。

　　A. 深部滑行触诊法　　　B. 浅部触诊法　　　　　C. 冲击触诊法

　　D. 深压触诊法　　　　　E. 双手触诊法

68. 评估成人发育正常的指标包括（　　）。

　　A. 脂肪充实程度　　　　B. 坐高等于下肢的长度

　　C. 一定时间内比较体重的变化　　D. 胸围等于身高的一半

　　E. 双上肢展开后，两中指距等于身高

69. 脉压增大见于（　　）。

　　A. 主动脉瓣关闭不全　　B. 动静脉瘘　　　　　　C. 甲状腺功能亢进

　　D. 心包炎　　　　　　　E. 心包积液

70. 胸式呼吸减弱、腹式呼吸增强见于（　　）。

　　A. 肋间神经痛　　　　　B. 肺炎　　　　　　　　C. 胸膜炎、气胸

　　D. 大量腹腔积液　　　　E. 第2~3肋骨骨折

71. 肝脏对雌激素的灭活作用减弱后，皮肤可见（　　）。

　　A. 肝掌　　　　　　　　B. 小红痣　　　　　　　C. 丘疹

　　D. 蜘蛛痣　　　　　　　E. 毛细血管扩张

72. 观察发绀的常用部位包括（　　）。

　　A. 口唇　　　　　　　　B. 面颊　　　　　　　　C. 肢端

　　D. 巩膜　　　　　　　　E. 耳郭

73. 评估上睑结膜翻转眼球的要领为（　　）。

　　A. 嘱被评估者向下看　　B. 食指向下压迫睑板上缘，并与拇指配合

　　C. 动作应轻巧、柔和　　D. 操作后轻柔向下牵拉上睑，同时嘱其上视

　　E. 食指和拇指掐住上睑中部边缘，轻轻向前下方牵拉

74. 能在体表评估的鼻窦包括（　　）。
A. 上颌窦　　　　　　　　B. 矢状窦　　　　　　　　C. 额窦
D. 蝶窦　　　　　　　　　E. 筛窦

75. 关于听诊房颤的描述正确的是（　　）。
A. 第二心音分裂　　　　　B. 心律绝对不齐　　　　　C. 心室率快而规则
D. 脉率少于心率　　　　　E. 第一心音强弱不等

76. 第一心音的特点包括（　　）。
A. 音调较低　　　　　　　B. 音响较强　　　　　　　C. 低钝
D. 在心底部最清楚　　　　E. 持续时间较长

77. 湿啰音的特点包括（　　）。
A. 出现于吸气时或吸气终末　　　B. 部位较恒定，性质不易变
C. 瞬间内数量可明显增减　　　　D. 断续而短暂，常连续多个出现
E. 有时不用听诊器即可听见

78. 听诊到支气管呼吸音的部位包括（　　）。
A. 胸骨角附近　　　　　　B. 喉部　　　　　　　　　C. 第1、2胸椎附近
D. 胸骨上窝　　　　　　　E. 背部第6、7颈椎

79. 下列哪些情况可致触觉语颤增强（　　）。
A. 肺泡内含气过多，如肺气肿　　　B. 支气管阻塞，如阻塞性肺不张
C. 胸壁皮下水肿　　　　　　　　　D. 大叶性肺炎实变期
E. 胸膜高度增厚粘连

80. 进行腹部视诊时应注意（　　）。
A. 环境温暖　　　　　　　B. 光线充足而柔和　　　　C. 患者仰卧位
D. 充分暴露全腹　　　　　E. 嘱患者憋尿

81. 饭后6～8小时仍可闻及振水音常见于（　　）。
A. 大量饮水　　　　　　　B. 胃扩张　　　　　　　　C. 幽门梗阻
D. 急性腹膜炎　　　　　　E. 肠梗阻

82. 脊柱前凸常见于（　　）。
A. 晚期妊娠　　　　　　　B. 大量腹腔积液　　　　　C. 佝偻病
D. 脊柱退行性病变　　　　E. 腹腔巨大肿瘤

83. 腹壁反射减弱或消失可见于（　　）。
A. 昏迷患者　　　　　　　B. 经产妇　　　　　　　　C. 急腹症
D. 婴幼儿　　　　　　　　E. 肥胖者

项目五 心理评估

学习目标

1. 能够描述认知、情绪与情感、压力应对、自我概念的评估方法。
2. 能够描述患者常见情绪与情感反应的特点与评估量表，个人应对压力的方法与途径。
3. 能够描述常见自我概念紊乱的原因与特点。
4. 能根据患者的具体情况，选择合适的方法，对患者的心理状况进行评估。

学习难点

心理评估方法的选择与评价。

当人体生理功能发生改变时，会出现一系列的心理适应方面的问题，而心理问题也会影响疾病的治疗、护理及康复。本项目重点描述心理评估内容与方法。

任务一 了解心理评估的目的、意义与方法

人的心理现象非常复杂，表现形式多种多样，通过对患者的心理过程、个性心理及患者所面临的压力与采取的应对方式的评估，可了解患者的心理状态。

一、心理评估的目的与意义

（1）评估个体的心理过程，特别是疾病发展过程中的心理过程，包括自我概念、认知、情绪与情感等方面现存的或潜在的健康问题。

（2）评估个体的个性心理特征，使护士对患者的心理特征形成印象，作为心理护理与选择护患沟通方式的依据。

（3）评估个体面临的压力源、发生的压力反应及其应对方式，为采取有针对性的干预措施提供依据。

二、心理评估的方法

护士可通过多种途径获得患者的心理资料，主要包括患者自身的报告、周围人的报告、心理测量、专业咨询师的评估等，同时通过了解患者社会功能恢复状况来了解患者目前的心理状况。具体的评估方法包括以下几种。

（一）会谈法

会谈法是心理评估最基本、最重要的方法，是一种有目的的会话，可分为正式和非正式会谈。正式会谈又称为晤谈法，其特殊之处在于谈话时有很强的目的性并在特定情境下对谈话的内容、气氛等进行驾驭。非正式会谈是日常生活或工作中两人间的自然交谈。通过交谈可建立交谈双方相互合作和信任的关系。

（二）观察法

通过有目的地直接观察和记录个体或团体的行为活动，了解事实、发现问题的方法称为观察法，是科学研究中最为古老、应用最广泛的一种方法。观察法一般可分为如下两种。

（1）自然观察法：是在不加任何人为干预的自然情境中对患者进行观察的方法。优点是方法简便，不使患者产生紧张等反应，材料来源贴近生活实际，缺点是费时、费力，得到的结果具有偶然性。在日常工作中对个体行为与心理反应的观察就是一种自然观察。

（2）控制观察法：是在预先控制的观察情境与条件下进行观察，其结果带有一定的规律性与必然性，具有较强的可比性与科学性。缺点是易对患者产生影响，有时不易获得真实情况。就护士对患者的心理评估而言，自然观察法更适宜。

（三）心理测量学方法

心理测量学方法是心理评估常用的标准化手段之一，所得到的结果比较客观、科学。

（1）心理测量法：是在标准情形下，用统一的测量手段（如器材）测试个体对测量项目所做出的反应。

（2）评定量表法：指用一套预先已标准化的测试项目（量表）来测量某种心理品质。

（四）医学检测法

医学检测法包括各种体格检查和实验室检查，如测血压、心率、血浆肾上腺皮质激素水平等，可为心理评估提供辅助的客观资料。

（吴　芳）

任务二　心理评估内容

一、认知

（一）认知的定义

认知（cognition）是人们获得知识或应用知识的过程，也就是信息加工的过程。认知活动包括思维、语言、定向。它受教育水平、生活经历、文化背景的影响，并随年龄的改变而改变，从出生到成人期逐渐增强，到老年期逐渐减退。

（1）思维（thinking）：是人脑对客观现实间接的概括和反应，是认识事物本质特征及内部规律的理性认知过程。人类思维具有现实性、目的性、实际性、逻辑性和实践性。当某一个特性丧失时，即可出现思维障碍，大致可分为思维形式障碍和思维内容障碍。

（2）语言（language）：是人们进行思维的工具，是思维的物质外壳。思维的抽象与概括总是借助语言得以实现，所以思维与语言不可分割，共同反映人的认知水平。语言可分为接受性语言和表达性语言，前者指理解语句的能力，后者为传递思想、观点、情感的能力。言语障碍分为失语症和构音障碍。

（3）定向（direction）：是人们对现实的感觉，对过去、现在、将来的察觉以及对自我存在的意识，包括时间定向、地点定向、空间定向以及人物定向等。

（二）认知的评估

1. 思维能力评估

可通过抽象思维功能、洞察力和判断力三方面进行评估。

（1）抽象思维功能评估。抽象思维功能涉及个体的记忆、注意、概念和推理能力，应逐项评估。

1）记忆。记忆是过去经验在人脑中的反映。人们感知过的事物、思考过的问题、体验过的情感、从事过的活动，都不同程度地被保留在头脑中，在一定条件下能够恢复，这就是记忆。记忆可进一步分为短时记忆与长时记忆。评估短时记忆时可让患者重复一句话或一组由5~7个数字组成的数字串。长时记忆的牢固与否主要取决于记忆信息的意义重大与否，评估时可让患者说出其家人的名字，当天进食哪些食物或叙述孩童时代的事件等。

2）注意。注意是心理活动对一定对象的指向与集中。根据有无预定目的以及是否需要意志努力，可把注意分成不随意注意、随意注意和随意后注意。a. 不随意注意，是没有预定目的也不需要意志努力的注意。如学生正在听课，突然一声巨响，大家不由自主地警觉起来。可通过观察患者对周围环境的变化有无反应等进行判断。b. 随意注意，是有预定目的并且需要意志努力的注意。如学生听课、工人劳动等，评估时可指派一些任务让患者完成，同时观察其执行任务时的专注程度，对儿童或老年人，应重点观察其能否有意识地将注意力集中于某一具体事物。c. 随意后注意，是有预定目的但无须意志努力就能维持的注意，如熟练地阅读课文、骑自行车、织毛衣等活动中的注意就是随意后注意。随意后注意是在随意注意的基础上发展起来的，人们从事一件生疏的工作，往往需要一定的意志努力才能保持注意，但经过一段时间，对这种工作熟练了，就可以不需要意志努力而继续保持注意，这时随意注意就转化为随意后注意了。

3）概念。概念是人脑反映客观事物本质特性的思维形式。通过抽象、概括，舍弃事物次要的、非本质的特性，把事物的本质特性呈现出来，并据此将同类事物联系起来，就形成了该类事物的概念。评估患者概念化能力可在许多护理活动中进行，如数次健康教育后，让患者概括总结其所患疾病的特征、所需的护理知识等，从中判断患者概念化的能力。

4）推理。推理是由已知判断推出新判断的思维过程，包括演绎、归纳两种。评估推理能力时，必须根据患者年龄特征提出问题，如对6~7岁的儿童可问："一块木头做的东西丢在水中会浮起来，现在这个东西在水里浮不起来，这个东西是什么做的？"。如果儿童能回答"不是木头做的"，表明他的演绎推理能力已初步具备；如果儿童回答

"是铁或石头"，表明他的思维尚不具备演绎推理能力。

（2）洞察力评估。洞察力是识别与理解客观事物真实性的能力。可让患者描述所处情形，如让患者描述其对病房环境的观察，再与实际情形做比较看有无差异。也可让患者解释格言、谚语或比喻。

（3）判断力评估。判断力是比较和评价客观事物及其相互关系并做出结论的能力。评估时，可展示实物让患者说出其属性，也可通过评价患者对将来打算的现实性与可行性进行。判断力常受个体的情绪、智力、受教育程度、社会经济状况、文化背景、年龄等的影响，评估时应尽量考虑和排除这些因素的干扰。

2. 语言能力评估

语言能力是个人认知水平的重要标志，对判断认知很有价值。评估时，要注意：①量，是否爱说话或比较沉默，是否会主动提问，或仅对提问作答；②速度与节奏；③音量；④质，如是否流畅，有无音调变化，咬字清晰与否，用字是否会犹豫不决或用错字，是否会用替换字，是否会用婉转曲折的言语方式，是否有失语。

3. 定向力评估

评估时间定向力时，可问患者"现在是几点""今天是几号"等。评估地点定向力时，可问"您现在住在什么地方"。评估空间定向力时，可问"床旁桌放在床的左边还是右边""呼叫器在哪里"等。评估人物定向力时，可问"您叫什么名字""我是谁"等。定向障碍者不能将自己与时间、地点、空间等联系起来。定向力障碍出现的先后顺序是时间、地点、空间和人物。

二、情绪与情感

（一）情绪与情感的定义

情绪（emotion）与情感（feeling）是个体对客观事物是否符合其需要而产生的主观体验。体验是情绪与情感的基本特征，需要是情绪与情感产生的基础。通常需求得到满足就会产生积极的情绪与情感，反之则会产生消极的情绪与情感。

（二）情绪与情感的种类

1. 基本的情绪与情感

包括快乐、愤怒、恐惧和悲哀四种，在此基础上可以派生出许多复杂的情绪，如满意、愉快、狂喜，不满、狂怒、惊讶、害怕、失望、难过等。

2. 情绪状态（emotional state）

人类有心境、激情和应激三种情绪状态。

(1) 心境（mood）：是一种微弱而持久的情绪状态。例如，人在心情舒畅时，觉得一切都是美好的，花儿在笑，鸟儿在唱；而在灰心丧气时，一切都黯然失色，见花落泪，对月伤怀，这就是心境。它具有弥散性，不是指向特定的对象，而是作为一种心理背景，使人的一切活动都带有一定的感情色彩，少则持续几天，长则数周、数月。心境对人的学习、工作和身体健康有很大影响。积极乐观的心境，可以提高活动效率，增强信心和希望，有益于身心健康；消极悲观的心境，会降低活动效率，使人丧失信心和希望，有害于身心健康。

(2) 激情（passion）：是一种强烈而短促的情绪状态。这种情绪状态通常是由具有重大意义的事件引起的。例如，重大成功之后的狂喜，惨遭失败之后的绝望，亲人突然死亡引起的极度悲痛等。由于激情是由突然的、剧烈的、重大的变化所引起的，所以激情具有强烈、爆发式、为时短暂的特点。积极的激情能激励人们战胜困难，是鼓舞人们行动的巨大动力；消极的激情则易冲昏人的头脑，使人做出一些不理智的冲动行为，对身心健康和人际关系起到不良作用。

(3) 应激（stress）：是由出乎意料的紧急情况所引起的高度紧张的情绪状态。应激状态下，机体会发生一系列的非特异性的生理反应。一般应激能使机体具有防御、排险功能，使人精力旺盛、思维清晰、动作机敏，从而化险为夷。但强烈的应激，会产生全身兴奋，使知觉范围缩小，语言不规则，行为动作紊乱。

3. 社会情感（social affection）

包括道德感、理智感和美感。

(1) 道德感：是根据一定的道德标准在评价自我的思想和行为时所产生的主观体验。例如，自己的言行符合道德标准，就会产生幸福感、自豪感、荣誉感等；自己的言行不符合道德标准，就会感到不安、自责、内疚等。

(2) 理智感：是在智力活动过程中所产生的情感体验。例如，人们对新对象表现出的新奇感和好奇心，在探索未知世界时的求知欲，在解决问题过程中出现的迟疑、惊恐、焦躁，有所发现、有所发明、有所创造时的喜悦与振奋，在评价事物时坚持自己见解的自信，为真理献身时感到的幸福与自豪，对科学的热爱和追求，对偏见、谬误、迷信的蔑视和憎恨等。

(3) 美感：是根据一定的审美标准评价事物时所产生的情感体验。

（三）常见情绪

虽然人类的情绪纷繁复杂，但就患者而言，焦虑和抑郁是患者最常见的也是最需要护理干预的情绪状态。

1. 焦虑（anxiety）

除孤独外，焦虑是最普遍的情绪体验，是指缺乏客观原因而产生的内心紧张、害怕、不安定体验，由对危险或对威胁的预料或预感而诱发。当生存需求得不到保证时如担心手术、疾病困扰，自我表现与发展受到干扰，家庭与社会责任无法履行，爱的需要受挫等，只要使人预感到无力避免或应对，使人感受到严重的、无法摆脱的威胁，就可产生焦虑。焦虑表现为生理和心理两方面的变化。生理变化主要有心悸、食欲减退、睡眠障碍等，心理变化表现为注意力不集中、易激惹等。人们常以语言与非语言形式表达内心的焦虑。前者为直接诉说忧虑事件和原因及一些自觉症状，如心慌、出汗、头痛、胃痛、注意力无法集中等；后者有心跳与呼吸加快、姿势与面部表情紧张、神经质动作，望着固定位置如天花板以及肢端颤抖、快语、无法平静等。由于引起焦虑的原因和严重性不同以及个体承受能力的差异，焦虑的程度可有不同。

2. 抑郁（depression）

抑郁是在个体失去某种其重视或追求的东西时产生的情绪体验。处于抑郁状态者可有情感、认知、动机以及生理等方面的改变。情感方面主要表现为情绪低落、心境悲观、自我感觉低沉、生活枯燥无味、哭泣、无助感；认知方面表现为注意力不集中、思维缓慢、不能做出决定；动机方面表现为过分依赖、生活懒散、逃避现实甚至想自杀；生理方面表现为易疲劳、食欲减退、体重下降、睡眠障碍、运动迟缓以及机体其他功能减退。

（四）情绪与情感的评估方法

1. 会谈法

可收集有关情绪、情感的主观资料，可询问问题，如"您如何描述您此时和平时的情绪""有什么事情使您感到特别高兴、忧虑或沮丧""这样的情绪存在多久了"，并应与患者关系密切的他人如患者的父母、配偶、同事、朋友等核实。

2. 观察与测量

观察和测量情绪的外部表现与生理变化，以获得情绪或情感的客观资料，并对会谈所获得的主观资料进行验证。

（1）情绪的外部表现：情绪的外部表现又叫表情，人类的表情有面部表情、身段表情、言语表情。

1）面部表情：是情绪在面部肌肉上的表现。人的眼睛是最善于传情的，不同的眼神可以表达不同的情绪，如高兴时眉开眼笑，忧愁时双眉紧锁，气愤时怒目而视，惊恐时目瞪口呆等。口部肌肉的变化也是表现情绪的重要线索，如憎恨时咬牙切齿，紧张时张口结舌，嬉笑时口角向上翘，哭泣时口角向下弯。整个面部肌肉的协调活动能显示出人类丰富多彩的情绪状态。

2）身段表情：是情绪在身体动作上的表现。人在不同的情绪状态下身体姿势会发生不同的变化，如得意时摇头晃脑，紧张时坐立不安，悔恨时捶胸顿足，讨好时卑躬屈膝，骄傲时趾高气扬。在身段表情中，手势最为重要，手势与语言一起使用，更富于表现力，手势也可以单独使用表达某种情绪，如着急时摩拳擦掌，惊慌时手足无措。

3）言语表情：是情绪在语言的音调、速度和节奏等方面的表现。言语不仅是交流思想的工具，也是表达情绪信息的载体。例如，喜悦时音调高亢，速度较快，语音高低差别很大；悲哀时音调低沉，速度缓慢，语音差别较小。

（2）情绪的生理变化：情绪过程总伴随着一系列的生理变化，主要有呼吸系统、循环系统、内外腺体分泌和脑电波与皮肤电的变化。

1）呼吸系统的变化：在不同情绪状态下，呼吸的频率、深浅、均匀度等都会发生变化，这些变化可作为情绪变化的客观指标之一。例如，人在平静状态下呼吸频率大约20次/分，在惊恐时呼吸频率可达40~50次/分，而在悲伤时呼吸频率不到10次/分。

2）循环系统的变化：人在平静状态下心跳正常，在愤怒或恐惧时心率加速，血管收缩，血压升高，血糖增高。心电图等可反映相应的变化。

3）内外腺体的变化：如人在悲伤时会流泪；恐惧紧张时会出冷汗；焦虑不安时会抑制消化腺分泌和胃肠蠕动，因而食欲减退；心情愉快时消化腺和胃肠的活动会增加，食欲旺盛。情绪紧张时肾上腺的活动增强，促进肾上腺素的分泌，引起机体一系列的变化，提高适应能力。

4）脑电波与皮肤电的变化：人处在安静、闭目状态时脑电波呈现α波；在紧张焦虑状态下，出现高频率、低振幅的β波；在熟睡时则出现低频率、高振幅的δ波。紧张时皮肤电阻下降。

3. 量表评定法

量表评定法是判断情绪与情感较为客观的方法。常用的有Avillo情绪与情感形容词量表，见表5-1。

表5-1 Avillo情绪与情感形容词量表

	1	2	3	4	5	6	7	
变化的								稳定的
举棋不定的								自信的
沮丧的								高兴的
孤立的								合群的

续表

	1	2	3	4	5	6	7	
混乱的								有条理的
漠不关心的								关切的
冷淡的								热情的
被动的								主动的
淡漠的								有兴趣的
孤僻的								友好的
不适的								舒适的
神经质的								冷静的

此表共有12对意思相反的形容词，让患者从每一组形容词中选出符合其目前情绪与情感的词，并给予相应得分。总分84分以上，提示情绪与情感积极；否则，提示情绪与情感消极。该表特别适合于不能用语言表达自己的情绪与情感或对自己的情绪与情感定位不明者。

（五）常见情绪评估

1. 焦虑

应首先明确患者有无焦虑，再判断其程度及原因。评估有无焦虑及其程度有三种方法：

（1）交谈与观察，询问并观察患者有无焦虑的症状及其程度。

（2）采用Zung的焦虑状态自评量表（SAS，表5-2），请患者仔细阅读每一个项目，将意思理解后根据最近1周的实际情况在适当的地方打钩。如果患者文化程度太低以致看不懂问题内容，可由护士逐项念给患者听，然后由患者自己做出评定。每一项目按1、2、3、4四级评分。将20项评分相加后乘以1.25，取其整数部分，即得到总分。正常标准总分值为50分以下，50～59分为轻度焦虑，60～69分为中度焦虑，70～79分为重度焦虑。

表5-2　Zung焦虑状态自评量表(SAS)

请注意：

（1）评定时间为"现在或最近1周"。

（2）答案只反映你现在的状态，无对错之分。

（3）请写下你第一时间想到的答案，如实填写，无须过度斟酌考虑。

（4）每题都为单选题。

（5）评分等级解释："1"代表没有或很少有时间有，"2"代表小部分时间有，"3"代表相当多时间有，"4"代表绝大部分或全部时间有。

序号	题目	偶尔有（1分）	有时有（2分）	大部分时间有（3分）	持续有（4分）	评分
1	我觉得比平常容易紧张和着急（焦虑）					
2	我无缘无故地感到害怕（害怕）					
3	我容易心里烦乱或觉得惊恐（惊恐）					
4	我觉得我可能将要发疯（发疯感）					
5	我觉得一切都很好，也不会发生什么不幸（不幸预感）					
6	我手脚发抖打战（手足颤抖）					
7	我因为头痛、颈痛和背痛而苦恼（躯体疼痛）					
8	我感觉容易衰弱和疲乏（乏力）					
9	我觉得心平气和，并且容易安静坐着（静坐不能）					
10	我觉得心跳很快（心慌）					
11	我因为一阵阵头晕而苦恼（头昏）					
12	我有晕倒发作或觉得要晕倒似的（晕厥感）					
13	我呼气、吸气都感到很容易（呼吸困难）					
14	我手脚麻木和刺痛（手足刺痛）					
15	我因为胃痛和消化不良而苦恼（胃痛或消化不良）					
16	我常常要小便（尿频）					
17	我的手常常是干燥温暖的（多汗）					
18	我脸红发热（面部潮红）					
19	我容易入睡并且一夜睡得很好（睡眠障碍）					
20	我做噩梦					
	总分统计					

（3）焦虑可视化标尺技术。嘱患者在焦虑可视化标尺（图5-1）相应位点上标明其焦虑程度。所标位点越高，焦虑程度越重。对焦虑原因的评估可通过与患者交谈进行，如"您为什么感到焦虑，能不能告诉我是哪些事让您感到焦虑"。

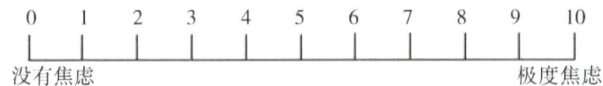

图5-1 焦虑可视化标尺

2. 抑郁

应先确定有无抑郁情绪存在及其程度,再寻找原因。评估有无抑郁及其程度的方法有三种。

(1)交谈及对患者的语言与行为进行观察,综合判断有无抑郁情绪存在,其主要内容包括有无情绪低落、哭泣、睡眠障碍、食欲减退、体重下降、心慌、易疲劳、无助感等。

(2)采用Zung的抑郁自评量表(SDS,表5-3),其使用方法同焦虑状态自评量表,每个项目评分有四级。正常标准总分值为50分以下,50~59分为轻度抑郁,60~69分为中度抑郁,70~79分为重度抑郁。

表5-3 抑郁状态自评量表(SDS)

序号	题目	偶尔有(1分)	有时有(2分)	大部分时间有(3分)	持续有(4分)	评分
1	您有时感到沮丧、郁闷吗					
2	您要哭或想笑吗					
3	您早晨醒来心情好吗					
4	您入睡困难吗?经常早醒吗					
5	您最近饭量减少了吗					
6	您感到体重减轻了吗					
7	您是否对异性感兴趣					
8	您的排便习惯有无改变,常为便秘烦恼吗					
9	您感到心跳得厉害吗					
10	您容易感到疲劳吗					
11	您是不是总感到无法平静					
12	您是否感到您做事的速度越来越慢了					
13	您是否感到思路紊乱无法思考					
14	您是否感到内心空荡荡的					
15	您对未来充满希望吗					

续表

序号	题目	偶尔有(1分)	有时有(2分)	大部分时间有(3分)	持续有(4分)	评分
16	您是否感到难以做出决定					
17	您是否容易发脾气					
18	您对以往感兴趣的事还感兴趣吗					
19	您是否感到自己是无用之辈					
20	您是否有轻生的念头					
总分统计						

（3）抑郁可视化标尺技术。嘱患者在抑郁可视化标尺（图5-2）相应位点上标明其抑郁程度。所标位点越高，抑郁程度越重。评估抑郁原因的方法与评估焦虑原因相同，可询问患者"您为什么感到情绪低落、抑郁""能不能告诉我是哪些事让您感到抑郁"。

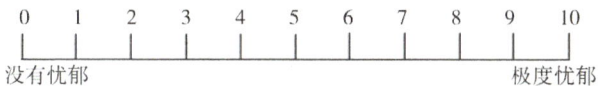

图5-2　抑郁可视化标尺

三、压力与压力应对

（一）压力

压力（stress）是个人在具有威胁性的情境中，一时无法消除威胁脱离困境时的一种被压迫的感受。如果此种感受经常因某些生活事件而持续存在，即演变成为个人的生活压力。如此看来，所谓"压力"，事实上是"压力感"的意思。压力并不都是有害的，适当的压力有助于提高机体的适应能力，为一切生命生存与发展所需。但机体长期处于较强的压力之中，可以因适应不良而导致身心疾病。

1. 压力源

一切使机体发生压力反应的因素称为压力源（stressor），包括：生理因素，如饥饿、疼痛、手术、衰老等；心理因素，如焦虑、恐惧、孤独、缺乏自信等；环境因素，如寒冷、炎热、噪声、空气污染等；社会文化因素，如经济困难、退休、语言不同、文化差异等。总之，生活中的所有事件，无论是正性的还是负性的都可成为压力源，但不同的人对同种压力源的感知可不一样，在评估时要考虑到个体差异。

2. 压力反应

个体对所受压力而产生的一系列非特异性适应反应称为压力反应（stress reaction），包括生理反应、心理反应、行为反应。

（1）生理反应：分为三期。第一期是警觉期。机体的防御系统被唤醒，交感神经兴奋、肾上腺髓质分泌儿茶酚胺，心率加快、血压升高、血糖增高、胃蠕动减慢、肌张力增高、敏感性增强等。第二期是抵抗期。机体试图减少压力源所造成的不良反应，肾上腺皮质激素分泌旺盛。如果机体适应成功，则能修复被损害的部分，恢复内环境稳定，否则进入第三期。第三期是衰竭期。此时，机体再次出现警觉期的症状。如果压力源不能被消除，症状将不可逆转，甚至出现疾病或死亡。

（2）心理反应：有情绪反应和认知反应。情绪反应包括紧张、焦虑、抑郁、过度依赖、失助感、自怜和悲愤等。认知反应有两种。面对轻、中度压力时，人们对事物的敏感性增强，思维能力、判断力、洞察力增强，解决问题的能力也增强；面对中度以上的压力时，可出现注意力分散、思维迟钝、记忆力下降、感知混乱、判断失误、定向障碍等，发现、分析和解决问题的能力下降。

（3）行为反应：是人们心理活动的外在表现。压力所致的行为反应随着生理与心理活动的变化而变化，常见的行为反应有重复某一特殊动作，如来回走动、咬指甲、酗酒、抽烟，以及行为与时间、场合不相适应等。

（二）应对

当人的内外部需求难以满足或压力远远超过其所能承受的范围时，机体采用持续性的行为、思想和态度改变来处理这一特定情形的过程称为应对（coping）。例如，为减轻手术前的紧张、焦虑，患者采用与人聊天、听音乐、散步等方式转移注意力。

应对压力时可利用的资源有：①健康与精力；②信仰；③解决问题的能力；④社会性技巧，如沟通、表达等，以有效促进问题解决，增加社会支持；⑤家庭、社会支持；⑥物质资源，如利用金钱、物质、设备等增强应对能力，减少对压力的恐惧与不确定感。

人们常用的压力应对方式可归纳为情感式和问题式两类，见表5-4。情感式应对常用于处理压力所致的情感问题，问题式应对方式则多用于处理导致压力的情境本身。

表5-4　压力应对方式表

情感式应对方式	问题式应对方式
希望事情会变好	努力控制局面
进食、吸烟、嚼口香糖	进一步分析研究所面临的问题

续表

情感式应对方式	问题式应对方式
祈祷	寻求处理问题的其他办法
紧张	客观地看待问题
担心	尝试并寻找解决问题的最好方法
向朋友或家人寻求安慰或帮助	回想以往解决问题的方法
独处	试图从情境中发现新的意义
一笑了之	将问题化解
置之不理	设立解决问题的具体目标
幻想	接受现实
做最坏的打算	和相同处境的人商议解决问题的方法
疯狂、大喊大叫	努力改变当前情形
睡一觉,认为第二天事情就会变好	能做什么就做什么
不担心,任何事情到头来终会有好结果	让他人来处理这件事
回避	
干些体力活	
将注意力转移至他人或他处	
饮酒	
认为事情已经无望而听之任之	
认为自己命该如此而顺从	
埋怨他人	
沉思	
用药	

个体压力应对效果如何,受很多因素的制约:①压力源的数量;②家庭、社会、经济资源的丰富程度;③压力源的强度与持续时间;④压力应对的经验;⑤个体的人格特征。

不管采用何种应对方式,只要能提高机体对压力的应对水平和耐受性就可以说应对有效。应对有效的标准包括:压力所造成的身心反应维持在可控的限度内,希望和勇气被激发,自我价值感得到维持,与有重要意义的他人关系改善,人际、社会以及经济处境改善,生理功能康复得以促进。

（三）压力与应对的评估

1. 压力源的评估

（1）通过以下问题与患者交谈收集资料："目前，让您感到有压力或紧张焦虑的事情有哪些？""住院带给您的压力有多大？""您目前的生活发生了哪些改变？""这些改变对您、对您的家庭意味着什么？"

（2）评定量表测验法：常用的量表有住院患者压力评定量表（表5-5）。

表5-5 住院患者压力评定量表

编号	权重/%	事件	编号	权重/%	事件
1	13.9	和陌生人同住一室	20	22.7	担心配偶疏远
2	15.4	不得不改变饮食习惯	21	23.2	只能吃不合胃口的食物
3	15.9	不得不睡在陌生床上	22	23.2	不能与家人、朋友联系
4	16.0	不得不穿患者服	23	23.4	对医生、护士不熟悉
5	16.8	四周有陌生机器	24	23.6	因事故住院
6	16.9	夜里被护士叫醒	25	24.2	不知晓接受治疗、护理的时间
7	17.0	生活上不得不依赖别人帮助	26	24.5	担心给医护人员增添麻烦
8	17.7	不能在需要时读报、看电视、听收音机	27	25.9	想到住院后收入减少
9	18.1	同室病友探视者太多	28	26.0	对药物不能耐受
10	19.1	四周气味难闻	29	26.4	听不懂医护人员的话
11	19.4	不得不整天睡在床上	30	26.4	想到要长期用药
12	21.2	同室病友病情严重	31	26.5	家人没来探视
13	21.5	排便排尿需他人帮助	32	26.9	不得不手术
14	21.6	同室患者不友好	33	27.1	因住院而不得不离开家
15	21.7	没有亲友探视	34	27.2	毫无预测就突然住院
16	21.7	病房色彩太鲜艳、太刺眼	35	27.3	按呼叫器无人应答
17	22.7	想到外貌会改变	36	27.4	不能支付医疗费用
18	22.3	节日或家庭纪念日住院	37	27.6	有问题得不到解决
19	22.4	想到手术或其他治疗可能带来的痛苦	38	28.4	思念家人

续表

编号	权重/%	事件	编号	权重/%	事件
39	29.2	靠鼻饲进食	45	34.3	想到自己可能再也不能说话
40	31.2	用止痛药无效	46	34.5	想到可能失去听力
41	31.9	不清楚治疗目的和效果	47	34.6	想到自己患了严重疾病
42	32.4	疼痛时未用止痛药	48	39.2	想到会失去肾脏或其他器官
43	34.0	对疾病缺乏认识	49	39.2	想到自己可能得了癌症
44	34.1	不清楚自己疾病的诊断	50	40.6	想到自己可能失去视力

此表专为住院患者设计，既可评估压力源，又可明确压力源的性质与影响力，使用时，嘱患者仔细阅读，在适合自己情况的项目上打钩。

2. 压力反应评估

压力反应评估主要从生理反应、心理反应、行为反应三个方面进行，如有无生命体征的改变，有无注意、记忆、判断感知等方面的改变，有无酗酒、抽烟等，有无与时间、场合不相符的行为发生。

3. 应对方式的评估

（1）可通过下列问题与患者交谈收集资料："通常情况下，您通过何种措施减轻压力？""过去碰到类似的情况时，您是如何应对的，有效吗？""您认为对您惯用的应对压力的方式需做哪些改进？""当遇到困难时您的家人、亲朋好友或其他人中谁能帮助您？""在应对压力方面您觉得需要护士为您做些什么？"

（2）评定量表测验法：常用Jalowiec应对方式量表（表5-6）。请患者仔细阅读，选择使用各种压力应对方式的频率。

表5-6 Jalowiec应对方式量表

应对方式	从不	偶尔	有时	经常	总是
1. 担心					
2. 哭泣					
3. 干体力活					
4. 相信事情会更好					
5. 一笑了之					
6. 寻求其他解决问题的方法					

续表

应对方式	从不	偶尔	有时	经常	总是
7. 从事情中学会更多东西					
8. 祈祷					
9. 努力控制局面					
10. 紧张，有些神经质					
11. 客观、全面地看待问题					
12. 寻求解决问题的最佳办法					
13. 向家人、朋友寻求安慰和帮助					
14. 独处					
15. 回想以往解决问题的办法并分析是否仍有用					
16. 吃食物如瓜子、口香糖					
17. 努力从事情中发现新的含义					
18. 将问题暂时放在一边					
19. 将问题化解					
20. 幻想					
21. 设立解决问题的具体目标					
22. 做最坏的打算					
23. 接受事实					
24. 疯狂，如大喊大叫					
25. 与相同处境的人商讨解决问题的方法					
26. 睡一觉，相信第二天事情就会变好					
27. 不担心，凡事都会有好结果					
28. 主动寻求改变处境的方法					
29. 回避					
30. 能做什么就做什么，即使并无效果					
31. 让其他人来处理这件事					
32. 将注意力转移至他人或他处					
33. 饮酒					
34. 认为事情已经无望而听之任之					
35. 认为自己命该如此而顺从					
36. 埋怨他人使您陷入此困境					

续表

应对方式	从不	偶尔	有时	经常	总是
37. 静思					
38. 服用药物					
39. 绝望、放弃					
40. 吸烟					

四、自我概念

（一）自我概念的形成与变化

个体的自我概念（self-concept）是在同他人的交往中形成的。在社会化过程中，每个人都成为对方的一面镜子。"镜中我"包含三重含义：第一，我们所想象的我们在别人眼中的形象，这是感觉阶段；第二，我们所想象的他人对我们形象的评价，这是解释或定义阶段；第三，从上述想象中产生的某种自我感觉，这是自我反应阶段。美国早期社会学家库利认为，那种亲密无间、有面对面直接交往与合作的初级群体是人性和自我概念发展的摇篮。

自我概念的形成与变化受许多因素影响，其中个体的生活经历、环境以及与之有重要意义的他人的反应具有重要意义。通常在个体生活经历中，特别是早期生活经历中，得到的身心社会反馈是积极的、令人愉快的，建立的自我概念多半是良好的。生长发育过程中的正常生理变化，如青春期第二性征的出现、妊娠、衰老等均可影响个体对自己身体的感知。此外健康状况的改变，如疾病、手术、外伤等也可致自我概念的永久或暂时改变。

（二）自我概念的分类

自我概念是人们通过对自己的内在、外在特征以及他人对自己的反应的感知与体验而形成的对自我的认识与评价，是个体在与其心理、社会环境相互作用过程中形成的动态的、评价性的"自我肖像"。根据Rosenberg分类法，自我概念可分为真实自我、期望自我、表现自我。

1. 真实自我（real self）

真实自我为自我概念的核心，是人们对自己身体内在、外在特征及社会状况的如实感知与评价，包括社会自我、精神自我、体像等方面。

2. 期望自我（expected self）

期望自我又称理想自我，为人们对"我希望我成为一个什么样的人"的感知，既包括期望得到的外表与生理方面的特征，也包括希望具备的个性特征、心理素质以及人际交往与社会方面的属性，是人们获取成就、达到个人目标的内在动力。

3. 表现自我（expressive self）

表现自我为自我概念最富有变化的部分，指个体对真实自我的展示与暴露。由于不同的人、不同的社会团体对他人自我形象的认可标准不一样，因此，人们在不同场合，如初次见面和求职面试时，暴露自我的方法和程度也不一致。表现自我的评估较困难，其结果取决于暴露自我与真实自我的相关程度。

（三）自我概念的组成

护理专业中自我概念这一术语应包括人的身体自我（体像）、社会自我、精神自我和自尊。

1. 体像（body image）

体像是个体对自身外形以及身体功能的认识与评价，如高、矮、胖、瘦、柔、弱、雄、悍等。体像又可分为客观体像与主观体像。

2. 社会自我（social self）

社会自我为个体对自己的社会人口特征，如年龄、性别、职业、政治学术团体会员资格以及社会名誉、地位的认识与评价。

3. 精神自我（spiritual self）

指个体对自己的智慧、能力、性格、道德水平等的认识与判断，如我觉得我比别人能干等。

4. 自尊（self-esteem）

指个体尊重自己、维护自己的尊严与人格，不容他人任意歧视、侮辱的一种心理意识与情感体验。自尊源于对自我概念的正确认识，对自我价值、能力和成就的恰当评价。

（四）自我概念的评估

1. 体像

（1）会谈：可询问如下问题，例如："对您来说，身体的哪一部位最重要，为什么？""您最喜欢自己身体的哪些部位，最不喜欢哪些部位？""在外表方面您希望自己什么地方有所改变，他人又希望您什么地方有所改变？""您目前面临的身体外表方面的威胁有哪些？"对健康状况和生活方式已有改变的人可问："这些改变对您有哪些影响？""您认为这些改变是否影响他人对您的看法？"

（2）观察：会谈可了解患者有关体像方面的主观资料，而观察患者外形、非语言行为以及与他人的互动等，可收集患者有关体像的客观资料。观察内容包括：患者的外表是否整洁，衣着是否得体，身体哪些部位有改变，是否与会谈者有目光交流，面部表情如何，是否与其主诉一致，是否有不愿见人、不愿照镜子、不愿与他人交往、不愿看身体形象有改变的部位、不愿与别人讨论伤残或不愿听到这方面的谈论等行为表现。

（3）投射法：儿童不能很好地理解与回答问题，宜使用投射法反映他们对体像的理解与认识。方法是让儿童画自画像并对其进行解释，从中了解小儿对其体像改变的内心体验。

2. 社会自我

可通过交谈了解患者的姓名、年龄、职业、职务、受教育水平、经济来源，是否为政治学术团体会员，是否担任什么职务，家庭、工作单位情况如何，以了解其对目前的社会状况是否满意，最成功的地方是什么。

3. 精神自我

可询问以下问题，例如："作为一个人来说，您对自己满意吗？""请描述您的心理素质、性格特征和道德品质，您对自己的这些方面感到满意吗？""与绝大多数人相比，您处理工作和生活的能力如何？是否满意？不满意在哪些地方？""您的家人、朋友、同事、领导如何评价您？"

4. 自尊

从以上与患者的交谈和观察中，已能对患者的自尊水平做大致的判断。对个体自尊的更深入评估可用Rosenberg自尊量表（表5-7）。

表5-7 Rosenberg自尊量表

1. 总的来说，我对自己满意	非常同意	同意	不同意*	很不同意*
2. 有时我觉得自己一点也不好	非常同意*	同意*	不同意	很不同意
3. 我觉得我有不少优点	非常同意	同意	不同意*	很不同意*
4. 我和绝大多数人一样能干	非常同意	同意	不同意*	很不同意*
5. 我觉得我没什么值得骄傲的	非常同意*	同意*	不同意	很不同意
6. 有时我真觉得自己没用	非常同意*	同意*	不同意	很不同意
7. 我觉得我是个有价值的人	非常同意	同意	不同意*	很不同意*
8. 我能多一点自尊就好了	非常同意*	同意*	不同意	很不同意
9. 无论如何我都觉得自己是一个失败者	非常同意*	同意*	不同意	很不同意
10. 我总以积极的态度看待自己	非常同意	同意	不同意*	很不同意*

注：该量表含10个有关自尊的项目，回答方式为非常同意、同意、不同意、很不同意。凡标有*的答案表示自尊低下。

在评估自我概念方面，还有 Pieer-Harries 儿童自我概念量表、Tennessee 自我概念量表、Coopersmith 青少年自尊量表等，每个量表都有其特定的适用范围，应用时应仔细斟酌。

（五）自我概念紊乱高危人群

以下情况属自我概念紊乱高危人群，应详细、深入地评估其自我概念。

（1）疾病或外伤使身体某一部分丧失：如截肢术、乳房切除术、结肠造瘘术、子宫切除术、肾切除术、喉切除术。

（2）生理功能障碍：如脑血管疾病、冠状动脉性心脏病、癌症、瘫痪。

（3）疾病或创伤引起体表变化：如烧伤、关节炎、红斑狼疮、眼球突出、脊柱畸形、各种皮肤病、多毛症、毁容、满月脸、脱发等。

（4）感知觉或沟通功能障碍：如视听觉障碍、感觉异常、口吃、孤独症等。

（5）精神因素或精神疾病：如神经性厌食、用药成瘾、酗酒、抑郁症、精神分裂症等。

（6）神经肌肉障碍：如帕金森病、脊髓灰质炎、多发性硬化病等。

（7）性生殖系统疾病或功能障碍：如青春期、怀孕、不孕症、更年期、性病等。

（8）过度肥胖或消瘦。

（9）成熟因素或偶发事件、危机、衰老、角色改变等。

（10）特殊治疗：如安置胃管、导尿管等。

（周　珍）

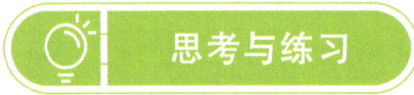

【A型题】

1. 心理评估最常用的评估方法是（　　）。

A. 交谈法　　　　　　　B. 观察法　　　　　　　C. 心理测验法

D. 医学检测法　　　　　E. 调查法

2. 个体对自己的性别、职业、社会地位、名誉的认识与估计是指个体的（　　）。

A. 自尊　　　　　　　　B. 体像　　　　　　　　C. 自我形象

D. 自我认同　　　　　　E. 社会自我

3. 个体表现为追求事业上、政治上的发展和发挥自己的潜能是（　　）。
A. 社会的自我阶段　　　　B. 生理的自我阶段　　　　C. 崇拜的自我阶段
D. 心理的自我阶段　　　　E. 成功的自我阶段

4. 情绪与情感产生的基础是（　　）。
A. 认知　　　　　　　　　B. 态度　　　　　　　　　C. 行为
D. 需要　　　　　　　　　E. 自尊

5. 最有说服力的自我评价标准是（　　）。
A. 幸福感　　　　　　　　B. 他人的评价　　　　　　C. 与他人比较
D. 活动成果的分析　　　　E. 高等学历

6. 人对客观外界事物的态度的体验，并反映人与客观事物之间关系的是（　　）。
A. 情绪与情感　　　　　　B. 需要　　　　　　　　　C. 人格
D. 动机　　　　　　　　　E. 态度

7. 表情包括（　　）。
A. 面部表情、动作表情和言语表情
B. 面部表情、身段表情和言语表情
C. 音调表情、节奏表情和速度表情
D. 面部表情、音调表情和动作表情
E. 外部表情和内部表情

8. 情绪的基本表现形式是（　　）。
A. 高兴与悲伤　　　　　　B. 激动与平静　　　　　　C. 喜、怒、哀、乐
D. 快乐、悲伤、愤怒和恐惧　　E. 高兴、悲伤、激动、平静

9. 按情绪发生的强度、速度和持续时间对情绪的分类称（　　）。
A. 基本情绪和复合情绪　　B. 基本情绪　　　　　　　C. 情绪状态
D. 情感种类　　　　　　　E. 复合情绪

10. 患者常见的不良情绪包括（　　）。
A. 害怕、焦虑、烦躁　　　B. 惊恐不安、犹豫、抑郁　　C. 抑郁、犹豫、害怕
D. 焦虑、抑郁、担心　　　E. 恐惧、焦虑、抑郁、愤怒

【B型题】

(11、12题共用备选答案)
A. 交谈法　　　　　　　　B. 观察法　　　　　　　　C. 调查法
D. 量表评定法　　　　　　E. 投射法

11. 对儿童或理解和表达能力较差的儿童,评定其体像改变的内心体验,可采用的评估方法是(   )。

12. 能较为客观地反映个体的情绪状态的评估方法是(   )。

(13、14题共用备选答案)

A. 压抑性焦虑　　　　B. 期待性焦虑　　　　C. 阉割性焦虑

D. 分期性焦虑　　　　E. 分离性焦虑

13. 初入院患者多发生(   )。

14. 手术患者多发生(   )。

【X型题】

15. 一般把心理现象分为(   )。

A. 心理过程和个性心理特征

B. 心理过程、人格和自我

C. 知、情、意和人格及自我认知

D. 心理过程和自我认知

E. 心理过程、人格和自我认知

16. 心理过程包括(   )。

A. 认知　　　　　　　B. 情绪情感　　　　　C. 意志

D. 人格　　　　　　　E. 自我

17. 情绪和情感的联系表现在(   )。

A. 情绪通过情感表现出来

B. 情感通过情绪表现出来

C. 情绪和情感是同一心理现象的两个不同方面

D. 情感是情绪的本质内容

E. 情绪是情感的本质内容

18. 情绪和情感的区别表现在(   )。

A. 情绪用于动物和人,情感只适用于人

B. 情绪有表面形式,情感则没有表面形式

C. 情绪是情感反应的过程,情感是情绪的本质内容

D. 情感比情绪更具有稳定性、深刻性、持久性

E. 情绪比情感更具有稳定性、深刻性、持久性

19. 患者自我认知紊乱包括(   )。

A. 体像改变　　　　　B. 社会角色改变　　　　C. 生理功能改变

D. 自尊的消极认知　　E. 压力的体验

20. 评估情绪的常用方法有（　　）。

A. 医学检测法　　　　B. 投射法　　　　　　C. 会谈法

D. 观察法　　　　　　E. 量表评定法

项目六 社会评估

学习目标

1. 叙述角色与角色适应、家庭、环境、文化的评估内容与方法。
2. 叙述家庭压力、文化休克的概念与形成原因。
3. 能针对不同文化背景的患者采用适当的方法进行社会评估。
4. 针对不同文化背景的患者采用适当的方法进行社会评估。

人不仅具有生物性,而且包含更重要的社会属性。要全面认识和衡量个体的健康水平,除生理、心理功能外,还应评估其社会状况。本项目重点讲述社会评估的内容与方法。

任务一 了解社会评估的目的、意义与方法

人是具有社会性的动物,人自出生的那一刻起便与社会建立起千丝万缕的联系。社会可小至一个家庭,大至一座城市、一个国家。人类不是孤立静止地存在于社会,每个人都有多种社会关系,通过承担各种社会角色参与社会互动。对个体社会属性的评估应该包括其社会角色、文化、所属家庭和所处环境。

一、社会评估的目的与意义

（1）评估个体角色功能，了解有无角色功能紊乱、角色适应不良，尤其是患者角色适应不良。

（2）评估个体的宗教、文化背景，以便提供符合患者宗教文化需求的护理，避免在护理过程中发生文化强加。

（3）评估个体的家庭状况，找出影响或促进患者健康的家庭因素，以制订有针对性的家庭护理计划。

（4）评估个体所处的环境，明确存在的或潜在的环境危险因素，指导制定环境干预措施，指导合理利用有利环境因素。

二、社会评估的方法

社会评估也可采用交谈、观察、量表评定等方法。此外，家庭、环境评估时还应进行实地观察和抽样调查。

（程凤舞）

任务二　社会评估内容

一、角色与角色适应

（一）角色的定义

社会心理学所指的角色（role）是用来表示与人们的某种社会地位、身份相一致的、一整套权利与义务的规范和行为模式。角色包含两层意思：首先，任何一种角色都与一系列行为模式相关，一定的角色必有相应的权利与义务。如患者既有配合医疗护理的义务，同时又有获得健康教育、治疗护理的权利。其次，角色是人们对处于一定社会位置的人的行为的期待。一个人同时承担着多个角色，如某男性，在家里是儿子、丈夫和父亲，在单位是医生。同样一个人一生中也会先后承担多个角色。

（二）角色的形成与分类

角色的形成经历了角色认知与角色表现两个阶段。角色认知是个体认识自己和他人的身份、地位以及各种社会角色的区别与联系的过程。模仿是角色认知的基础，先对角色产生总体的印象，然后深入角色的各个部分认识角色的权利与义务。角色表现则是个体为达到自己所认识的角色要求而采取行动的过程，也是角色成熟的过程。角色可分为三类。

1. 第一角色（也称基本角色）

第一角色是决定个体的主体行为，由每个人的年龄、性别所赋予的角色，如儿童、妇女、老人等。

2. 第二角色（又称一般角色）

第二角色为人们完成每个生长发育阶段特定任务所必须承担的、由所处社会情形和职业所确定的角色，如母亲角色、护士角色等。

3. 第三角色（也称独立角色）

第三角色是可自由选择的，为完成某些暂时性发展任务而临时承担的角色，如护理学会的会员。但有时是不能自由选择的，如患者角色。

上述三种角色的分类是相对的，可在不同情况下相互转化。如患者角色，因为疾病是暂时的，可视为第三角色，然而当疾病变成慢性病时，患者角色就变成个体的第二角色了。

（三）患者角色

当个体患病时，不管是否得到医生证实，均无可选择地进入患者角色，原有的角色部分或全部被替代，以患者的行为要求来约束自己。

1. 患者角色特点

个体患病以后就脱离或部分脱离日常生活中的其他角色，免除或部分免除相应的社会责任与义务。个体对自己的病情没有直接责任，处于一种需要被照顾的状态。患者有享受治疗护理、知情同意、寻求保健信息、要求保密的权利，同时还有积极配合医疗护理、恢复自身健康的义务。

2. 患者角色失调

（1）患者角色冲突：指个体在适应患者角色过程中与其常态的各种角色发生心理冲突和行为矛盾。如一位领导住院期间担心工作不能完成而希望将工作带到病房继续进行，从而影响其休息、睡眠等患者角色的发挥就是一种角色冲突。

（2）患者角色缺如：即没有进入患者角色，不承认自己有病或对患者角色感到厌倦，也就是对患者角色的不接纳和否认。

（3）患者角色强化：指当需要患者角色向日常角色转化时仍沉溺于患者角色，对自己的能力怀疑、失望，对原承担的角色恐惧。

（4）患者角色消退：某些原因使一个已适应了患者角色的人必须立即转入常态角色，在承担相应责任与义务时使已具有的患者角色行为退化甚至消失。

年龄、性别、家庭背景、经济状况等因素会影响患者角色的适应。

（四）角色功能评估方法

主要可通过交谈、观察两种方法收集资料。

1. 交谈

可询问问题，例如"您从事什么职业及担任什么职位？""目前在家庭、单位、社会中所承担的角色与任务有哪些？""您觉得这些角色是否现实、合理？""您是否感到角色任务过重、过多或不足？您感到太清闲还是休闲娱乐的时间不够？""您对自己的角色期望有哪些？他人对您的角色期望又有哪些？""住院后，您认为您的角色发生了哪些改变，对您有影响吗？是否感到期望的角色受挫？""作为患者您是否安心养病，积极配合治疗、护理并努力使自己尽快康复？"

2. 观察

主要观察有无角色适应不良的身心行为反应，如失眠、疲乏、焦虑等。

二、家庭

人离不开社会，更离不开家庭，只有了解了整个家庭的背景，才能较全面地对个体做出评估。家庭的健康与个体的健康休戚相关，健全的家庭对家庭成员的身心健康、成长与发育以及疾病的康复起着举足轻重的作用，缺乏家庭关照和有家庭问题的人，其身心康复会受到不同程度的影响。来自家庭成员恰当的情感、精神、物质及信息等方面的支持能有效减轻患者的恐惧、焦虑和抑郁，增强其自尊及自信，甚至可激活机体的免疫和防御功能。

（一）家庭的定义与特征

家庭（family）是建立在婚姻、血缘、收养关系基础上的人类共同生活的初级社会群体。根据当今家庭的发展变化，也有人对家庭进行了操作性定义，即指共同居住、共同生活和财产共享的初级社会群体。

（二）家庭评估方法

家庭的评估包括家庭基本资料、家庭类型、家庭生活周期、家庭结构与功能、家庭资源和家庭压力等方面的评估。

1. 家庭资料（family information）

家庭基本资料包括家庭成员的姓名、性别、年龄、职业、教育程度、健康史，尤其是家族遗传史等。可通过交谈或阅读有关健康记录获得。

2. 家庭类型（family form）

家庭类型又称家庭规模，主要由家庭人口结构决定。每一个家庭都有相应的人口特征，可通过询问获知。各种类型家庭的人口特征见表6-1。

表6-1　各种类型家庭人口特征表

家庭类型	人口特征
核心家庭	夫妻及其婚生或领养的未婚子女
主干家庭	核心家庭成员加上夫妻一方的直系亲属
单亲家庭	夫妻任何一方及其婚生或领养的未成年子女
重组家庭	再婚夫妻与前夫和（或）前妻的未成年子女以及婚生或领养的未成年子女
无子女家庭	仅夫妻俩，无子女
同居家庭	无婚姻关系而长期居住在一起的夫妻及其子女

3. 家庭生活周期（stages of the family life cycle）

家庭生活周期如同个体的生长发育，家庭也有其成长发展周期，且每个周期都有特定的任务需家庭成员协同完成，以使家庭逐步完善成熟，参见表6-2。

表6-2　杜瓦尔(Duvall)家庭生活周期表

周期	特征	主要任务
新婚	男女结合	沟通与彼此适应，性生活协调与计划生育
有婴幼儿	最大孩子0～30个月	适应父母角色，应对经济及照顾初生孩子的压力
有学龄前儿童	最大孩子30个月～6岁	孩子入托、上幼儿园；培育孩子有效的社会化技能
有学龄儿童	最大孩子6～13岁	孩子上学，儿童身心发展、教育问题等
有青少年	最大孩子13～20岁	与青少年沟通，青少年的责任与义务，以及性、与异性交往等方面的教育
有孩子离家创业	最大孩子离家至最小孩子离家	接纳和适应孩子离家，发展夫妻共同兴趣，继续给孩子提供支持
空巢期	夫妻独处至退休	适应仅夫妻俩的生活，巩固婚姻关系，保持与新家庭成员如孙辈的接触

续表

周期	特征	主要任务
老年期	退休至死亡	正确对待与适应退休、衰老、丧偶、孤独、生病、死亡等

评估时先确定患者的家庭所处的生活周期。可询问如下问题："您结婚多长时间了？你们有孩子吗？最大的孩子有多大？孩子们都还在家里吗？"确定生活周期后，再根据所得情况询问相关问题。

（1）新婚家庭：您与配偶的关系如何？彼此适应、相处默契吗？

（2）有婴幼儿家庭：初为人父母，感觉如何？有压力吗？在哪些方面？

（3）有学龄前、学龄儿童家庭：在培育孩子方面，作为家长，您做了哪些？是如何做的？孩子的表现如何？

（4）有青少年家庭：孩子处在青春期，作为父母，您常常与孩子沟通吗？在性发育、与异性交往、学习、做人成材等方面有沟通吗？

（5）有孩子离家创业及空巢期家庭：孩子离家创业，作为父母您有哪些感受？适应吗？如感到不适应，您是如何调节的？

（6）老年期家庭：您退休几年了？退休后生活习惯吗？平常都做些什么？老伴情况如何？

4. 家庭结构（family structure）

家庭结构是指家庭成员间相互关系和相互作用的性质，包括权利结构、角色结构、沟通结构和世界观。评估时主要了解谁是家庭的主要决策者，每个家庭角色的权利、义务完成情况，家庭成员之间的沟通情况以及与健康有关的价值观。评估时可询问以下问题："家里事情由谁做主？遇到问题时通常由谁提出意见与解决办法？""作为一家人，大家有想法、要求、建议时，是直接提出来还是间接提出来，或是不敢说出来？""家庭最主要的日常生活规范有哪些？""家庭是否将成员健康看成头等大事？""家庭成员是如何看待吸烟、酗酒等不良生活习惯的？""家庭是否倡导成员间相互支持、关爱，个人利益服从家庭整体利益？"

5. 家庭功能（family functioning）

家庭的主要功能是满足家庭成员衣、食、住、行、育、乐等基本生活需求；建立家庭关爱气氛，使每个成员充分享受家庭的温暖，使之有归属感、安全感和家庭幸福感等；培养家庭成员的社会责任感，初步完成人的社会化；维护家庭成员的安全与健康，并为健康状况不佳的成员提供支持与帮助。

家庭功能的健全与否与个体身心健康密切相关，为家庭评估的重点，应逐项评估，明确每项家庭功能发挥的程度、存在的问题及原因，尤其应注意家庭健康照顾功能的评估。观察、交谈和量表评定是常用的评估方法。

（1）观察：内容包括家庭居住条件、家庭成员衣着、饮食、家庭气氛、家庭成员间的亲密程度、是否彼此关心照顾，尤其对老人、孩子、患病家属的照料。

（2）交谈：可询问患者或其家属以下问题："您觉得您家庭的收入够用吗？能否满足衣食住行等基本生活需要？""您的家和睦快乐吗？""您依恋您的家吗？为什么？""家里有孩子吗？对孩子的培养与成长是否满意？""您所在的家庭成员之间能否彼此照应，尤其对患病的家庭成员？"

（3）量表评定：国外有不少用于家庭功能评估的量表，如Procidano和Heller的家庭支持量表较常用（表6-3）。

表6-3　Procidano和Heller的家庭支持量表

项目	是	否
1. 我的家人给予我所需的精神支持		
2. 遇到棘手的问题，我的家人帮我出主意		
3. 我的家人愿意倾听我的想法		
4. 我的家人给予我情感支持		
5. 我和我的家人能够开诚布公地交谈		
6. 我的家人愿意分享我的爱好和兴趣		
7. 我的家人能时时觉察到我的需求		
8. 我的家人善于帮助我解决问题		
9. 我和我的家人感情深厚		

此表包括9个测试项目，选择"是"得1分、"否"得0分，得分越高，家庭功能越健全。

6. 家庭资源（family resource）

家庭为了维持其基本功能，应对压力和危机所需的物质、精神与信息方面的支持，称为家庭资源。分内部资源与外部资源。

（1）内部资源：①财力支持，如住院费用的分担；②精神与情感支持，如对家人的关心、爱护、鼓励、安慰；③信息支持，如提供医疗服务信息，保健知识；④结构支持，如改变家中设备、重新装修以方便活动不便家人的生活。

（2）外部资源：①社会资源，如亲朋好友和社会团体的支持；②文化资源，如欣赏戏剧音乐、参观文物展览等，可提高家人生活质量；③医疗资源，如医疗保健机构；

④宗教资源，使家人从信仰中得到精神支持。

评估时可通过交谈法询问患者及其家人是否具备以上家庭资源及其丰富程度，例如："您觉得您家经济条件如何，能否支付您的住院费用？""您的家人是否有时间和精力并乐意帮助您？""您家人文化程度如何，能否提供您所需的保健知识、就医信息？""您家离医院近吗？您认为您家附近的医院医疗护理水平如何？能否满足您的就医需求？""除您的家人外，您觉得您还可以从哪些方面得到帮助，比如说亲戚、朋友、同事、单位等？"

对结构支持的评估，最好能实地观察家庭设备、装修是否适宜，是否方便老弱病残家庭成员的生活，如下肢残疾者家里备有轮椅、拐杖，门厅过道宽窄高矮是否便于轮椅通过，厕所是否方便使用。

7. 家庭压力（family stress）

家庭压力是指可引起家庭生活发生重大改变、造成家庭功能失衡的所有刺激性事件。包括：家庭成员关系的改变与终结，如离婚、分居、死亡；家庭状况的改变，如失业、搬迁、破产；家庭成员角色的改变，如初为人夫、人父，退休等；家庭成员道德颓废，如酗酒、赌博、吸毒、乱伦等；家庭成员生病、残疾、无能等。对于多数人来说，家庭既是获得支持的重要资源，也是压力的主要来源。每个家庭在不同的成长周期中或多或少，或迟或早会遇到各种压力。评估方法主要是交谈法，通过交谈明确患者的家庭最近有无以上压力事件发生，对家庭成员的影响如何，所采用的应对方式有哪些，可用于应对家庭压力的家庭资源又有哪些。

三、环境

环境、健康、护理三者的关系早在南丁格尔时代就已被认识，并被后来的护理学家不断发展。环境对健康有着正性或负性的影响，如适宜的室温可使人感到舒适、安宁，减少身体消耗。适当的声音刺激如悦耳动听的音乐可使人身心愉悦，然而声音过大，却可使人感到烦躁不安、心率加快、血压升高，甚至引起头晕、头痛、耳鸣、心悸、失眠等。此外环境中的有害化学物质、热辐射、放射线等均对人体有害。社会经济因素对健康的影响也非常明显。美国的一些研究表明长期社会联系少，人际关系紧张的人易患心因性疾病，如高血压、癌症、精神异常；妊娠期间良好的家庭社会支持可减少妊娠并发症，缩短产程；住院期间良好的护患、医患、患患关系有利于患者角色的适应与疾病的康复。

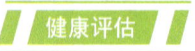

(一）环境的定义

广义的环境（environment）是指人类赖以生存、发展的社会与物质条件的总和。狭义的环境是指环绕所辖的区域，如病室、居室等。在护理界环境被定义为影响人的生存与发展的所有情况，并将人的环境分为内环境与外环境。人体的内环境，又称生理和心理环境，包括人体所有的组织和系统以及人的内心世界。人体的外环境包括物理环境、社会环境、政治环境、文化环境。内环境不断与外环境进行物质交换、信息和能量交换，使机体能够适应外环境的变化，维持生理和心理平衡。人体的内环境、文化环境的评估前面已叙述，本项目重点讲述物理环境、社会环境评估。

（二）物理环境的评估

物理环境是一切存在于机体外环境的物理因素的总和，包括空间、声音、温度、湿度、采光、通风、气味、室内装饰布局，以及各种与健康、安全有关的因素，如大气、水、交通等。物理环境的评估可通过实地观察、取样检测的方法收集资料。主要内容包括：

1. 社区

了解社区地质环境，有无污染源，各种配套设施是否齐全，在外出活动过程中有无各种不安全因素，哪些是应该特别注意的，有没有无障碍设施，以及社区文化氛围如何，有无可供选择的休闲、锻炼场所，卫生保健机构是否完善等。

2. 家庭

①居住环境：是否整洁宽敞，寒冷地区有无取暖设施，炎热地区有无降温设施，室内空气是否流通、是否有人抽烟，供水系统是否符合卫生标准，室内有无污染如装修污染、噪声污染等，有无变应原。②家庭安全：电器设备使用是否安全，各种化学品如清洁剂、杀虫剂、油漆、汽油等化学物品贮存是否妥当，药品有无标记，使用者是否知道名称、剂量、用途，有无儿童活动安全地带，有无其他安全妨碍因素存在。

3. 工作场所

工作场所是否宽敞、明亮、通风，有无粉尘、化学物、石棉、烟雾等刺激物，有无废水、废气等污染源，是否存在强噪声、放射线、高温、高压电、裸露电源、电线等危害因素，有无安全作业条例及执行情况如何，有无超时疲劳工作的现象。

4. 病室

病室是否干净、整洁、无尘、无异味，温度、湿度适宜，地面干燥、平整、无滑等；周围有无污染源，如噪声等；用氧是否安全可靠；电源是否妥善安置及使用安全与否。

（三）社会环境评估

社会环境是个庞大的系统，包括制度、法律、经济、文化、教育、人口、民族、职业、生活方式、社会关系、社会支持等诸多方面。其中尤以经济、教育、生活方式、社会关系、社会支持等与健康直接相关。

1. 经济社会

环境中，经济对健康的影响最大，因为经济是保障人们衣、食、住、行基本需求以及享受健康服务的物质基础。

可通过向患者或其家属询问以下问题来了解患者的经济状况。例如："能否告诉我您的经济来源有哪些？工资福利如何？收入够用吗？""家庭经济来源有哪些？""是否有失业、待业人员？""医疗费用支付的形式是什么？"

2. 教育水平

教育水平对健康也有明显的影响。良好的教育有助于人们认识疾病、获取健康保健信息、改变不良传统习惯以及提高卫生服务的有效利用率。通过与患者或其家属交谈了解患者及其主要家庭成员的受教育程度以及是否具有健康照顾所需的知识与技能。

3. 生活方式

生活方式指由经济、文化、政治等因素相互作用所形成的人们在衣、食、住、行、娱乐等方面的社会行为，是有关人们如何享受劳动所得的物质与精神产品以及使用自由闲暇时间的方式。生活方式因地区、民族、职业、社会阶层的不同而不同。生活方式也因个人喜好与习惯而异。吸烟、酗酒、吸毒、赌博等均为对健康有害的生活方式。评估时，不仅应明确患者的生活方式，还应了解其家人、同事、朋友的生活方式。可通过：

（1）与患者或其亲友交谈，询问饮食、睡眠、活动、娱乐等方面的习惯与爱好，有无吸烟、酗酒等不良嗜好。

（2）直接观察患者或其亲友的饮食、睡眠、活动、娱乐方式与习惯，有无吸烟、酗酒等。

若有不良的生活方式，应进一步了解其对患者的影响。

4. 社会关系与社会支持

个体的社会关系网包括与之有直接或间接关系的所有人或人群，如家人、邻里、朋友、同学、同事、领导、宗教团体及成员、自救组织等，对住院患者而言，还有病友、医生、护士。个体的社会关系网越健全，人际关系越亲密融洽，越容易得到所需的信息、情感、物质等方面的支持。这些从社会关系网获得的支持称为社会支持。研究表明，社会关系网的健全程度和家庭社会支持的程度与人的身心调节与适应、自理能力、自我概念、希望、生活质量以及对治疗护理的依从性呈正相关。

可通过交谈与观察评估个体有无支持性的社会关系网络，如家庭关系是否稳定，与同事、领导的关系如何，家庭成员与朋友是否能提供患者所需的支持与帮助，患者是否孤立无援、失望、绝望等。对住院患者，还应了解医院相关支持系统的情况，如医院提供的服务是否安全有效。

四、文化

由于价值观、信念、信仰、习俗、语言等文化因素可直接影响健康和健康保健，因此护士必须理解患者的文化背景，意识到患者与自己的文化差异并尽量克服自己的文化局限性，理解患者的思想行为，避免文化偏见与固执。

（一）文化的定义与特征

文化（culture）是一个复杂的整体，是一个社会及其成员所特有的物质和精神财富的总和。其中包括价值观、知识、信念与信仰、艺术、道德、法律、风俗，以及人作为社会成员之一通过学习所获得的任何技巧与习惯。其特点在于它是人类后天习得的，并为人类所共有。文化作为人类社会的一个重要要素，具有民族性、继承性和累积性、获得性、共享性、复合性与双重性。

（二）文化要素及其评估

1. 价值观（values）

价值观指人们在长期社会化过程中通过后天学习逐步形成的共有的区分事物的好坏、对错、符合或违背人的愿望、可行与否的观点、看法与准则。它是信念、态度、行为的基础。

价值观与健康关系密切，具体表现为：①影响人们对健康问题的认识。如过度肥胖已被多数人群认为是一种疾病，但在南太平洋岛国汤加，人们则以肥胖为美。②左右人们解决健康问题的决策。如面对疼痛，注重绅士风度的英国人会尽量忍耐，不轻易求医；而意大利人则认为疼痛影响他们的安宁，即便疼痛不重也会立即就医。③影响人们对治疗手段的选择。④影响人们对医疗保密措施的选择。如在美国，经常会将癌症告诉患者本人；而中国出于种种原因，常对癌症患者有所保密。⑤影响人们对疾病与治疗的态度。如意志顽强、相信人可以改造、征服自然的人会正视疾病，积极配合医疗、护理，和疾病做斗争，而不是采取妥协、回避的态度。

价值观存在于潜意识中，不能直接观察，也很难言表，人们也很少意识到其行为受潜意识中价值观的直接引导，因此，价值观的评估比较困难，可通过以下问题来判断:"通常情况下,什么对您最重要?""遇到困难时您是如何看待的?一般从何处寻求力量和帮助?""您参加什么组织吗?"

2. 信念(belief)与信仰(religion)

信念是自己认为可以确信的看法。信念涵盖了对世界万物的感知与见解。不同信念的人,对健康与疾病的理解大相径庭。受传统观念的影响,长期以来把无疾病作为健康与不健康的界限,将健康单纯理解为无病、无残、无伤,很少从心理、社会等方面综合、全面地衡量自己的健康水平。

信仰则是人们对某种事物或思想、主义的极度尊崇与信服,并把它作为自己的精神寄托和行为准则。信仰的形成是一个长期的过程,人们在接受外界信息的基础上沿着认知、情感、意志、信念和行为的轨道持续发展,最终融合而成。所以,信仰是信念形成的终结和最高阶段,是认识的成熟阶段或情感化了的认识。人的信仰有多种,除了佛教、基督教、伊斯兰教这三大世界性宗教外,每一个民族都有自己的宗教信仰与仪式传统。宗教是指与超自然力量有关的一整套态度、信念和习俗。马克思认为:一切宗教都不过是支配着人们日常生活的外部力量在人们头脑中幻想的反映。一般来讲,西方人以基督教为主教,我国流传较广的是佛教、道教及伊斯兰教等。各派宗教在内容上包括其特有的宗教意识、信仰、感情、仪式活动、组织等。

很多方法可用来评估信念系统,Kleinman等人提出的评估模式应用最为广泛,包括以下10个问题:"对您来说健康是什么,不健康又是什么?""通常您在什么情况下才认为自己有病并就医?""您认为导致您发生健康问题的原因是什么?""您怎样、何时发现您有该健康问题的?""该健康问题对您的身心造成了哪些影响?""严重程度如何?发作时持续多长时间?""您认为您该接受何种治疗?""您希望通过治疗达到哪些效果?""对这种病您最害怕什么?""您的病给您带来的主要问题有哪些?"

护士从中可以了解到患者对自身健康的看法及患者所处文化对其健康信念的影响。

对宗教信仰的评估也可通过以下问题进行:您有宗教信仰吗?是哪一种?您经常参加哪些宗教活动?住院对您参加以上宗教活动有何影响?有无恰当方式继续完成?您需要我们为您做些什么?您的宗教信仰对您在住院期间的检查、治疗、饮食、起居、用药等方面有何特殊要求?

3. 习俗(habitude)

习俗又称风俗,指一个民族的人们在物质文化生活上的共同喜好、风尚和禁忌。习俗是历代相沿,积久而成的风尚,是各民族政治、经济和文化的反映,并在一定程度上反映各民族的生活方式、历史传统和心理感情,是民族特点的一个重要方面。在文化的各要素中,习俗最易被观察到。与健康有关的习俗主要有饮食、沟通、医药、居住、婚姻与家庭等。

(1) 饮食：饮食的文化烙印最明显，是诸多民族习俗中最难以改变的一种习俗。饮食习俗表现在：①饮食戒规。每个文化群体都有其共同认可或忌食的食物。②主食差别。在我国以游牧业为主的民族以牛羊肉和奶制品为主食；从事农业生产的民族则以粮食为主食，肉类、蔬菜为辅食。③烹调方式、进餐时间。不同民族、不同地区的人在食物的烹调方法、进食时间与餐次上也有不同，如我国西南地区食品多以腌、熏方式制作，虽味道鲜美但亚硝酸盐含量高，食管癌发病率高。在进食时间与餐次上，拉丁美洲人习惯上在早餐与午餐之间加茶点，而欧美人喜欢在中餐与晚餐之间加茶点，地中海人晚餐可推迟到晚间10时。④对饮食与健康关系的认识。饮食与健康有密切的关系，但不同文化可有不同的见解，如香蕉，中国人认为润肠、通便；美国人则认为有止泻作用。⑤其他。经济、宗教、心理、社会以及个人习惯与爱好等对饮食也有影响。由于食物是人最基本的生理需求，与健康关系密切，故对其评估至关重要。

通过交谈，从食物种类、烹调方式、进食时间与餐次、对饮食与健康关系的认识等方面评估个体的饮食习俗。常用于评估的问题有："您平时吃哪些食物？主食为哪些？喜欢的食物又有哪些？有何食物禁忌？""您常采用的食物烹调方式有哪些？常用的调味品有哪些？""每日进几餐？分别在何时进餐？""您认为哪些食物对健康有益，哪些对健康有害？""哪些情况会使您的食欲减退或增加？"

此外，还可通过观察个体的饮食习俗进行评估。

(2) 沟通：包括语言与非语言沟通，两者都具有高度的文化含量。

1) 语言沟通中的文化差异与评估：患病后的诉说和与人交流可因文化而异。护士可通过观察与交谈了解个体的语言沟通文化，包括讲何种语言，喜欢的称谓是什么，语言禁忌有哪些。

2) 非语言沟通中的文化差异与评估：人们常通过自己身体某个动作表达其思想感情，并作为对口头语言的补充，肢体语言包括音调、面部表情、手势等。肢体语言也存在着文化差异，如招手，中国人掌心朝下，手上下摇动；而美国人招呼某人来时则掌心朝上，食指伸出前后移动，而这在中国或许会被认为是不礼貌的手势。护士可通过观察患者与人交流时的表情、眼神、手势等，对其非语言沟通文化进行评估。

(3) 传统医药：与传统医药有关的习俗是所有习俗中与健康关系最密切的，包括家庭疗法、民间疗法等。这些习俗颇受该民族人们的青睐，既简便易行，又花费无几。对这些习俗的评估有助于护士在不违背医疗原则的前提下选择患者熟悉而又乐于接受的方法进行护理。

(三)患者文化休克的评估

文化休克(culture shock)是指人们生活在陌生文化环境中所产生的迷惑与失落的经历。常发生于个体从熟悉的环境到新环境,由于沟通障碍、日常活动改变,以及风俗习惯和态度、信仰的差异而产生的生理、心理适应不良。

对于刚入院的患者而言,医院是一个陌生的环境,对医院环境及医护人员不熟悉,对将要接受的检查、治疗很陌生,感到迷茫,此期为陌生期。接着患者开始意识到自己将住院一段时间,对疾病和治疗转为担忧,因思念家人而焦虑,因不得不改变各种习惯而产生受挫感。此时,患者文化休克表现最突出,可有失眠、焦虑、食欲减退、沮丧、绝望等反应,此期为觉醒期。慢慢地,经过调整,患者开始从生理、心理、社会上适应医院环境,此期为适应期。

通过交谈,询问患者住院感受,结合观察,通常不难发现患者有无文化休克。

(程凤舞)

思考与练习

【A型题】

1. 护士角色属于( )。
   A. 第一角色　　　　　B. 第二角色　　　　　C. 第三角色
   D. 基本角色　　　　　E. 独立角色

2. 患者角色属于( )。
   A. 第一角色　　　　　B. 第二角色　　　　　C. 第三角色
   D. 基本角色　　　　　E. 独立角色

3. 个体对角色的理解和认识是( )。
   A. 角色领悟　　　　　B. 角色实践　　　　　C. 角色期待
   D. 角色准备　　　　　E. 角色冲突

4. 人的社会动机、态度和社会行为发生的基础是( )。
   A. 社会认知　　　　　B. 人际认知　　　　　C. 人际沟通
   D. 社会情感　　　　　E. 社会身份

5. 光环效应产生的认知偏差是一种( )。
   A. 社会感应的现象　　B. 以偏概全的现象　　C. 信息干扰的现象
   D. 先入为主的现象　　E. 社会适应的现象

6. 矩阵分析法是评估（　　）。

A. 情绪的方法　　　　　　B. 社会角色的方法　　　　C. 社会支持的方法

D. 自尊的方法　　　　　　E. 人际关系的方法

7. 人际关系是在社会交往过程中形成的，以个人情感为基础建立的人与人之间（　　）。

A. 生理上的联系　　　　　B. 空间上的距离　　　　　C. 心理上的联系

D. 社会上的联系　　　　　E. 工作上的联系

8. 影响个体吸引力最稳定、最重要的因素是（　　）。

A. 熟悉　　　　　　　　　B. 人格品质　　　　　　　C. 外貌

D. 相似性　　　　　　　　E. 邻近

9. 熟悉能增加吸引力的程度，但交往的频率与喜欢的程度呈（　　）。

A. 倒 U 型曲线关系　　　　B. U 型曲线关系　　　　　C. 线性关系

D. 指数关系　　　　　　　E. 互补关系

【B型题】

（10、11题共用备选答案）

A. 患者角色缺如　　　　　B. 患者角色冲突　　　　　C. 患者角色强化

D. 患者角色消退　　　　　E. 患者角色隐瞒

10. 由于某种原因患者不能或不愿意承担疾病所造成的影响及后果而隐藏真相属于（　　）。

11. 由于某种原因导致患者提前退出患者角色恢复常态角色属于（　　）。

（12、13题共用备选答案）

A. 相近吸引　　　　　　　B. 相似吸引　　　　　　　C. 互补吸引

D. 相悦吸引　　　　　　　E. 敬仰性吸引

12. 在人际关系中能让人感到心理上愉快与满足而产生的吸引是（　　）。

13. 当交往双方的某些需要及期望成为互补关系时产生的吸引是（　　）。

【X型题】

14. 角色扮演过程中的三要素是（　　）。

A. 角色期待　　　　　　　B. 角色冲突　　　　　　　C. 角色领悟

D. 角色失调　　　　　　　E. 角色实践

15. 属于患者角色失调的是（　　）。

A. 角色冲突　　　　　　　B. 角色实践　　　　　　　C. 角色消退

D. 角色强化　　　　　　　E. 角色隐瞒

16. 患者角色失调的原因是（   ）。
A. 经济状况　　　　　　　B. 年龄　　　　　　　　C. 人际关系
D. 家庭背景　　　　　　　E. 性别

17. 人际关系的特点是（   ）。
A. 真实性　　　　　　　　B. 透明性　　　　　　　C. 复杂性
D. 情感性　　　　　　　　E. 直接性

18. 影响人际吸引的因素主要有（   ）。
A. 经济条件吸引　　　　　B. 相近吸引与相似吸引　C. 社会地位的吸引
D. 互补吸引与敬仰吸引　　E. 相悦吸引与仪表吸引

19. 社会支持的四个维度包括（   ）。
A. 情感支持　　　　　　　B. 物质支持　　　　　　C. 信息支持
D. 人员数量支持　　　　　E. 评价性支持

项目七 常用实验室检查

学习目标

1. 能叙述血液、尿液、粪便检查，肝肾功能检查，生化功能检查的标本采集方法、正常参考值、异常结果的临床意义。
2. 会阅读血液、尿液、粪便常规检查，肝肾功能检查及常用生化检查的报告单。

实验室检查是运用物理学、化学、生物学、细胞学、免疫学及遗传学等实验技术和方法，对人体的血液、体液、骨髓、排泄物、分泌物以及组织细胞等标本进行检测，以获得机体功能状态或相关病因、病理变化等方面的资料，用以协助诊断疾病、制定防治措施、了解治疗效果及判断预后。护士在临床护理工作中，必须熟悉常用实验室检查的目的、标本采集方法与要求、标本采集前患者的准备及标本运送，并能对检验结果正确判读。

任务一 血液检查

血液由血浆和血细胞（红细胞、白细胞、血小板）组成，通过血液循环与全身各组织器官紧密联系，参与机体各项生理功能活动，维持机体新陈代谢和内外环境平衡。

病理情况下,血液系统疾病可直接导致血液变化,各组织器官病变也可直接或间接导致血液发生变化。临床上比较多的检测项目都是通过血液标本进行检查的。

案例1:李先生,22岁。2天前因淋雨后受凉,出现畏寒、发热伴右侧胸痛。咳嗽,咯少量铁锈色痰。体格检查:T 39.5℃,P 112次/分,R 24次/分,BP 110/80 mmHg。神志清,急性病容。右上胸部叩诊浊音,语音震颤增强,可闻及支气管呼吸音,心率112次/分,心律齐。腹软,无肌紧张及压痛,双下肢无水肿。血液检查:WBC 18×10^9/L,N 85%。X线胸片示右上肺可见大片密度增高阴影,心膈未见明显异常。

思考:(1)患者血液检查报告是否正常?

(2)该患者的病因可能是什么?

案例2:王女士,18岁。头晕、乏力,活动后心悸、气短3个月。平素月经量多,偏食。体格检查:神志清,贫血貌,皮肤黏膜无出血点,全身浅表淋巴结无肿大,胸骨无压痛。心肺无明显异常,腹软,肝脾未触及。指甲呈反甲。血液检查:Hb 70 g/L,RBC 3.0×10^{12}/L,网织红细胞0.5%。

思考:(1)该患者化验结果是否正常?

(2)可能是什么原因所致?

血液检查是临床最常用的检查,包括血常规检查和血液其他检查两大部分。

一、血常规检查

血常规检查是临床上最常用的检查,包括红细胞计数(RBC)、血红蛋白(Hb)测定、白细胞计数(WBC)及分类计数。

【标本采集】毛细血管采血。

注意事项:

(1)采血所用注射器及容器必须洁净干燥,止血带不得束缚太紧、时间太长。

(2)不得从输液的同一血管抽血。

(3)毛细血管采血时,穿刺深度要适当,切忌用手挤压逼血液流出。

(4)抽血后应先拔除针头,将血液沿管壁缓慢注入容器。

（5）若采集的血标本需要抗凝，采血后立即将血液沿管壁缓慢注入含适当抗凝剂的试管中，充分混匀。

（6）尽快送检。

（一）红细胞计数和血红蛋白测定

【标本采集】毛细血管采血。

【参考值】

（1）红细胞数计数：成年男性（4.0~5.5）×10^{12}/L；成年女性（3.5~5.0）×10^{12}/L；新生儿（6.0~7.0）×10^{12}/L。

（2）血红蛋白：成年男性120~160 g/L；成年女性110~150 g/L；新生儿170~200 g/L。

【临床意义】健康人红细胞的生成与破坏处于一种动态平衡状态。病理情况下，红细胞在数量、形态、质量等方面均会发生改变。

（1）生理性变化：

1）年龄：新生儿出生前，胎儿在宫内长期处于相对缺氧状态，促红细胞生成素分泌较多，其造血旺盛，红细胞和血红蛋白高于成人。儿童期由于生长迅速，红细胞和血红蛋白处于较低的水平，至青春期增高。老年人由于造血功能有所减退，红细胞和血红蛋白略有减少。

2）性别：雄激素有促进造血的作用，而雌激素抑制造血，加之月经、生育、哺乳等影响，因此男性红细胞和血红蛋白均高于女性。

3）妊娠：妊娠中晚期，由于血容量明显增多，导致血液稀释而引起红细胞和血红蛋白相对减少。

4）大气压：高原居民，由于氧分压低，相对缺氧，体内分泌促红细胞生成素增多，引起红细胞和血红蛋白代偿性增多。

（2）病理性变化：

1）红细胞和血红蛋白增高：指单位容积血液中红细胞数及血红蛋白量高于参考值高限。多次检查，成年男性红细胞>6.0×10^{12}/L、血红蛋白>170 g/L，成年女性红细胞>5.5×10^{12}/L、血红蛋白>160 g/L时，即为增多。包括：a. 相对性增高，见于严重吐泻和大面积烧伤引起的脱水，由于血液浓缩而引起其增高。此时，通过输液，补充血容量、红细胞及血红蛋白可恢复，护士应注意观察红细胞和血红蛋白的变化，可作为补液是否恰当的指标。b. 继发性增高，又称代偿性增高，因血氧饱和度减低所引起，见于慢性心肺疾病和发绀型先天性心脏病等。c. 原发性增高，见于肾癌、肝细胞癌、卵巢癌、肾胚胎瘤、子宫肌瘤等所致红细胞生成素增加，以及原因不明的骨髓增殖性疾病如真性红细胞增多症。

2）红细胞和血红蛋白减少：单位容积的外周血液中红细胞数、血红蛋白量或红细胞比容低于正常参考值的低限称贫血。见于：a. 造血物质缺乏，见于缺铁性贫血和巨幼细胞贫血；b. 骨髓造血功能障碍，如再生障碍性贫血；c. 红细胞丢失过多，如失血性贫血；d. 红细胞破坏增多，如溶血性贫血等。

临床一般根据Hb减少的程度，将贫血分为四度，见表7-1。

表7-1 贫血程度

细胞类型	轻度	中度	重度	极重度
成人Hb/（g/L）	90～正常下限	60～90	30～60	<30
新生儿Hb/（g/L）	120～144	90～120	60～90	<60
RBC/（×10^{12}/L）	3～4	2～3	1～2	<1

（二）白细胞计数及分类计数

【标本采集】毛细血管采血。

【参考值】

（1）白细胞计数：成人（4～10）×10^9/L；6个月至2岁儿童（11～12）×10^9/L；新生儿（15～20）×10^9/L。

（2）白细胞分类计数参考值见表7-2。

表7-2 白细胞分类计数

细胞类型		百分数/%	绝对值/（×10^9/L）
中性粒细胞（N）	杆状核（st）	1～5	0.04～0.05
	分叶核（sg）	50～70	2～7
嗜酸性粒细胞（E）		0.5～5	0.05～0.5
嗜碱性粒细胞（B）		0～1	0～0.1
淋巴细胞（L）		20～40	0.8～4
单核细胞（M）		3～8	0.12～0.8

【临床意义】临床上白细胞及其分类计数的变化具有十分重要的意义，护士应学会阅读报告，并以此判断病情，辅助制订护理计划。

白细胞总数高于正常值（成人为10×10^9/L）称白细胞增多，低于正常值（成人为4×10^9/L）称白细胞减少。中性粒细胞占白细胞总数的绝大多数，它的增减对白细胞总数影响较大，在通常情况下，白细胞的增减反映了中性粒细胞的增减。

（1）中性粒细胞：

1）生理性变化：多为一过性。a. 新生儿白细胞总数较高，出生后逐渐变化。b. 午后高于清晨，进餐和活动后较高。c. 疼痛和情绪激动时白细胞数量可增高。d. 妊娠期和分娩时白细胞增高。

2）中性粒细胞病理性增多，见于：a. 急性感染，为引起中性粒细胞增多最常见的原因，主要见于化脓性球菌（如金黄色葡萄球菌、溶血性链球菌、肺炎链球菌等）引起的感染，如败血症、扁桃体炎、阑尾炎等。b. 严重的组织损伤或大量的血细胞破坏，如严重外伤、大手术后、大面积烧伤、急性心肌梗死、急性溶血时，白细胞和中性粒细胞计数明显增高。c. 急性大出血，急性大出血后1～2小时内，白细胞及中性粒细胞即明显增多，特别是内出血，白细胞计数迅速增高，可达$20×10^9/L$以上。因此护士应学会阅读血液检查报告，结合临床观察，及时发现内出血等严重病情。d. 急性中毒，如急性安眠药中毒、蛇毒、毒蕈中毒、农药中毒、糖尿病酮症及尿毒症。e. 白血病、骨髓增生性疾病及恶性肿瘤。

3）中性粒细胞病理性减少：中性粒细胞$<1.5×10^9/L$称粒细胞减少症，$<0.5×10^9/L$称粒细胞缺乏症。见于：a. 某些感染，包括病毒感染如流感病毒感染，某些革兰阴性杆菌感染如伤寒、副伤寒，某些原虫感染如疟疾、黑热病等。b. 血液系统疾病，如再生障碍性贫血及粒细胞减少症等。c. 理化因素损伤，如接触X线、γ射线、放射性核素，化学物质如苯、铅、汞等，以及应用抗肿瘤等药物。d. 其他，包括自身免疫性疾病，如系统性红斑狼疮；单核吞噬细胞系统功能亢进，如脾功能亢进等。

（2）嗜酸性粒细胞：

1）病理性增多：见于支气管哮喘、药物过敏、荨麻疹、食物过敏等过敏性疾病；蛔虫、钩虫、肝吸虫等寄生虫病；湿疹、剥脱性皮炎、银屑病等皮肤病；猩红热等传染病；血液病、恶性肿瘤、风湿性疾病等。

2）病理性减少：见于长期使用肾上腺皮质激素、伤寒、副伤寒、大手术、烧伤等应激状态等。

（3）嗜碱性粒细胞：增多可见于过敏性结肠炎，药物、食物、吸入物超敏反应，类风湿性关节炎，慢性粒细胞白血病、嗜碱性粒细胞白血病，某些转移癌及骨髓纤维化，糖尿病，以及水痘、结核病等。减少无临床意义。

（4）淋巴细胞：

1）淋巴细胞增多：见于某些病毒或细菌感染性疾病，如麻疹、风疹、水痘、流行性腮腺炎、传染性单核细胞增多症、传染性淋巴细胞增多症、病毒性肝炎、流行性出血热，以及柯萨奇病毒、腺病毒感染等；百日咳、结核病。也可见于淋巴细胞性白血病等。

2）淋巴细胞减少：主要见于应用肾上腺糖皮质激素、烷化剂、抗淋巴细胞球蛋白及接触放射线等。

（5）单核细胞：增多见于某些感染，如亚急性感染性心内膜炎、疟疾、黑热病、结核活动期及急性感染的恢复期；某些血液病，如粒细胞减少或粒细胞缺乏症的恢复期，淋巴瘤、恶性组织细胞病。也可见于单核细胞性白血病。

（三）血小板计数

【标本采集】毛细血管采血。血小板接触带负电荷的表面如玻璃、胶原等物质后被激活而发生黏附、聚集和变形。在进行血小板计数检查时，采血要迅速，并立即用血小板稀释液或抗凝剂抗凝。

【参考值】$(100 \sim 300) \times 10^9/L$。

【临床意义】

（1）血小板增多：血小板$>400 \times 10^9/L$称血小板增多。生理性增多，见于冬季、妊娠中晚期、进食和剧烈运动后等。病理性增多包括原发性增多和反应性增多，常见于慢性粒细胞白血病早期、特发性血小板增多症、真性红细胞增多症、急性感染、急性溶血等疾病。血小板增多可增加血液的黏滞性，使血液处在血栓前状态，此时应采取必要的防血栓措施，如嘱患者多饮水等。

（2）血小板减少：血小板$<100 \times 10^9/L$称血小板减少。可见于：a. 血小板生成障碍，如急性白血病、再生障碍性贫血、化学物质及药物中毒等；b. 血小板破坏过多，如原发性血小板减少性紫癜、系统性红斑狼疮、DIC等；c. 分布异常，如脾功能亢进等。护士应注意观察患者有无出血倾向，做好防护准备。

二、血液的其他检查

（一）贫血性疾病的检验

1. 红细胞比容（Hct）测定

红细胞比容（Hct）又称红细胞压积（PCV），指抗凝血在一定条件下，经离心沉淀后，红细胞在全血标本中所占体积的比值。

【标本采集】静脉采血2 mL，放入含有抗凝剂的试管内，充分混匀。

【参考值】成年男性0.40～0.50，平均0.45；成年女性0.37～0.48，平均0.40。

【临床意义】

（1）增高：凡能引起红细胞绝对或相对增高的病因均可引起红细胞比容增高。红细胞比容是影响全血黏度的主要因素之一，红细胞比容增高可致全血黏度增高，严重的血黏度增高，引起组织血流量不足，造成缺氧或易致血栓形成等后果。红细胞比容除了受红细胞的大小和数量影响外，也受血浆容量影响，如脱水、腹泻等血液浓缩可使红细胞比容相对增高。

（2）红细胞比容减低见于贫血。

2. 网织红细胞（Ret）测定

网织红细胞是晚幼红细胞脱核后的细胞。网织红细胞胞质内所含RNA在与新亚甲蓝或煌焦油蓝等碱性染料活体染色时，被染成蓝色的网点状结构，故而得名。

【标本采集】毛细血管采血。

【参考值】成人百分数0.5%~1.5%，绝对值（24~84）×10^9/L。

【临床意义】周围血液中网织红细胞的增减可反映骨髓造血功能，对贫血的诊断、鉴别诊断及疗效判断等均具有重要的临床意义。

（1）作为评价骨髓造血功能的指标：①网织红细胞增高，反映骨髓造血功能活跃，如溶血性贫血、急性失血时可明显增高。②网织红细胞减少，反映骨髓造血低下，如再生障碍性贫血时或采用放疗和化疗治疗肿瘤时，均可造成对骨髓的抑制而致网织红细胞减少。

（2）作为贫血疗效观察的指标：贫血性疾病如缺铁性贫血、巨幼细胞贫血经抗贫血治疗有效时，网织红细胞增高先于红细胞和血红蛋白的增多，在治疗后1~2天网织红细胞即可见升高，8~9天达高峰，随贫血的好转逐渐恢复正常。

（二）出血性疾病的检验

人体在生理情况下，通过自身调节，止血、凝血与抗凝系统保持着动态平衡。如果出现平衡失调就可表现为出血或血栓形成。导致出血性疾病发生的主要相关因素有血小板、血管、凝血因子及纤维蛋白溶解等。

1. 束臂试验

束臂试验又称毛细血管脆性试验（capillary fragility test，CFT）或毛细血管抵抗力检查（capillary resistance test，CRT），操作前于肘下4 cm处皮肤上用水笔画一直径为5 cm的圆，在上臂束好血压计袖带并充气，使血压计的压力保持在收缩压与舒张压之间，维持8分钟后解除袖带压力，再过5分钟后观察并计数圆圈内新鲜出血点的数目。

【参考值】5 cm直径的圆圈内8分钟新的出血点，成年男性低于5个，儿童和成年女性低于10个。

【临床意义】若新鲜出血点超过正常高限值为阳性。提示毛细血管壁结构和（或）功能异常，可见于过敏性紫癜、维生素C缺乏、血管性紫癜等。此外，也可见于血小板数量减少或功能异常的疾病如特发性血小板减少性紫癜等，血管性血友病等。

2. 出血时间（BT）测定

出血时间指皮肤微血管经刺伤引起出血到其自然停止所需的时间。BT的长短取决于早期止血功能的好坏，与毛细血管壁的完整性、血管的舒缩功能、血小板数量和功能等因素有关。

【标本采集】用采血针刺破指尖皮肤，从血液自然流出时开始计时，直至流血自然停止为止。注意伤口不可太大和太深，也不能挤压。

【参考值】WHO推荐用模板法或出血时间测定器法（template bleeding time，TBT）判定，参考值为（6.9±2.1）分钟，超过9分钟为异常。

【临床意义】出血时间延长可见于血小板显著减少，如原发性和继发性血小板减少性紫癜；血小板功能异常，如血小板无力症；严重缺乏血浆某些凝血因子如血管性血友病、DIC；血管异常，如坏血病、遗传性出血性毛细血管扩张症；其他，如应用阿司匹林、抗凝药（肝素等）和溶栓药（rtPA等）。

3. 血块收缩试验（clot retraction test，CRT）

CRT是在富含血小板的血浆中加入Ca^{2+}和凝血酶，使血浆凝固成凝块。主要用以反映血小板功能和数量。

【标本采集】静脉采血1 mL后将血沿试管壁缓慢注入干燥试管中，同时在申请单上注明准确时间，立即送检。

【参考值】

(1) 血块收缩时间：2小时开始收缩，18~24小时内完全收缩。

(2) 凝块法：血块收缩率为65.8%±11.0%。

【临床意义】

(1) 减低（<40%）：即血块退缩不良，见于血小板显著减少和血小板功能异常，如特发性血小板减少性紫癜和血小板无力症。

(2) 增高：见于先天性和获得性因子XII缺陷症。

4. 凝血时间（clotting time，CT）测定

试管法：静脉血放入试管（玻璃试管、塑料试管）中，观察血液接触试管壁开始至凝固所需时间。反映由因子XII被负电荷表面（玻璃）激活到纤维蛋白形成，即反映内源性凝血系统的凝血过程。

【标本采集】静脉采血3 mL后将血沿试管壁缓慢注入3个试管中，每个试管1 mL，

记录采集时间后立即送检。

【参考值】试管法，4~12分钟；硅管法，15~32分钟；塑料管法，10~19分钟。

【临床意义】凝血时间延长可见于因子Ⅷ、Ⅸ、Ⅺ明显减少，即为血友病A、血友病B和因子Ⅺ缺乏症；因子Ⅴ和因子Ⅹ减少、纤维蛋白原或凝血酶原缺乏症、DIC；抗凝物质过多；纤溶亢进及应用肝素等抗凝药物。

5. 血浆凝血酶原时间（prothrombin time，PT）测定

PT测定是检测外源性凝血系统的试验，在受检者血浆中加入组织因子和钙溶液后测定血浆凝固所需的时间。

【标本采集】静脉采血1.8 mL，注入含3.8%枸橼酸钠溶液0.2 mL的试管内充分混匀。

【参考值】

（1）参考值为11~13秒，比正常对照值延长3秒以上为异常。

（2）凝血酶原时间比值（prothrombin time ratio，PTR）：即受检者PT（秒）/正常对照PT（秒），参考值为1±0.15。

（3）国际正常化比值（international normalized ratio，INR）：INR=PTR^{ISI}。ISI即国际灵敏度指数（international sensitivity index，ISI），ISI越小，组织凝血活酶的灵敏度越高。PTR及INR是监测口服抗凝剂的首选指标，WHO推荐用INR，国人以2.0~2.5为宜，一般不要＞3.0。

【临床意义】

（1）PT延长见于先天性凝血因子Ⅰ（纤维蛋白原）、Ⅱ（凝血酶原）、Ⅴ、Ⅶ、Ⅹ缺乏；获得性凝血因子缺乏，如严重肝病、维生素K缺乏、纤溶亢进、DIC、使用口服抗凝剂等。

（2）PT缩短见于血液高凝状态，如DIC早期和血栓性疾病等。

6. 血浆鱼精蛋白副凝试验（plasma protamine paracoagulation test，PPPT）

简称3P试验，是检验血液中可溶性纤维蛋白单体复合物和纤维蛋白降解产物的试验。

【标本采集】同血浆凝血酶原时间测定。

【参考值】正常人应为阴性。

【临床意义】PPPT阳性是血管内纤维蛋白溶解的标志。主要见于DIC的早、中期，但在恶性肿瘤、大手术后、败血症等可有假阳性。阴性见于正常人、晚期DIC和原发性纤溶症等。

案例解读

案例1：

（1）血液检查结果不正常，白细胞计数增高，中性粒细胞分类计数增高。

（2）原因以细菌感染多见，结合发热、胸痛、咳嗽及胸片肺实质的表现，可以诊断为右上肺肺炎链球菌性肺炎。

案例2：

（1）患者的化验结果不正常，属于中度贫血。

（2）患者有月经过多，有反甲，可能为失血所致的缺铁性贫血、偏食加重的缺铁性贫血，并可能有其他营养不良所致的贫血。

（张德娟）

任务二 尿液检查

案例导入

案例3： 王女士，28岁，新婚半个月。因尿频、尿急、尿痛、排尿不适、右侧腰痛2天、发热1天就诊。体格检查：T 39.0℃，P 100次/分，R 20次/分，BP 96/70 mmHg。神志清，急性病容。双肺未闻及干湿啰音。心率100次/分，律齐。腹软，肝脾未触及，右侧肋脊角压痛及叩击痛，双下肢无水肿。血液检查：WBC 12×10^9/L，N 85%。尿常规检查：尿混浊，蛋白（+），白细胞15个/HP，见白细胞管型。医嘱中还需进行尿培养及药敏试验。

思考： （1）该患者的血液及尿液检查结果有哪些异常？最可能的病因是什么？

（2）如何指导患者正确采集尿培养标本？

尿液是血液经肾小球滤过、肾小管和集合管重吸收和排泌所产生的终末排泄物。尿液检查可以为泌尿系统及其他系统疾病提供诊断依据，并有助于观察治疗效果及安全用药的监护，具有重要意义，是临床常用检验项目。

一、标本采集与保存方法

尿标本采集是尿液检查的关键环节，也是临床护理工作的基本内容，其采集的方法正确与否直接影响检查结果的准确性。医护人员应根据检查项目的要求指导患者正确收集尿液标本。

（1）收集前用肥皂洗手，清洁尿道口及周围皮肤。

（2）收集标本的容器要求为清洁、干燥、大开口、一次性使用的容器，在容器上粘贴检验单副联，注明病区、床号、姓名等。

（3）根据不同检查的目的，可留取随机尿、晨尿（留取清晨起床、未进早餐和运动前第一次尿液）、餐后尿（常在午餐后2小时留尿）以及清洁中段尿、24小时尿。

（4）留取尿标本时不可将粪便或其他分泌物如阴道分泌物、消毒液等混于其中，以免影响检查结果。

（5）女性患者最好留取中段尿，避开月经期；昏迷或尿潴留患者可导尿留取标本。

（6）做尿细菌培养应在用药前或停药5天后留取样本，并使尿液在膀胱中停留6~8小时以上。女性采样时用肥皂水或碘伏清洗外阴，再收集中段尿10~20 mL于灭菌试管内，男性清洗阴茎头后留取中段尿标本。

（7）尿液标本采集后及时送检，夏季1小时内、冬季2小时内送检，如不能即刻送检应置于2~4℃的冰箱冷藏，可保存6~8小时，以免发生细菌繁殖、蛋白变性、有形成分如管型等溶解。

（8）尿标本保存时一般不加防腐剂，特殊情况下，可根据检查项目选择合适的防腐剂。

1）甲苯：留取24小时尿液或12小时尿液进行某些检查时，为防止尿液变质应加适量化学防腐剂，如尿糖、尿蛋白、尿肌酐、丙酮等的定量检验，收集24小时尿液，加入甲苯0.5~1.0 mL/100 mL尿液。

2）甲醛：如镜检用的尿液标本中每100 mL尿液加入40%甲醛溶液0.5 mL，可防止细菌生长，并固定尿液中的有形成分。

3）盐酸：尿17-羟皮质类固醇、尿17-酮皮质类固醇、儿茶酚胺等测定，收集24小时尿液，加入盐酸5~10 mL/L尿液。

4）麝香草酚：用于尿电解质、结核分枝杆菌检查，用量为1 g/L尿液。

5）冰乙酸：用于醛固酮、5-羟色胺检测，用量为10~25 mL/24小时尿液。

二、检查内容

（一）性状检查

尿液性状检查包括尿量、气味、外观、比密等。

1. 尿量（urine volume）

一般指24小时排出体外的尿液总量。

【参考值】成人在1000～2000 mL/24 h；昼夜尿量之比为（3～4）:1。小儿的尿量个体差异较大，按体重计算较成人多3～4倍。

【临床意义】

（1）多尿（polyuria）：成人24小时尿量大于2500 mL称为多尿。生理性多尿见于大量饮水、饮茶、饮酒过量，精神紧张，受寒等。病理性多尿常因肾小管重吸收障碍和浓缩功能减退所致。可见于：①肾脏疾病，如急性肾损伤（急性肾衰竭）的恢复期（多尿期），慢性肾炎、慢性肾盂肾炎后期；②内分泌疾病，如尿崩症、糖尿病等。

（2）少尿（oliguria）：成人24小时尿量少于400 mL或尿量持续少于每小时17 mL称为少尿。生理性少尿见于出汗过多、水分摄入不足。病理性少尿可见于：①肾前性少尿，如严重脱水、大失血、休克、心功能不全等；②肾性少尿，如急性肾小球肾炎、慢性肾炎急性发作、急性肾损伤的维持期（少尿期）、肾移植术后急性排异反应等；③肾后性少尿，如各种原因所致的尿路梗阻。

（3）无尿（anuria）：成人24小时尿量少于100 mL，或12小时内完全无尿者称为无尿。其发生原因与少尿相同但更加严重。

2. 气味

正常尿液的气味来自尿内的挥发性酸，新鲜尿具有特殊而微弱的芳香气味。尿液放置过久可因细菌污染、繁殖，分解尿素，出现氨臭味。

【临床意义】正常尿液气味可受到某些食物的影响，如进食葱、蒜、韭菜等食品过多时尿液可出现相应的特殊气味。

病理性异常气味：①糖尿病酮症酸中毒时尿液呈烂苹果味；②有机磷农药中毒时尿液呈大蒜臭味；③慢性膀胱炎以及慢性尿潴留时刚排出的尿液就有氨臭味。

3. 外观

包括颜色及透明度。新鲜尿液为淡黄色、清澈透明，放置一段时间后呈微混状态。

【临床意义】

（1）生理性变化：尿液颜色的深浅随尿量及尿的pH改变而变化。尿量越多，色越淡；尿量越少，色越深；酸性尿液色深；碱性尿液色淡；某些食物或药物也可影响尿色，如服用维生素 B_2、呋喃类药物或多食胡萝卜素者尿色加深，服用利福平者尿液呈红色。

(2) 病理性变化：

1) 血尿（hematuria）：尿内含有一定量的红细胞时称为血尿。每升尿内含血量超过 1 mL 即可出现肉眼血尿。可呈淡红色云雾状、洗肉水样或鲜血样，甚至混有凝血块。若尿液外观无明显变化，而离心沉淀后镜检时，红细胞平均＞3 个/HP 则为镜下血尿。血尿的出现提示泌尿系统有出血，如泌尿系统炎症、肾结核、肾肿瘤、肾及泌尿道结石、出血性疾病等。

2) 血红蛋白尿（hemoglobinuria）及肌红蛋白尿（myoglobinuria）：尿中含有游离血红蛋白和肌红蛋白时，外观呈酱油或浓茶色。镜检无红细胞，但隐血试验阳性（正常尿液隐血试验为阴性）。血红蛋白尿主要见于严重的血管内溶血，如溶血性贫血（如急性溶血、恶性疟疾）、血型不合的输血反应、阵发性睡眠性血红蛋白尿等。肌红蛋白尿常见于挤压综合征、缺血性肌坏死等。

3) 胆红素尿（bilirubinuria）：为尿中含有大量的结合胆红素，外观呈深黄色，振荡后泡沫亦呈黄色（若为正常尿或药物性深黄色尿，振荡后泡沫呈乳白色）。见于阻塞性黄疸和肝细胞性黄疸。

4) 脓尿（pyuria）或菌尿（bacteriuria）：尿液中含有大量白细胞或细菌等炎性渗出物，外观呈不同程度的黄白色混浊。离心沉淀后镜检可见大量脓细胞。脓尿放置后可见脓丝或有白色絮状沉淀，菌尿则呈云雾状，静置后不下沉。主要见于泌尿系感染如肾盂肾炎、膀胱炎及男性前列腺炎、精囊炎等。

5) 乳糜尿（chyluria）和脂肪尿（lipiduria）：尿内混有淋巴液呈乳白色稀牛奶状称乳糜尿。若同时混有血液，称为乳糜血尿。见于晚期丝虫病或其他原因引起的肾周围淋巴管受阻时，淋巴液（含脂肪）进入尿液内。尿中出现脂肪小滴称脂肪尿，见于脂肪挤压损伤、骨折和肾病综合征等。

4. 尿比重（urine specific gravity）

尿比重指 4℃ 条件下尿液与同体积纯水的重量之比。尿比重高低随尿中水分、盐类及有机物含量而异。在病理情况下还受尿蛋白、尿糖及细胞等成分的影响。24 小时连续多次尿比重测定有助于初步了解肾小管的浓缩稀释功能。

【参考值】成人尿比重 1.015～1.025，晨尿最高，一般大于 1.020；婴幼儿尿液比重偏低。

【临床意义】

(1) 尿比重增高：尿少而比重增高可见于高热、脱水、周围循环衰竭、心功能不全等；尿多而比重增高可见于糖尿病、蛋白尿等。

（2）尿比重降低：尿比重降低见于大量饮水、急性肾损伤恢复期、慢性肾炎、慢性肾衰竭、尿崩症等。如尿比重低且固定在1.010±0.003，称为等张尿，提示肾浓缩稀释功能丧失。

（二）化学检查

主要包括尿酸碱度测定、尿蛋白、尿糖、尿酮体的检查。

1. 酸碱度测定

尿液pH可反映肾脏调节体液酸碱平衡的能力。

【参考值】pH约6.5，波动在4.5~8.0。

【临床意义】

（1）生理性变化：尿液酸碱性常受食物、药物的影响，如进食蔬菜、水果多时呈中性或弱碱性；进食高蛋白食物时呈弱酸性；服用氯化铵、维生素C等可使尿液酸化；服用碱性药物如碳酸氢钠等可使尿液碱化。尿液放置过久pH亦会增高。

（2）病理性变化：①尿pH降低，见于酸中毒、高热、糖尿病、痛风、白血病及服用氯化铵、维生素C等酸性药物等；②尿pH升高，见于碱中毒、严重呕吐、膀胱炎、肾盂肾炎、服用碱性药物碳酸氢钠等。

2. 尿蛋白

尿蛋白检测是尿液化学成分检查中最重要的项目。正常人的肾小球滤液中存在小分子蛋白质，在通过肾小管时绝大部分又被重吸收，因此终末尿中的蛋白质含量很少。

【参考值】

定性：阴性。

定量：0~80 mg/24 h。

【临床意义】尿蛋白定性试验为阳性或尿蛋白含量达150mg/24 h或尿蛋白＞100 mg/L，称为蛋白尿（proteinuria）。临床上用阴性（−）与阳性（+）表示定性结果，用（+）~（++++）表示尿蛋白的程度。尿蛋白定性及定量试验有一定的相关性。

（1）生理性蛋白尿：泌尿系统无器质性病变，尿内出现轻度、暂时性蛋白尿，一般尿蛋白定性不超过（+），尿蛋白定量＜0.5 g/L。

1）功能性蛋白尿：见于剧烈运动、发热、寒冷、精神紧张、交感神经兴奋等因素使肾血管痉挛或充血，肾小球通透性增加。

2）直立性蛋白尿：又称体位性蛋白尿，长时间站立、行走时可出现蛋白尿，系立位时局部因素引起肾脏被动充血所致。多见于青少年，随年龄增长而消失。

3）摄入性蛋白尿：输注血浆、清蛋白等，或进食蛋白质过多时，偶尔可出现蛋白尿。

4）妊娠性蛋白尿：妊娠期可有蛋白尿，应注意随访。

(2) 病理性蛋白尿：指因各种肾脏及肾外疾病所致的蛋白尿，多为持续性蛋白尿。根据尿蛋白的来源可分为：

1）溢出性蛋白尿：血循环中出现大量低分子的蛋白质经肾小球滤出，超过肾小管重吸收能力而出现的蛋白尿，如本周蛋白（为免疫球蛋白中的轻链）、肌红蛋白、血红蛋白尿，可见于多发性骨髓瘤、巨球蛋白血症、急性溶血性疾病、挤压综合征、严重烧伤等。

2）肾性蛋白尿：①肾小球性蛋白尿，是最常见的一种蛋白尿，系肾小球受到炎症、毒素等的损害，引起肾小球毛细血管壁通透性增加，滤出较多的血浆蛋白，超过了肾小管重吸收能力时所形成的蛋白尿，以清蛋白增多为主。见于肾小球疾病，如急性肾炎、慢性肾炎、肾病综合征、糖尿病肾病、狼疮性肾病等。②肾小管性蛋白尿，指肾小球滤过功能正常，由于炎症或中毒引起近曲小管对低分子蛋白质的重吸收功能减退而致的蛋白尿，尿中以 β_2、α_2 微球蛋白增多为主。见于肾盂肾炎、间质性肾炎、急性肾小管坏死、肾小管性酸中毒、重金属（汞、铋、镉）中毒、应用庆大霉素与多黏菌素 B 及肾移植术后发生排异反应等。③混合性蛋白尿，系肾小球及肾小管同时受损时产生的蛋白尿。在尿蛋白电泳的图谱中显示低分子量的 β_2 微球蛋白及中分子量的清蛋白同时增多。④组织性蛋白尿，系肾组织破坏或肾小管分泌蛋白增多所致的蛋白尿，多为低分子量蛋白尿，以 T-H 糖蛋白为主要成分。

3）假性蛋白尿：由于尿中混有多量脓、血、黏液等成分而导致的蛋白尿，见于泌尿道炎症、出血，前列腺炎，或有阴道分泌物、精液混入尿液。

3. 尿糖

正常人尿液中可有微量葡萄糖，排出量 < 5 mmol/24 h，用普通定性方法检查为阴性。当血糖浓度超过肾糖阈（8.88 mmol/L），或血糖虽未升但肾糖阈降低时，尿糖增加。临床上用阴性（-）与阳性（+）表示定性试验结果，用（+）~（++++）表示尿糖阳性程度。

【参考值】

定性：阴性。

定量：0.56 ~ 5.0 mmol/24 h。

【临床意义】糖定性试验呈阳性反应，称为糖尿（glucosuria）。一般指葡萄糖尿。

（1）生理性糖尿：①饮食性糖尿，由短时间内摄入大量糖类或输注葡萄糖溶液过多过快引起。②精神性糖尿，由于精神过度紧张、情绪激动，使交感神经兴奋，肾上腺素分泌增多引起一过性高血糖而致的糖尿。③妊娠及哺乳性糖尿，妊娠晚期由于细胞外液容量增加，近曲小管的重吸收功能受抑制，使肾糖阈下降而出现糖尿。哺乳期妇女由于乳腺产生过多的乳糖，可出现乳糖尿。④假性糖尿，使用某些药物，如阿司匹林、链霉素、水杨酸、异烟肼等可出现尿糖假阳性反应。

（2）病理性糖尿：①血糖增高性糖尿，最常见于糖尿病。尿糖测定可间接判断血糖情况，是监测糖尿病病情变化和观察疗效的重要指标之一。其次见于甲状腺功能亢进症、腺垂体功能亢进症、嗜铬细胞瘤、库欣综合征等内分泌异常所致的继发性高血糖症。②血糖正常性糖尿，又称肾性糖尿。系肾小管对葡萄糖重吸收能力减退，肾糖阈下降而引起的糖尿。见于慢性肾炎、肾病综合征、家族性肾性糖尿等。③应激性糖尿，见于急性心肌梗死、颅脑外伤、脑血管意外等应激反应时肾上腺素、胰高血糖素大量释放，出现暂时性高血糖和糖尿。

4. 尿酮体检查

酮体（ketone body）是乙酰乙酸、β-羟丁酸及丙酮的总称，为人体脂肪代谢的中间产物。正常人产生的酮体很快被利用，在血中含量极微，尿中酮体定性试验为阴性。当各种原因引起的糖代谢发生障碍或脂肪分解加速时，产生的酮体量超过组织利用能力时，血中酮体增多并从尿中排出形成酮尿（ketonuria）。由于乙酰乙酸和丙酮在尿内出现较早，化验简便，故临床上常检测此两者来判断尿中有无酮体。

【参考值】定性：阴性。

【临床意义】尿酮体阳性主要见于糖尿病酮症酸中毒、高热、严重呕吐、腹泻、剧烈运动、禁食或节食、饥饿、酒精性肝炎、肝硬化等。

（三）显微镜检查

用显微镜对新鲜尿标本中的沉渣进行检验，对泌尿系统疾病的诊断、鉴别诊断、病情监测和预后判断有重要意义。

1. 红细胞

【参考值】0～3个/HP。

【临床意义】若尿液外观无血色，而离心率沉淀后镜检红细胞＞3个/HP，则标为镜下血尿（microscopic hematuria）。正常人在剧烈运动、冷水浴、久站或重体力劳动后，可出现一过性镜下血尿。病理性镜下血尿的意义同血尿。多形性红细胞＞80%时称肾小球性血尿；＜50%时称非肾小球性血尿。

2. 白细胞和脓细胞

【参考值】0~5个/HP。

【临床意义】新鲜尿液离心沉淀后镜检,白细胞>5个/HP,为镜下脓尿(microscopic pyuria)。多为尿路感染及男性生殖系统感染,如肾盂肾炎、膀胱炎、肾结核、前列腺炎等。女性阴道炎或宫颈炎、附件炎时可因分泌物混入尿中,见成团脓细胞,并伴多量扁平上皮细胞。

3. 上皮细胞

正常尿液中可见少量扁平上皮细胞、移行上皮细胞。泌尿道炎症时可出现大量上皮细胞。尿中出现肾小管上皮细胞,提示肾实质损害,见于急慢性肾小球肾炎、肾移植后排异反应期及肾小管损伤。尿中大量出现鳞状上皮细胞及白细胞应考虑泌尿生殖系炎症。

4. 管型(cast)

管型是蛋白质、肾小管的分泌物、细胞或碎片在肾小管、集合管中凝固而成的圆柱状蛋白聚体。它的出现或增多往往提示肾实质性损害。常见的有以下类型(图7-1)。

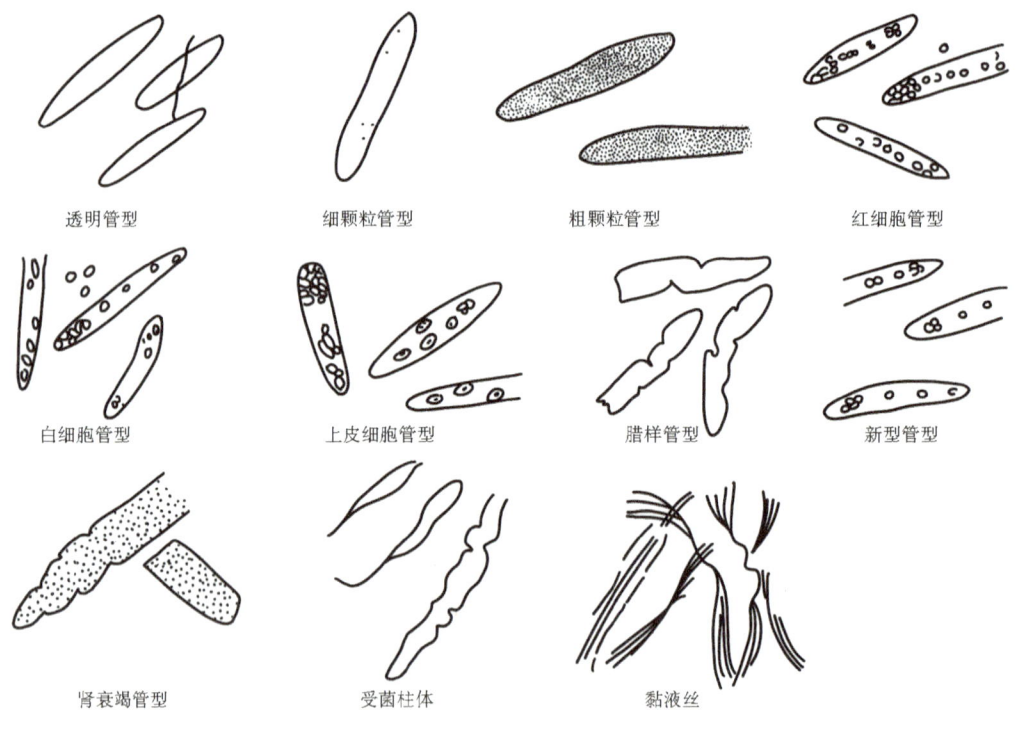

图7-1 管型示意图

(1)透明管型:为无色透明的圆柱状体,正常人浓缩尿中偶见。在剧烈运动、发热、麻醉、心功能不全时,尿中可出现透明管型。透明管型明显增多见于慢性肾小球肾炎、肾病综合征、肾盂肾炎、肾瘀血、恶性高血压、肾动脉硬化等疾病。

（2）颗粒管型：管型基质内含有粗细不一的颗粒，其量超过管型体积1/3。细颗粒管型见于慢性肾炎或急性肾炎后期；粗颗粒管型见于慢性肾炎、肾盂肾炎或肾小管损伤。

（3）细胞管型：管型内含有细胞，其量超过管型体积1/3。按细胞类别可分为：①红细胞管型，常与肾小球性血尿同时存在，临床意义与血尿相似；②白细胞管型，最常见于急性肾盂肾炎、间质性肾炎等，亦可见于非感染性炎症如狼疮性肾炎等；③上皮细胞管型，见于肾小管损伤时，如急性肾小管坏死及重金属、药物中毒等；④混合管型，同时含各种细胞和颗粒物质的管型，见于各种肾小球疾病。

（4）蜡样管型：指管型的形状似受热变形的蜡烛状。它的出现提示肾小管有严重的病变，预后不良。多见于重症肾小球肾炎、慢性肾炎晚期、肾衰竭。

5. 尿液结晶

尿液结晶是机体产生的各种酸性产物（如硫酸、磷酸、碳酸、尿酸等）与钙、镁、铵等离子结合生成的无机盐及有机盐排入尿中形成的结晶。结晶的形成取决于该物质在尿液中的浓度、温度和酸碱度。尿液中常见的结晶体如尿酸、草酸钙、磷酸盐类多无临床意义。但若经常于新鲜尿液中出现结晶体并伴有较多红细胞，应考虑患有肾结石的可能。服用磺胺类药物易在酸性尿中形成磺胺结晶，诱发泌尿系统结石及肾损伤，故应嘱患者多饮水并采取碱化尿液的措施。当新鲜尿液内出现大量磺胺结晶体且伴有红细胞时，应立即停药予以积极处理，以防引起尿闭。

（四）尿液其他检查

1. 尿细胞计数

【参考值】

（1）Addis尿沉渣计数：指12小时尿沉渣中有形成分的数量。

红细胞＜50万/12小时，白细胞＜100万/12小时，透明管型＜5000/12小时。

（2）1小时细胞排泄率测定：准确留取3小时的全部尿液，分别计数红细胞、白细胞及管型，再换算成1小时的排出数。

成人红细胞：男性＜3万/小时，女性＜4万/小时。成人白细胞：男性＜7万/小时，女性＜14万/小时。

【临床意义】

（1）Addis尿沉渣计数：急性肾小球肾炎时，红细胞、管型、白细胞均增加，但以红细胞增多最为突出；肾盂肾炎、尿路感染和前列腺炎时，以白细胞增多更显著。

（2）1小时细胞排泄率测定：尿路感染（如肾盂肾炎、膀胱炎）及前列腺炎患者尿液中白细胞数量明显增多；各类肾炎患者尿液中红细胞及管型可不同程度增多。

2. 尿淀粉酶测定

淀粉酶（amylase，AMS）主要由腮腺和胰腺分泌。胰腺分泌的淀粉酶进入十二指肠参与消化过程。当胰腺有炎症或胰淀粉酶排出受阻时，胰淀粉酶由胰管或胰泡溢出，吸收入血而随尿排出，故血和尿内的淀粉酶含量增高。

【参考值】24 h尿淀粉酶：80～300 U/L（Somogyi法）；8～32 U/L（Winslow法）。

【临床意义】急性胰腺炎一般在发病12～24小时尿AMS开始升高，常持续3～10天后恢复正常；慢性胰腺炎急性发作时尿AMS可呈中度升高；胰腺癌、胰腺外伤、胆石症、胆总管梗死、胆囊炎等，尿AMS也可轻度升高。

3. 尿液人绒毛膜促性腺激素（hCG）

尿液人绒毛膜促性腺激素是由胎盘合体滋养细胞分泌的一种具有促性腺发育的激素，存在于孕妇的血液、尿液、羊水中。目前主要采取免疫学方法检测。

【参考值】

定性：阴性。

半定量：<2μg/L。

【临床意义】

人绒毛膜促性腺激素增高见于：①早期妊娠，采用高灵敏性的方法在受精卵着床5～7天即可检测出hCG。②滋养细胞疾病，葡萄胎、绒毛膜癌等患者的血清及尿液中的hCG浓度往往明显大于正常妊娠月份，治疗后若hCG不减低或不转阴，提示可能有残留病灶，应定期复查。③其他，如畸胎瘤、睾丸肿瘤、肺癌、肝癌、卵巢肿瘤、宫颈癌等患者血液和尿液中hCG也可明显增高。

案例解读

案例3：

（1）王女士的血液检查中白细胞和中性粒细胞增多，结合有发热等表现考虑有细菌性感染。尿液检查混浊、镜下脓尿、白细胞管型等，均支持尿路感染，结合尿频、尿急、尿痛、腰痛等表现2天，可诊断为急性肾盂肾炎。

（2）指导患者采集尿培养标本前先清洁外阴，再收集中段尿于无菌容器中，避免污染，并及时送检。

（熊媛媛）

任务三 粪便检查

案例导入

案例4：刘女士，36岁，因在外晚餐后4小时开始腹痛、排出水样便，来医院急诊。粪便常规检查：白细胞（++），隐血阳性。随后在急诊室进行抗菌消炎、补液等治疗，后半夜症状缓解后回家，医生让其第二天下午来院复查，粪便常规检查：白细胞阴性，隐血仍然阳性。

思考：刘女士的两次粪便检查结果可能是什么原因引起的？是否还要做进一步检查？

粪便（feces）是食物在体内经消化的最终产物，由食物残渣、消化道分泌物、细菌、无机盐及水等组成。粪便检查是临床最常用的检查之一，有助于诊断肠道感染性疾病、肠道寄生虫病，作为消化吸收功能、消化道肿瘤的过筛试验，并有助于黄疸的鉴别诊断。

一、标本采集法

（1）留取新鲜粪便标本于清洁干燥、不渗漏的容器内，通常用自然排出的粪便，必要时可以肛门指诊采集粪便，防止尿液、消毒剂、污水等混入。灌肠或服油类泻剂后的粪便不宜作检查标本。

（2）采集标本时应用干净的竹签选取黏液、脓血处的粪便，如粪便外观无异常，可多点取样，其量至少为指头大小（一般5 g），稀便约取5 mL，如孵化寄生虫虫卵应留取鸡蛋大小（不少于30 g），孵化血吸虫毛蚴需留取一次排出全部粪便并及时送检。

（3）一般检查于采集标本后1小时内送检。做细菌学检查应将标本盛于加盖无菌容器内立即送检。检阿米巴滋养体等原虫标本应注意保温，并在30分钟内送检。检蛲虫卵需用透明薄膜拭子于清晨排便前自肛门周围的皱襞处拭取标本并立即送检。某些病菌、寄生虫及虫卵的检测要三送三检。

(4) 隐血试验标本留取前3天应素食，禁食动物血、肝、瘦肉，以及绿色蔬菜等食物，禁服铁剂及维生素C，牙龈出血时切勿咽下，以免出现假阳性。

二、检查内容

（一）一般性状检查

1. 量

【参考值】正常成人大多每天排便1次，量100~300 g，随食物种类、食量及消化器官功能状态而异。

【临床意义】大量进食粗纤维食物，胃肠、胰腺功能紊乱或炎症时排便量增加。

2. 颜色和性状

【参考值】正常成人粪便为黄褐色圆柱状软便，婴儿粪便呈金黄色。

【临床意义】病理情况下，粪便颜色和性状可有以下改变，在健康史中应详细询问。

（1）鲜血便：见于肠道下段出血的疾病。如痔疮、肛裂、直肠癌、直肠息肉破溃等。

（2）柏油样便：粪便黑色、稀薄、富有光泽，形似柏油。见于各种原因引起的上消化道出血，如消化性溃疡活动期、胃癌等。系因血红蛋白的铁和肠道内的硫化物结合成硫化铁呈黑色，并刺激小肠分泌黏液使粪便富有光泽。如食用动物血、肝或口服铁剂等也可使粪便呈黑色，应注意鉴别。

（3）黏液脓血便：见于细菌性痢疾、阿米巴痢疾、溃疡性结肠炎、直肠癌等。细菌性痢疾以黏液、脓液为主，脓中带血。阿米巴痢疾呈暗红色果酱样便，血中带脓，有特殊臭味。

（4）糊样或水样便：见于各种感染或非感染性腹泻，最常见于急性肠炎，也可见于消化不良、甲状腺功能亢进症等。

（5）胨状便：过敏性结肠炎患者常于腹部绞痛之后，排出黏胨状便。某些慢性菌痢患者也可排出类似的粪便。

（6）白陶土样便：是由于胆汁缺乏导致粪胆红素减少，使粪便呈白陶土样。见于各种原因引起的胆管阻塞患者。

（7）米泔样便：粪便呈白色淘米水样，内含黏液片块、量多。见于重症霍乱、副霍乱。

（8）细条状便：排出细条状或扁条状粪便，提示直肠狭窄，多见于直肠癌。

（9）硬结便：粪便干结坚硬呈圆球状，多见于便秘者，可伴肛裂出血。

（10）乳凝块：乳儿粪便中有黄白色乳凝块或呈蛋花汤样，见于婴儿消化不良、婴儿腹泻。

3. 气味

【正常值】正常粪便因含吲哚、粪臭素、硫醇、硫化氢等，故有臭味。

【临床意义】慢性胰腺炎、慢性肠炎、直肠癌溃烂时可有恶臭。阿米巴肠炎粪便呈血腥臭味。

4. 寄生虫体

【正常值】正常粪便内无虫体。

【临床意义】肉眼见到粪便内有蛔虫、蛲虫、绦虫节片等大虫体，见于寄生虫病。

（二）显微镜检查

【参考值】正常人粪便中无人体细胞或偶见白细胞，无肿瘤细胞。食物残渣系已消化的无定形细小颗粒，偶见淀粉颗粒和脂肪小滴。无寄生虫卵及原虫。

【临床意义】

（1）细胞：

1) 白细胞：肠炎患者白细胞增多，小肠炎症一般白细胞<15个/HP，细菌性痢疾可见大量白细胞和脓细胞。

2) 红细胞：粪便镜检见红细胞，见于下消化道出血、痢疾、溃疡性结肠炎、结肠和直肠癌、痔疮等。

3) 巨噬细胞：为一种吞噬较大异物的单核细胞，含有吞噬颗粒及细胞碎屑。见于细菌性痢疾和溃疡性结肠炎。

4) 肠黏膜上皮细胞：见于结肠炎、假膜性肠炎。

5) 肿瘤细胞：涂片找到癌细胞可确诊乙状结肠癌、直肠癌。

（2）食物残渣：腹泻者粪便中可见淀粉颗粒、肌纤维、植物细胞。胰腺炎或胰腺功能不全时可见淀粉颗粒、脂肪小滴增多。

（3）寄生虫卵及原虫：粪便中查及寄生虫卵及原虫，对寄生虫病和原虫感染有确诊价值。

（三）化学和免疫学检查

当上消化道出血量较少时，红细胞被消化破坏，粪便外观可无异常改变，肉眼和显微镜均不能证实出血，称隐血。检测此种上消化道少量出血的方法称粪便隐血试验（fecal occult blood test，FOBT）。通常用联苯胺作试剂，因血红蛋白中的铁有过氧化酶的作用，能催化过氧化氢分解，释放出氧，将联苯胺氧化为联苯胺蓝而呈蓝色，即为阳性。根据颜色出现的速度和深度，可将阳性结果分为弱阳性、阳性、强阳性。

【参考值】正常人粪便隐血试验阴性。

【临床意义】隐血试验对消化道出血鉴别诊断有一定意义，消化性溃疡活动期阳性率为40%～70%，呈间歇性阳性；消化道恶性肿瘤如胃癌、结肠癌，阳性率可达95%，呈持续性阳性。其他各种疾病所致的消化道出血，如急性胃黏膜病变、肠结核、克罗恩（Crohn）病、溃疡性结肠炎、钩虫病、流行性出血热等，均可呈阳性。

（四）细菌学检测

粪便中细菌占干重1/3，主要为大肠埃希菌、厌氧菌和肠球菌，也可有产气杆菌、变形杆菌、铜绿假单胞菌及少量芽孢菌、酵母菌，出现均无临床意义。肠道致病菌检测有粪便直接涂片和细菌培养，可见葡萄球菌、念珠菌、弧菌、分枝杆菌等，有助于确诊。

案例4：检验结果判读：

第一次粪便检查结果：提示患者患有急性肠胃炎，由于肠胃炎时隐血阳性不常见，因此医生建议还需复查。

第二次检查结果：说明患者的肠胃炎症已经控制，但隐血阳性说明还是有问题，并建议做进一步检查。但患者自认为身体健康，炎症减退就没有问题了，拒绝做其他检查，回家了。

病情跟踪：

经十多天后刘女士又来院就诊，主诉大便呈暗黑色，有里急后重感，且体重下降。医生又为其做粪便隐血检查，结果仍然阳性。患者无腹痛，无消化不良，此时医生坚持为其进一步做肿瘤标志物CA199、AFP、CEA等检查，均有不同程度的升高；又行纤维结肠镜检查，发现为结肠癌，后经手术取结肠组织病理检查，确诊为结肠癌。

（熊媛媛）

任务四　肾功能检查

案例导入

案例5：赵女士，45岁，近半年来无明显诱因出现食欲减退、恶心、呕吐，以晨起为著。近1个月来出现胸闷、气短、夜间阵发性呼吸困难、夜尿增多，3天前受凉后出现鼻塞、流鼻涕、咳嗽和发热，原来不适症状加重。20年前曾有慢性肾炎史，当时有蛋白尿。查体：血压170/110 mmHg。贫血貌，面色深而萎黄，轻度水肿。血液检查：Hb 80 g/L。尿液检查：蛋白尿（++）。镜检有较多蜡样管型。肾功能检查：血 Scr 695μmol/L，BUN 19 mmol/L，血钾 7.2 mmol/L。

思考：赵女士的化验结果是否正常？病情是否危急？可能是什么病所致？本次病情加重的诱因是什么？

肾脏是维持机体内环境稳定的重要器官。肾脏的基本功能是生成尿液，排出代谢产物，以维持体内水、电解质、蛋白质和酸碱代谢平衡，同时还能产生肾素、促红细胞生成素、活性维生素 D 等，具有调节血压、钙磷代谢和促进红细胞生成的重要功能。肾功能检查的目的，在于判断肾脏损害的程度及发展速度，这对于肾脏疾病及可导致肾脏病变的全身性疾病的诊断、治疗方案的制订和判断预后都有重要意义。肾功能检查包括肾小球功能检查和肾小管功能检查。

一、肾小球功能检查

（一）内生肌酐清除率

内生肌酐清除率（endogenous creatinine clearance rate，Ccr）是肾在单位时间内把若干毫升血液中内生肌酐全部清除出去的能力，是测定肾小球滤过功能最常用的方法。

【原理】肌酐是肌酸的代谢产物。人体血液中肌酐的生成可有外源性和内生性两种途径，外源性肌酐主要来自肉类食物的摄入，内生性肌酐主要来自肌肉的分解。在严格控制饮食条件和肌肉活动相对稳定的情况下，血浆肌酐的生成量和尿排除量较恒定，其含量变化主要受内生性肌酐的影响，且肌酐大部分从肾小球滤过，不被肾小管吸收，也很少由肾小管排泌，故 Ccr 能较好地反映肾小球滤过率。

【标本采集】

(1) 准备：试验前连续3天摄低蛋白饮食（<40 g/d）并禁食肉食（无肌酐饮食），避免剧烈运动。

(2) 标准：24小时留尿法，第4天晨8时将尿排净，然后收集至次晨8时的24小时尿液于标本瓶内，并加入甲苯4～5 mL防腐。

(3) 抽血：第5天晨抽取静脉血2～3 mL（抗凝或不抗凝均可），将血标本、24小时尿液标本同时送检，并注明患者身高、体重。

(4) 注意事项：避免干扰尿肌酐测定的因素。尿量小于0.5 mL/min、糖尿病酮症酸中毒及服用某些药物如甲基多巴、洋地黄类、头孢类抗生素、维生素C等。

【参考值】成人80～120 mL/min。老年人随年龄有自然下降趋势。应用西咪替丁、甲苯嘧啶，长期限制剧烈运动均使Ccr下降。

【临床意义】

(1) 判断肾小球损害的敏感指标。当肾小球滤过率（GFR）降低到正常值的50%，Ccr测定值可降低至50 mL/min，而血肌酐、尿素氮测定仍可在正常范围。故Ccr是较早反映肾小球滤过率的灵敏指标。

(2) 评估肾功能。根据Ccr一般将肾功能分为4期：第1期（肾衰竭代偿期），Ccr为51～80 mL/min，提示肾小球功能轻度损害；第2期（肾衰竭失代偿期），Ccr为50～20 mL/min，提示肾小球功能中度损害；第3期（肾衰竭期），Ccr为10～19 mL/min，提示肾功能重度损害；第4期（尿毒症期或终末期肾衰竭），Ccr<10 mL/min为尿毒症期，<5 mL/min为肾衰竭终末期。

(3) 指导治疗和护理慢性肾衰竭患者，当Ccr为30～40 mL/min时，应限制蛋白质摄入；小于30 mL/min，氢氯噻嗪等利尿剂治疗常无效，不宜应用；小于10 mL/min应结合临床进行肾替代治疗。此外，肾衰竭时，凡由肾代谢或从肾排出的药物均应根据Ccr降低的程度调节药物剂量和决定用药时间。

(4) 动态观察肾移植术是否成功。肾移植术后Ccr应回升，若回升后又下降，提示可能有急性排斥反应。

（二）血清尿素氮和血肌酐测定

【原理】

尿素氮（blood urea nitrogen，BUN）和肌酐（creatinine，Cr）均为蛋白质代谢产物，主要经肾小球滤过从肾脏排出。当肾小球功能受损，尤其是肾小球滤过率下降为正常人的50%以下时，可致血尿素氮升高；肾小球滤过率降至正常人的1/3时，则血肌酐升高。因此，血尿素氮和肌酐升高是反映肾功能损害的中、晚期指标。此外，尿素氮的生成量还取决于蛋白质的摄入量、组织蛋白质的分解代谢及肝功能状况。

【标本采集】取静脉血 1 mL，注入抗凝管内，充分混匀。

【参考值】血清尿素氮测定：3.2～7.1 mmol/L（成人）。全血肌酐：88.4～176.8 μmol/L。血清或血浆肌酐测定：男性 53～106 μmol/L，女性 44～97 μmol/L。

【临床意义】

（1）血清尿素氮和血清肌酐同时增高提示肾功能严重受损，见于肾衰竭。血肌酐的敏感性高于血尿素氮，急性肾衰竭时，血 Cr 明显且进行性升高，但肾小球滤过率下降至 50% 以下时，BUN 才升高。慢性肾衰竭时，血 Cr 及 BUN 升高的程度与病变严重性一致，肾衰竭代偿期血 Cr<178 μmol/L，BUN<9 mmol/L；肾衰竭失代偿期血 Cr>178 μmol/L，BUN>9 mmol/L；肾衰竭期血 Cr>445 μmol/L，BUN>20 mmol/L。

（2）仅有血清尿素氮增高而血清肌酐正常或升高不明显见于蛋白质分解或摄入过多、肾前性少尿，如上消化道大出血、大面积烧伤、严重脱水、腹腔积液、肝肾综合征、心力衰竭、休克等。

（三）血 β_2-微球蛋白测定

β_2-微球蛋白（β_2-microglobulin，β_2-MG）是体内有核细胞包括淋巴细胞、血小板、多形核白细胞产生的小型球蛋白，正常人血液中 β_2-MG 浓度很低，可自由通过肾小球，然后在近端肾小管内几乎全部被重吸收。

【标本采集】清晨空腹静脉血 3 mL，立即分离血清。

【参考值】成人血清 1～2 mg/L。

【临床意义】肾小球滤过功能受损时，血 β_2-MG 升高，比肌酐更灵敏，出现升高更早（Ccr<80 mL/min 时即可升高）。ICG 肾病、恶性肿瘤、肝炎、类风湿等使 β_2-MG 生成增多时也可增高。

二、肾小管功能检查

（一）尿 β_2 微球蛋白测定

正常人 β_2-MG 生成量恒定，为 150～200 mg/d。由于分子量小且不和血浆蛋白结合，可自由经肾小球滤入原尿，但原尿中 99.9% 的 β_2-MG 在近端肾小管被重吸收，并在肾小管上皮细胞中分解破坏，仅微量自尿中排出。

【标本采集】晨尿或随机尿，取中段尿 10～15 mL 及时送检，因 β_2-MG 在酸性尿中极易被分解破坏，故尿标本收集后应及时送检。若不能及时检测，应将酸性尿调至 pH 为 7 左右冷冻保存。

【参考值】

成人尿 $β_2$-MG < 0.3 mg/L，或以尿肌酐校正 < 0.2 mg/g 肌酐。

【临床意义】

尿 $β_2$-MG 增高可较灵敏地反映近端肾小管重吸收功能受损，见于肾小管间质性疾病、药物或毒物所致早期肾小管损伤，以及肾移植后急性排斥反应早期。但需同时检测血 $β_2$-MG，只有血 $β_2$-MG < 5 mg/L 时，尿 $β_2$-MG 升高才反映肾小管损伤。

（二）$α_1$-微球蛋白测定

$α_1$-微球蛋白（$α_1$-microglobulin，$α_1$-MG）为肝细胞和淋巴细胞产生的一种糖蛋白，可以游离或与 IgG、白蛋白结合形式存在于血浆中，游离 $α_1$-MG 可自由透过肾小球，但原尿中 99% $α_1$-MG 被近曲小管上皮细胞重吸收并分解，仅微量从尿排出。

【标本采集】同 $β_2$-MG。

【参考值】

成人尿 $α_1$-MG < 15 mg/24 h，或 < 10 mg/g 肌酐；血清游离 $α_1$-MG 为 10~30 mg/L。

【临床意义】

（1）尿 $α_1$-MG 升高：尿 $α_1$-MG 升高是反映各种原因所致早期近端肾小管功能损伤的特异、灵敏指标，比 $β_2$-MG 更可靠。

（2）血 $α_1$-MG 升高：提示肾小球滤过功能受损，比血 Cr 和血 $β_2$-MG 更灵敏，在 Ccr < 100 mL/min 时，血清 $α_1$-MG 即升高。血清和尿 $α_1$-MG 均升高，表明肾小球滤过功能和肾小管重吸收功能均受损。

（3）血清 $α_1$-MG 降低：见于严重肝损伤，如重症肝炎、肝坏死等。

（三）尿浓缩稀释试验

通过观察患者尿量和尿比重的变化，判断肾浓缩与稀释功能的改变。

【标本采集】

（1）准备：试验日正常进食，每餐含水量不宜超过 500~600 mL，此外不再进任何液体。

（2）昼夜尿比重试验法：又称莫氏试验（Mosenthal test），试验日晨 8 时排尿弃去，上午 10 时、12 时，下午 2 时、4 时、6 时、8 时，晚 8 时至次晨 8 时的全量尿液（共 7 次）分别置于有标记的清洁标本瓶内，分别测定尿量、比重。

（3）3 小时尿比重试验法：试验日晨 8 时排空膀胱后每 3 小时收集 1 次尿液，至晨 8 时止共 8 次，测定每次尿量和比重。

（4）注意事项：排尿间隔时间必须准确，尿需排净，并收集全部尿液。

【参考值】

（1）尿量：一般在1000~2000 mL/24 h，其中夜尿量（晚8时至晨8时）不应超过750 mL，昼尿量与夜尿量之比不应小于（3~4）：1。

（2）尿比重：夜尿或昼尿中至少1次尿液比重应＞1.018，最高比重与最低比重之差不应小于0.009。

【临床意义】

（1）多尿（即24小时内尿量＞2500 mL）、夜尿增多＞750 mL，而尿比重值及变化率同正常人，为浓缩功能受损的早期表现。若夜尿增多，以及尿比重无一次高于1.018或昼夜尿比重差低于0.009，表明肾小管稀释浓缩功能严重受损，见于间质性肾炎、慢性肾小球肾炎、高血压肾病等。若每次尿比重均固定在1.010~1.012，称等渗尿，表明稀释浓缩功能完全丧失。尿量明显增多（＞4000 mL/24 h），而尿比重均低于1.006，为尿崩症的典型表现。

（2）尿少而比重增高、固定在1.018左右（差值＜0.009），见于急性肾炎及血容量不足引起的肾前性少尿。

案例5：

赵女士的化验结果不正常。化验可见其血红蛋白降低（中度贫血），血肌酐、尿素氮升高，尿内有较多蜡样管型，高血钾，综合判断符合慢性肾衰竭（肾衰竭期）。由于血钾过高，肌酐、尿素氮升高，病情十分严重，系为慢性肾炎逐步发展所致。本次加重的诱因是急性上呼吸道感染。

（熊媛媛）

任务五 肝脏疾病常用实验室检查

案例导入

案例6：张女士，女，50岁，2周前开始出现乏力、食欲减退，今晨恶心、呕出咖啡色胃内容物200 mL，无腹泻、心慌、头晕等。12年前曾因乏力、食欲减退在当地医院诊断为"乙型病毒性肝炎"住院治疗，当时化验结果：HBsAg（+）、GPT 240 U/L。1个月后症状消失，后正常工作生活。查体：T 36.7℃、P 88次/分、R 18次/分、BP 110/70 mmHg。意识清楚，巩膜黄染，双肺呼吸音清，腹部膨隆，移动性浊音（+），肝未触及，脾左肋下4 cm，双下肢轻度水肿。化验结果：HBsAg（+）、HBeAb（+）、HBcAb（+）、A/G=1∶1、ALT 350 U/L。

思考：张女士的化验结果是否正常？可能是什么病因所致？目前病情是否严重？

肝脏是人体最大的实质性腺体器官。其最主要的功能是参与糖、蛋白质和脂肪、维生素、激素等物质的代谢，同时，肝脏还有分泌、排泄、生物转化及胆红素代谢等方面的功能。

一、血清蛋白质代谢测定

肝脏是蛋白质代谢的重要场所。人体内90%以上的血清总蛋白（serum total protein，STP）和全部的血清蛋白（albumin，A）是由肝脏合成的。清蛋白是正常人体血清中的主要蛋白质组分。当肝脏受损时，这些血浆蛋白合成减少，尤其是清蛋白减少，导致低蛋白血症，临床上可出现水肿，甚至腹腔积液和胸腔积液。球蛋白（globulin，G）是多种蛋白质的混合物，其中包含免疫球蛋白和补体、多种糖蛋白、金属结合蛋白、脂蛋白及酶类，当肝脏受损，尤其是慢性炎症时，刺激单核吞噬细胞系统，球蛋白生成增加。根据清蛋白与球蛋白的量，可计算出清蛋白与球蛋白的比值（A/G）。

（一）血清总蛋白和清蛋白

血清总蛋白（STP）是各种蛋白的总和，包括清蛋白（A）和球蛋白（G）。

【标本采集】抽取空腹静脉血2 mL，注入干燥试管中送检，不抗凝。

【参考值】血清总蛋白60～80 g/L；清蛋白40～55 g/L；球蛋白20～30 g/L；清

白与球蛋白的比值（A/G）（1.5~2.5）:1。

【临床意义】肝脏代偿能力强，而清蛋白半衰期较长（20天），因此，只有当肝脏损害达到一定程度后，才出现总蛋白和清蛋白的变化，因此，它常用于检测慢性肝损伤。

（1）血清STP和A降低：血清STP<60 g/L或A<25 g/L称为低蛋白血症。常见于慢性肝炎、肝硬化、亚急性重症肝炎、肝癌以及缺血性肝损伤、毒素诱导性肝损伤等；也可见于蛋白质摄入不足、消耗增加、丢失过多，如营养不良、慢性消耗性疾病、肾病综合征、血液稀释等。

（2）血清STP及G增高：血清STP>80 g/L或G>35 g/L，称为高蛋白血症或高球蛋白血症。见于慢性肝脏疾病、慢性感染性疾病、自身免疫性疾病、多发性骨髓瘤、淋巴瘤。

（3）A/G降低或倒置：最常见于严重肝功能损害，如慢性持续性肝炎、肝硬化、原发性肝癌、多发性骨髓瘤等。

（二）血清蛋白电泳

各种血清蛋白分子量、等电点、带电量不同，在同一电场中泳动速度也不同，醋酸纤维膜电泳时被分成5个区带，自正极端依次为清蛋白、α_1-球蛋白、α_2-球蛋白、β-球蛋白、γ-球蛋白。

【标本采集】抽取非空腹静脉血2 mL，注入干燥试管中送检，不抗凝。

【参考值】醋酸纤维膜电泳法：清蛋白62%~71%；α_1-球蛋白3%~4%；α_2-球蛋白6%~10%；β-球蛋白7%~11%；γ-球蛋白9%~18%。

【临床意义】清蛋白比例减少的意义同血清蛋白测定。α_1-球蛋白比例增高见于发热、恶性肿瘤等。α_2-球蛋白及β-球蛋白比例增高见于肾病综合征、糖尿病肾病。γ-球蛋白比例增高见于慢性肝病、骨髓瘤等。

二、血清胆红素测定

肝脏是胆红素代谢的重要场所。80%~85%的胆红素是血液循环中衰老红细胞的分解代谢产物，其余部分来自含有亚铁血红素非血红蛋白物质（肌红蛋白等）以及骨髓无效造血的血红蛋白。这些胆红素称为游离胆红素，在血液中与清蛋白结合形成的复合体称非结合胆红素，不能由肾脏滤过，只能转运至肝脏处理。胆红素被肝摄取后与葡糖醛酸结合成为结合胆红素，然后排泌到胆管，随胆汁排入肠道，在肠道细菌的作用下还原成尿胆素原（urobilinogen）和尿胆原（urobilin），大部分随粪便排出体外。20%尿胆原经肠道重吸收入门静脉，在肝脏重新转变为结合胆红素，再随胆汁排到肠腔，形成胆红素的肠肝循环，极小部分尿胆原进入体循环，从尿中排出。当肝细胞损伤、胆管阻塞、红细胞破坏增加或寿命缩短时，血中结合或非结合胆红素增高，可出现黄疸。

（一）血清总胆红素、血清结合胆红素和非结合胆红素

血清总胆红素（serum total bilirubin，STB），为血清结合胆红素（conjugated bilirubin，CB）和非结合胆红素（unconjugated bilirubin，UCB）的总量。

【标本采集】抽取非空腹静脉血 2 mL，注入干燥试管中送检，不抗凝。注意标本切勿溶血，避免光线照射（胆红素受光照后分解）。

【参考值】血清总胆红素 3.4～17.1μmol/L，血清结合胆红素 0～6.8μmol/L，血清非结合胆红素 1.7～10.2μmol/L，血清结合胆红素/血清非结合胆红素 0.2～0.4。

【临床意义】

（1）判断有无黄疸及黄疸的程度：血清总胆红素在 17.1～34.2μmol/L 时，患者皮肤巩膜尚未见黄染称为隐性黄疸。超过 34.2μmol/L 时出现显性黄疸。显性黄疸分为三度：34.2～171μmol/L 为轻度黄疸，171～342μmol/L 为中度黄疸，＞342μmol/L 为重度黄疸。

（2）判断黄疸的类型及病因：参见表 7-3。

表 7-3　黄疸类型及病因

黄疸类型	血清胆红素/（μmol/L）			尿				粪便	
	总胆红素	未结合胆红素	结合胆红素	颜色	尿胆原	尿胆素	尿胆红素	颜色	粪胆原
正常人	<17.1	<17.1	<3.4	浅黄	1:20，阴性	阴性	阴性	黄褐	正常
溶血性黄疸	↑	↑	—	加深	强阳性	阳性	阴性	加深	增多
肝细胞性黄疸	↑	↑	↑	加深	阳性	阳性	阳性	正常或变浅	下降或正常
阻塞性黄疸	↑	正常或轻度↑	↑	加深	阴性	阴性	阳性	变浅或白陶土样	减少或消失

（二）尿内胆红素及尿胆原

非结合胆红素是脂溶性的，不能透过肾小球屏障，因此不能在尿中出现；结合胆红素属于水溶性的，能够从肾小球滤过，在尿中出现。血清中结合胆红素浓度超过肾阈值（＞342μmol/L）时，即可随尿排出，称尿内胆红素（bilirubin of urine，Bil），在胆红素的肠肝循环中小部分尿胆原从门静脉入体循环，经肾自尿中排出。

【标本采集】

（1）留取新鲜尿液20~30 mL，置于清洁干燥的棕色加盖容器中立即送检。尿胆原检查最好取晨尿，定量检测则需留取24小时尿液。

（2）避免使用磺胺类、普鲁卡因、苯唑西林（苯唑青霉素）等可使试验呈假阳性反应的药物。

（3）避免饱餐、饥饿、运动等，以免引起尿胆原轻度增高。

【参考值】正常人尿内胆红素定性呈阴性反应；尿胆原定性呈阴性或弱阳性反应，定量0.84~4.2μmol/（L·24 h）。

【临床意义】

（1）尿内胆红素：阳性主要见于阻塞性黄疸、肝细胞性黄疸患者。

（2）尿胆原：尿胆原增多（阳性）主要见于溶血性黄疸、肝细胞性黄疸患者，也可见于内出血、肝淤血、肠梗阻等。在饥饿、饭后、运动时稍有增加。尿胆原减少或缺如见于胆管梗阻、严重肾衰竭患者，以及新生儿及长期服用抑制肠道细菌的广谱抗生素者。

（3）鉴别黄疸类型：溶血性黄疸尿中尿胆原明显增加，尿胆红素阴性。阻塞性黄疸尿胆红素强阳性，尿胆原减少或缺如。肝细胞性黄疸，尿中尿胆原可正常或轻度增加，尿胆红素阳性。

（4）观察病情变化：溶血性黄疸时，红细胞破坏程度与尿中尿胆原含量成正比。阻塞性黄疸时，尿胆原及尿胆红素呈间歇阳性，提示梗阻为间歇性，胆管结石的可能性大。尿胆红素持续强阳性伴尿胆原含量进行性减少则可能为梗阻压迫性如肿瘤等病变。肝细胞性黄疸时，尿胆原早期即增加。当肝脏破坏严重时，结合胆红素下降，尿胆原的排出也降低。

三、血清酶测定

肝含酶量丰富，约占肝总蛋白含量的2/3。当肝有实质性损伤时，有些酶从受损的肝细胞中大量逸出，有些酶因肝功能不良而被淤滞，因而这些酶在血清中活力升高。但因肝外也有多种酶广泛存在，故对检测结果应结合临床做全面分析。

（一）血清氨基转移酶测定

血清中的氨基转移酶，简称转氨酶，有20多种，丙氨酸氨基转移酶（alanine aminotransferase，ALT）广泛存在于肝、骨骼肌、肾脏、心肌、脑等组织细胞内，肝细胞浆中含量最高，肝细胞稍有损伤，血清中ALT即增高；天冬氨酸氨基转移酶（aspartate aminotransferase，AST）在心肌中含量最高，其次是肝（80%存在于线粒体内）、骨骼肌、肾脏等组织。轻至中度肝细胞损伤时，释放入血的ALT远高于AST。因此，ALT是最敏感的肝功能检测指标，有助于肝病的早期诊断，血清中ALT/AST比值可升高，但在严重肝细胞损伤时，线粒体膜也损伤，可导致线粒体内的AST释放。

【标本采集】抽取空腹静脉血1 mL，注入干燥试管中，不抗凝。注意标本切勿溶血，采血前避免剧烈运动。

【参考值】

ALT速率法（37℃）：10~40 U/L。

AST速率法（37℃）：10~40 U/L。

DeRitis比值（AST/ALT）为1.15。

【临床意义】

（1）肝实质损害：ALT和AST活力是反映肝细胞受损的灵敏指标，ALT更敏感。①急性病毒性肝炎转氨酶均可增高，以ALT最明显。通常ALT＞300 U/L、AST＞200 U/L、DeRitis比值＜1，是诊断急性病毒性肝炎重要的检测手段。急性肝炎恢复期，如血清转氨酶活性不能降至正常或下降后又上升，DeRitis比值有升高倾向，提示转为慢性。急性重症肝炎，症状恶化时黄疸进行性加重而转氨酶活性降低，出现"胆酶分离"现象，提示肝细胞严重坏死，预后不佳。②慢性病毒性肝炎时血清转氨酶轻度增高或正常，DeRitis比值＜1，若DeRitis比值＞1，提示慢性肝炎进入活动期。③酒精性肝病、药物性肝炎、脂肪肝、肝硬化、肝癌、肝内外胆汁淤积时转氨酶可轻度升高。

（2）肝外病变：急性心肌梗死时AST显著增高，常在发病6~8小时开始，18~24小时达高峰，4~5日降至正常；骨骼肌疾病、肺梗死、肾梗死、胰梗死时AST可暂时增高。

（二）血清碱性磷酸酶测定

血清碱性磷酸酶（alkaline phosphatase，ALP）大部分来自肝脏、骨骼，小部分来自肾脏、乳腺、小肠。胆管梗阻、毛细胆管内压力增高时，可诱发ALP产生增加或排泄障碍，从而导致血中ALP升高。

【标本采集】与ALT采集方法相同。

【参考值】速率法（37℃）：男性25岁以上、女性15岁以上为40~150 U/L。

【临床意义】血清ALP增高见于：①阻塞性黄疸，其增高程度与梗阻程度、持续时间成正比，且先于黄疸出现；②原发性或转移性肝癌；③骨骼疾病与癌症。

（三）血清

γ-谷氨酰转移酶（γ-glutamyl transferase，γ-GT）存在于肾、肝、胰等组织中。在肝脏中主要分布在胆管，当肝、胆疾病时，因肝细胞合成亢进或胆管排出受阻，γ-GT可升高，常用于胆汁淤滞及肝占位性病变的诊断。

【标本采集】抽取空腹静脉血 2 mL，注入干燥试管中送检，不抗凝。注意点同 ALP 检验。

【参考值】速率法（37℃）：男性 11～50 U/L；女性 7～32 U/L。

【临床意义】

（1）胆管梗阻临床意义：与 ALP 基本一致。γ-GT 升高幅度与梗阻程度、持续时间成正比。

（2）原发性或继发性肝癌：γ-GT 显著升高，阳性率达 95% 以上，升高幅度与癌组织大小呈正相关。由于 γ-GT 具有部分癌胚抗原的特性，临床可作为早期发现肝癌、判断病情发展变化及预后的指标。

（3）肝炎及肝硬化急性肝炎：γ-GT 呈中等度升高；慢性肝炎、肝硬化者 γ-GT 持续升高提示病变活动或病情恶化。

（4）酒精性肝炎：γ-GT 升高幅度大于 AST 和 ALT 的升高。

（四）单胺氧化酶测定

单胺氧化酶（monoamine oxidase，MAO）大部分存在于肝细胞线粒体内，能促进结缔组织形成，其增高程度与肝脏结缔组织增生呈正相关，常用此酶活性测定来观察肝脏纤维化程度。

【标本采集】与 γ-GT 标本采集方法相同。

【参考值】速率法（37℃）：0～3 U/L。

【临床意义】

（1）肝脏病变：急性肝炎时 MAO 多正常，重症肝炎时增高，慢性迁延性肝炎基本正常，50% 以上活动性肝炎病例 MAO 活性增高。80% 以上重症肝硬化及伴有肝硬化的肝癌患者 MAO 活性升高。

（2）肝外病变：慢性心力衰竭、甲状腺功能亢进症、糖尿病及系统硬化症等 MAO 亦可升高。

四、血清甲胎蛋白测定

甲胎蛋白（α-fetoprotein，AFP）是在胎儿早期由肝和卵黄囊合成的一种血清糖蛋白，出生后 AFP 合成很快受抑制。在原发性肝癌或生殖腺胚胎组织恶变时 AFP 又恢复合成。因此，测定 AFP 的血浓度对肝癌、睾丸癌及卵巢癌等有重要意义。

【标本采集】抽取静脉血3 mL，注入干燥试管中送检，不抗凝。注意点同ALP检验。

【参考值】

定性：阴性。

定量：成人 $<25\mu g/L$，3周至6个月婴儿 $<39\mu g/L$。

【临床意义】

（1）原发性肝细胞癌患者，血清AFP增高，50%患者AFP $>300\mu g/L$。AFP $\geq 500\mu g/L$ 持续4周或AFP $\geq 200\mu g/L$ 持续8周，或由低逐渐升高不降，排除肝病活动、妊娠和生殖腺胚胎癌，可诊断为原发性肝癌。AFP是目前最好的早期诊断原发性肝癌的方法。

（2）急性或慢性活动性肝炎、肝硬化、妊娠、睾丸癌及卵巢癌、畸胎瘤、胃癌、胰腺癌患者，AFP可升高，但多在300μg/L以下。

案例6：

张女士的化验结果不正常。

肝功能中ALT增高，白/球比例（A/a）偏低，说明已有慢性肝损害，HBsAg（+）、HBeAb（+）、HBcAb（+）说明体内有乙肝病毒复制，病情在活动，乙型病毒性肝炎正在慢性化。患者有乏力、食欲减退、恶心、呕出咖啡色胃内容物、黄疸、脾大、腹腔积液、双下肢水肿，说明已进入肝硬化肝功能失代偿期。目前张女士的病情较为严重。

（熊媛媛）

任务六 临床常用生物化学检查

案例导入

案例7：赵先生，体重60 kg，反复呕吐。测得血钠125 mmol/L，血钾3 mmol/L。
思考：赵先生的化验结果是否正常？是什么性质的问题？

一、血清电解质测定

（一）血清钾

血钾、血钠、血氯化物为临床上常用的生物化学检测项目，可为补充电解质维持体内渗透压及酸碱平衡提供依据，适用于高血压、心律失常、服利尿剂或泻药、已知有其他电解质紊乱、肾衰竭、吐泻、酸碱平衡紊乱、重症监护患者及水肿、某些内分泌疾病患者。

【标本采集】
（1）抽取空腹静脉血3 mL（单项测定时可为2 mL），注入干燥试管中送检，不抗凝。
（2）抽血时试管中切勿混入草酸钾、枸橼酸钠（柠檬酸钠）等抗凝剂及其他杂质，忌溶血。
（3）嘱被检查者测定前避免大量饮水、剧烈运动和服用利尿剂等。
（4）血液标本采集后应尽快送检。

【参考值】
血清钾：成人为3.5~5.5 mmol/L，儿童为3.4~4.7 mmol/L。
血清钠：135~145 mmol/L。
血清氯化物：95~105 mmol/L。

【临床意义】
（1）血清钾：人体内的钾离子大部分存在于细胞内，主要来源于食物，每日摄入2~4 g即可满足生理所需。吸收后的钾不断在细胞内外互换并保持动态平衡，4小时内就可从肾脏排出，从而基本维持血钾浓度在恒定的水平。

1）血清钾增高：血清钾超过 5.5 mmol/L 时称为高钾血症（hyperkalemia）。常见于：a. 钾排出减少，如肾衰竭的少尿或无尿期，长期使用潴钾利尿剂等。b. 钾进入体内增多，如补钾过多、输入大量库存血。c. 细胞内钾外移增多，如严重溶血、大面积烧伤、挤压综合征、缺氧和酸中毒、应用β受体阻滞剂和洋地黄类药物等。

2）血清钾降低：血清钾低于 3.5 mmol/L 时称为低钾血症（hypokalemia）。常见于：a. 钾丢失过多，如严重呕吐或腹泻、长期使用排钾利尿剂、肾衰竭多尿以及肾上腺皮质功能亢进等。b. 钾摄入不足，如长期低钾饮食、禁食、厌食、饥饿、营养不良、吸收障碍等。c. 细胞外钾内流，如碱中毒、大量胰岛素作用、低钾性周期性麻痹等。d. 细胞外液稀释，如心功能不全、肾性水肿、大量输入无钾盐液体等。

（2）血清钠和氯化物：人体内的钠离子约47%存在于骨骼中，44%存在于细胞外液，约9%存在于细胞内。钠主要来源于食物，血清中多以氯化钠的形式存在，绝大部分经肾脏或随消化液排出，小部分经汗腺排出。

1）血清钠和血清氯增高：见于水分摄入不足或丢失过多（如大汗、烧伤、吐泻、多尿等）、摄入食盐过多或输入盐水过多、肾上腺皮质功能亢进、醛固酮增多症等。

2）血清钠和血清氯降低：见于摄入不足、严重呕吐或腹泻、持续胃肠减压、反复使用利尿剂、严重烧伤、酸中毒、肾上腺皮质功能减退及大量应用利尿剂等。低钠血症是老年人最常见的电解质紊乱。

案例7：

赵先生的化验结果不正常。为低钾血症，中度缺钠。

（二）血清钙

【标本采集】标本采集同血清钾、钠、氯化物的测定。

【参考值】

血清总钙为 2.25 ~ 2.58 mmol/L；离子钙 1.10 ~ 1.34 mmol/L。

血清磷：成人为 0.97 ~ 1.61 mmol/L，儿童为 1.3 ~ 1.9 mmol/L。

【临床意义】

（1）血清钙增高：血清钙高于 2.58 mmol/L 称高钙血症，见于甲状旁腺功能亢进症、多发性骨髓瘤等引起的溶骨作用增强，以及急性肾衰竭少尿期，也可见于服用维生素

D、钙片过多、饮用大量牛奶等所致的钙吸收增加。

（2）血清钙降低：血清钙低于 2.25 mmol/L 称低钙血症，见于钙摄入不足、慢性腹泻、佝偻病、婴儿手足搐搦症、阻塞性黄疸、甲状旁腺功能减退症、慢性肾衰竭、坏死性胰腺炎、大量输入库存血等。

（3）血清无机磷增高：血清无机磷高于 1.6 mmol/L。生理状况见于剧烈活动、夏季紫外线的影响。病理状况见于甲状旁腺功能减退症、肾衰竭、摄入过多维生素 D、骨折愈合期等。

（4）血清无机磷降低：低于 1.0 mmol/L 为降低。生理状况见于妊娠妇女。病理状况见于摄入不足（饥饿、恶病质等）或吸收障碍、丢失过多（呕吐、腹泻、血液透析）、转入细胞内（静注胰岛素或葡萄糖、碱中毒等）等。

二、血糖及其代谢物测定

（一）空腹血糖测定

空腹血糖（fasting blood glucose，FBG）是诊断糖代谢紊乱最常用和最重要的指标。

【标本采集】抽空腹（禁食 8～10 小时或以上）静脉血 2 mL 于生化抗凝瓶内，立即送检。

【参考值】葡萄糖氧化酶法：3.9～6.1 mmol/L。

【临床意义】

血糖是目前诊断糖尿病的主要依据，也是判断病情及其控制程度的主要指标。

（1）空腹血糖增高：FBG≥7.0 mmol/L 称高糖血症，可诊断为糖尿病；FBG 6.1～6.9 mmol/L 为空腹血糖过高。

1）生理性增高：见于餐后 1～2 小时、高糖饮食、剧烈运动、精神紧张或大量吸烟后等。

2）病理性增高：a. 各型糖尿病；b. 内分泌疾病，如甲状腺功能亢进症、巨人症、肢端肥大症、皮质醇增多症、嗜铬细胞瘤等；c. 应激性高血糖，如颅脑损伤、脑出血、心肌梗死、大面积烧伤等；d. 药物影响，如噻嗪类利尿剂、泼尼松、口服避孕药等；e. 其他，如严重的肝病、坏死性胰腺炎、胰腺癌、高热、呕吐、腹泻等。

（2）空腹血糖降低：FBG＜3.9 mmol/L 为血糖减低，＜2.8 mmol/L 为低糖血症。

1）生理性降低：饥饿、长期剧烈运动、妊娠期等。

2）病理性降低：a. 胰岛素过多，如胰岛素用量过大、口服降糖药、胰岛 B 细胞肿瘤；b. 对抗胰岛素的激素分泌不足，如肾上腺激素、生长激素缺乏；c. 肝糖原贮存缺乏，如重症肝炎、肝癌等；d. 急性酒精中毒；e. 消耗性疾病，如严重营养不良、恶病质等；f. 磺胺药、水杨酸、吲哚美辛等；g. 先天性糖原代谢酶缺乏、特发性低血糖。

（二）葡萄糖耐量试验

葡萄糖耐量试验（glucose tolerance test，GTT）是检测葡萄糖代谢功能的试验，主要用于诊断症状不明显或血糖升高不明显的可疑糖尿病。有静脉葡萄糖耐量试验（IVGTT）、口服葡萄糖耐量试验（OGTT）。

【标本采集】

（1）检查前晚餐后禁食或禁食10~16小时。

（2）检查前8小时内禁烟酒和咖啡、浓茶等刺激性饮料。停用胰岛素、肾上腺皮质激素等，避免剧烈运动和精神紧张。

（3）OGTT时可以75 g葡萄糖溶解于300 mL水口服，IVGTT时可静脉注射50%的葡萄糖50 mL，立即记录时间，于30分钟、60分钟、120分钟、180分钟各抽血2 mL于生化瓶内，每次抽血后立即送检。在抽血同时收集尿液做尿糖分析。

【参考值】摄糖后30~60分钟血糖达高峰，一般为7.8~9.0 mmol/L，峰值<11.1 mmol/L。2小时血糖<7.8 mmol/L，3小时血糖恢复至空腹水平。各次尿糖均为阴性。

【临床意义】摄糖后2小时血糖≥11.1 mmol/L可诊断糖尿病；摄糖后2小时血糖在7.8~11.1 mmol/L之间为糖耐量异常。

（三）糖化血红蛋白测定

糖化血红蛋白（glycosylated hemoglobin，GHb）是血红蛋白A与葡萄糖非酶促反应的产物。GHb的糖化反应过程非常缓慢，且相对不可逆，不受暂时血糖波动的影响。其中的HbA1c含量最高，最常用。

【标本采集】肝素抗凝血3 mL。

【参考值】HbA1c 4%~6%。

【临床意义】HbA1c可反映2~3个月的平均血糖水平，HbA1c愈高，血糖水平愈高，病情愈重，故HbA1c是糖尿病诊断和长期监控的观察指标，对血糖和尿糖波动较大的患者有特殊的诊断价值。

三、血清脂质及脂蛋白测定

血清脂质包括胆固醇（cholesterol）、三酰甘油（triglyceride，TG）、磷脂（phospholipid，PL）和游离脂肪酸（free fatty acid，FFA）。脂蛋白（lipoprotein，LP）是血脂在血液中存在、转运及代谢的形式。脂蛋白按密度不同可分为乳糜微粒（CM）、极低密度脂蛋白（VLDL）、低密度脂蛋白（LDL）、高密度脂蛋白（HDL）。血脂检测主要用于脂质代谢紊乱及其有关疾病的诊断。

（一）血清总胆固醇测定

体内总胆固醇（total cholesterol，TC）20%来源于食物，其余均由肝、肠、肾、骨及内分泌等细胞合成，随胆汁从粪便排出体外。胆固醇在体内广泛分布，有1/4在脑和神经系统中。

【标本采集】素食3天，抽取空腹静脉血2 mL，注入干燥试管内，不抗凝。

【参考值】＜5.20 mmol/L为合适水平，5.23～5.69 mmol/L为边缘水平，＞5.72 mmol/L为升高。

【临床意义】高胆固醇血症与动脉粥样硬化的发病有关，主要见于冠心病，也可见于原发性高胆固醇血症、肾病综合征、糖尿病等。胆固醇降低，主要见于严重贫血、甲状腺功能亢进症、严重肝病、严重营养不良和恶性肿瘤。

（二）血清三酰甘油测定

三酰甘油（TG）是体内能量的重要贮存形式，与动脉粥样硬化及血栓形成有密切关系，可作为脂质代谢指标。三酰甘油小部分来自膳食，大部分由机体合成，以β-脂蛋白和乳糜微粒等形式存在。

【标本采集】抽取空腹12～16小时后的静脉血液2 mL于干燥试管内，检查前1天低脂饮食。

【参考值】0.56～1.70 mmol/L；＞1.7 mmol/L为升高。

【临床意义】TG增高见于冠心病、原发性高脂血症、肥胖症、糖尿病、动脉粥样硬化症、肾病综合征、高脂饮食等。降低见于低或无β-脂蛋白血症、甲状腺功能亢进症、重症肝病、吸收不良等。

（三）血清高密度脂蛋白测定

【标本采集】抽取空腹血液2 mL于干燥试管内。

【参考值】1.03～2.07 mmol/L；成人＞1.04 mmol/L为合适水平，＜0.91 mmol/L为降低。

【临床意义】高密度脂蛋白（HDL）是抗动脉硬化脂蛋白，其含量与冠心病的发病呈负相关，HDL降低常见于动脉粥样硬化、急性感染、糖尿病、肾病综合征，应用β受体阻滞剂、雄激素、黄体酮等。

（四）血清低密度脂蛋白测定

【标本采集】抽取空腹血液 2 mL 于干燥试管内。

【参考值】成人≤3.12 mmol/L 为合适水平，>3.64 mmol/L 为升高。

【临床意义】低密度脂蛋白（LDL）为动脉粥样硬化的危险因子，其含量与冠心病的发病呈正相关。遗传性高脂血症、甲状腺功能减退症、肾病综合征、肥胖症、应用雄激素等 LDL 也可增高。LDL 减低常见于甲状腺功能亢进症、吸收不良、肝硬化、低脂饮食、运动等。

四、心肌酶和心肌蛋白测定

（一）血清肌酸激酶及其同工酶测定

血清肌酸激酶（creatine kinase，CK）广泛存在于骨骼肌、心肌和脑组织中。CK 的同工酶有 CK-MM（骨骼肌细胞最多）、CK-BB（脑组织细胞最多）、CK-MB（心肌细胞较多）三种。当骨骼肌、心肌、脑组织破坏时，大量 CK 释放入血，并在一定时间内达到峰值。

【标本采集】抽取空腹血液 3 mL 于干燥试管内，忌溶血。及时送检。

【参考值】

酶偶联法（37℃）：CK，男性为 38～174 U/L、女性为 26～140 U/L。

CKiso 酶谱：CK-MM，94%～96%；CK-MB，<5%；CK-BB，极少或无。

【临床意义】

（1）急性心肌梗死：CK 在急性心肌梗死发病后 3～8 小时即明显增高，峰值出现在 10～36 小时，3～4 天恢复正常；CK-MB 对急性心肌梗死的早期诊断灵敏度和特异性明显高于 CK，其高峰出现早（<4 小时），对急性心肌梗死诊断有较重要价值。

（2）其他心肌损伤：如心绞痛、心包炎、慢性心房颤动、安装心脏起搏器等，CK-MB 也可增高。

（3）脑损伤和肌肉疾病：CK-MM 是肌肉损伤最敏感的指标，进行性肌营养不良、重症肌无力、骨骼肌疾病、外伤等均明显升高。CK-BB 可作为脑损伤的指标，见于脑血管意外、脑膜炎、恶性肿瘤等。

（二）血清乳酸脱氢酶及同工酶测定

血清乳酸脱氢酶（lactate dehydrogenase，LD）广泛存在于人体组织中，以心肌、骨骼肌、肾含量最高，肝、脾、胰腺和肺组织次之。乳酸脱氢酶同工酶有 LD1、LD2、LD3、LD4、LD5 五种同工酶。LD1 和 LD2 主要来自心肌、红细胞等；LD3 主要来自肺、脾、胰腺等；LD4和LD5主要存在于肝、骨骼肌等。

【标本采集】抽取空腹血液3 mL于干燥试管内，勿溶血，及时送检。

【参考值】

连续监测法：109～245 U/L。速率法：95～200 U/L。

LD同工酶：LD2＞LD1＞LD3＞LD4＞LD5。LD1/LD2：＜0.7。

【临床意义】

（1）诊断急性心肌梗死：急性心肌梗死发病8～18小时LD开始升高，24～72小时达高峰，持续6～10天（比AST、CK持续时间长），病程中LD持续增高提示梗死面积扩大。此外，肝炎、肝硬化、阻塞性黄疸、恶性肿瘤、贫血、肺梗死、骨骼肌损伤、休克、肾脏病等也可使LD增高。

（2）血清LDiso测定：有助于鉴别诊断。急性心肌梗死时LD1和LD2显著升高，LD1/LD2＞1。LD1、LD2增高还见于生殖细胞恶性肿瘤、肾肿瘤；LD3、LD4增高见于白血病；LD3增高见于肺癌；LD4增高见于阻塞性黄疸；LD5增高见于肝脏疾病，如肝炎、肝硬化、肝癌；LD5增高为主，有时伴有LD3、LD4同时升高见于消化道肿瘤。

（三）血清肌红蛋白测定

血清肌红蛋白（myoglobin，Mb）存在于心肌和骨骼肌中，正常人血中含量很低。当心肌和骨骼肌受损时Mb升高。

【标本采集】抽取静脉血2 mL于普通试管内。事先联系化验室。

【参考值】

定性：阴性。

定量：ELISA法，50～85μg/L；RIA法，6～85μg/L，＞75μg/L为临界值。

【临床意义】Mb测定可作为急性心肌梗死早期诊断指标。急性心肌梗死发病后30分钟至2小时Mb即可升高，5～12小时达峰值，18～30小时恢复正常水平。心肌梗死时出现最早，十分敏感，有助于早期诊断，也可见于急性骨骼肌损伤、肌病、肾衰竭、休克等。

（四）血清肌钙蛋白测定

肌钙蛋白（troponin）存在于骨骼肌、心肌和平滑肌细胞内，它包括肌钙蛋白T（cTnT）、肌钙蛋白I（cTnI）和肌钙蛋白C（cTnC），其中cTnT和cTnI是心肌的结构蛋白，可作为心肌损伤的特异性标志，其含量的增高是诊断急性心肌梗死最特异和敏感的指标。

【参考值】

cTnT：0.02～0.13μg/L，＞0.2μg/L 为诊断临界值，＞0.5μg/L 可诊断急性心肌梗死。

cTnI：＜0.2μg/L，＞1.5μg/L 为临界值。

【临床意义】cTnT 和 cTnI 在急性心肌梗死发病后 3～6 小时升高，其中 cTnI 于 14～20 小时达高峰，5～7 天降至正常；cTnT 于 10～24 小时达高峰，10～15 天降至正常。不稳定型心绞痛 cTnI 和 cTnT 也可升高。骨骼肌疾病和肾衰竭时 cTnT 也可升高。

五、血清淀粉酶测定

【标本采集】抽取空腹静脉血 2 mL，注入干燥试管内，勿使溶血。

【参考值】

Somogy 法 600～1200 U/L，30～135 SIU/L。

【临床意义】血清淀粉酶（amylase，AMS）增高见于：

（1）急性胰腺炎：主要用于急性胰腺炎的早期诊断，血清淀粉酶增高超过参考值 3 倍可确诊。急性胰腺炎发病后 6～12 小时血清淀粉酶开始升高，12～72 小时达高峰，3～5 天恢复正常。虽然血清淀粉酶的增高程度不一定与胰腺组织损伤程度有相关性，但血清淀粉酶增高越明显，其损伤越严重。

（2）慢性胰腺炎：急性发作、胰腺囊肿、胰腺管阻塞、胰腺癌。

（3）非胰腺疾病：如腮腺炎、消化性溃疡穿孔、胆管梗阻、急性胆囊炎、肠梗阻等。

（熊媛媛）

任务七　临床其他常用实验室检查

一、脑脊液检查

脑脊液（cerebrospinal fluid，CSF）是循环流动于脑和脊髓表面的一种无色透明液体，主要由脑室脉络丛产生，通过血脑屏障与血液分隔，保持内环境相对稳定，对脑组织起着营养、代谢、保护、调节等作用。脑脊液检查对诊断和治疗脑组织或神经系统疾病有重要的意义。

【适应证】有脑膜刺激征者，疑有颅内出血者，疑有脑膜白血病者。

【禁忌证】

（1）有剧烈头痛、抽搐、昏迷或瘫痪等神经系统体征而原因未明者。

（2）颅内压显著增高、视神经盘水肿、疑有颅内肿瘤者不宜做此检查，如有特殊情况需要留取脑脊液标本时放液也应少而慢，以免诱发脑疝。

【标本采集法】严格无菌操作下行腰椎穿刺，穿刺后应先做脑脊液压力测定，然后将脑脊液分别收集于3个无菌试管中，第一管做细菌学检查，第二管做化学或免疫学检查，第三管做细胞学检查。每管收集1～2 mL，标本采集后立即送检。

（一）一般性状检验

1. 颜色

正常脑脊液为白色透明液体。混有血液时呈红色，多见于蛛网膜下隙或脑窦出血，也可见于穿刺损伤出血。黄色见于颅内陈旧性出血、脊髓肿瘤或蛛网膜下隙粘连梗阻等。灰白色或乳白色见于各种化脓性脑膜炎。

2. 透明度

正常脑脊液清澈透明。病毒性脑膜炎、流行性乙型脑炎大多无色透明。毛玻璃样混浊见于结核性脑膜炎。乳白色混浊，呈脓性见于化脓性脑膜炎。

3. 凝固性

正常脑脊液静置24小时不会凝固。化脓性脑膜炎时脑脊液静置1～2小时即可出现凝块。结核性脑膜炎时，脑脊液静置12～24小时后可在液面形成膜状物。

（二）化学检查

1. 蛋白定性［潘氏试验（Pandy试验）］和定量试验

【参考值】

定性试验：呈阴性或弱阳性。

定量试验：成人 0.20～0.45 g/L（腰椎穿刺）。

【临床意义】蛋白定性阳性和定量增多见于：①各种脑膜炎，其中化脓性脑膜炎时蛋白增加最显著；结核性脑膜炎中度增加；病毒性脑炎或脑膜炎轻度增加。②脑及蛛网膜下隙出血，蛋白可轻度增加。③椎管梗阻或蛛网膜下隙粘连，蛋白含量明显增加。④某些神经系统退行性病变和脊髓脱髓鞘病等。

2. 葡萄糖

【参考值】成人 2.5～4.5 mmol/L（腰池）。

【临床意义】脑脊液中葡萄糖含量约为血糖的60%。脑脊液糖含量减少见于细菌感染，如化脓性脑膜炎、结核性脑膜炎等。病毒感染如乙型脑炎时多无明显改变。

3. 氯化物

【参考值】120～130 mmol/L（腰池）。

【临床意义】脑脊液中氯化物减少见于化脓性脑膜炎和结核性脑膜炎，以结核性脑膜炎减少显著。

（三）显微镜检验

1. 细胞计数和白细胞分类

【参考值】正常脑脊液无红细胞，仅有少量白细胞。成人 $(0～8)×10^6$/L；儿童 $(0～15)×10^6$/L；新生儿 $(0～30)×10^6$/L。分类主要是淋巴细胞和单核细胞。

【临床意义】

（1）化脓性脑膜炎时脑脊液内白细胞数显著增加，可达 $(1000～2000)×10^6$/L 以上，以中性粒细胞为主。

（2）结核性脑膜炎时脑脊液内白细胞数中度增加，一般不超过 $500×10^6$/L，早期以中性粒细胞为主，几天后逐渐变为以淋巴细胞为主。脑脊液中可同时发现中性粒细胞、淋巴细胞和浆细胞。

（3）病毒性脑炎时脑脊液内白细胞数轻度增加，一般不超过 $1000×10^6$/L，以淋巴细胞为主。

（4）脑寄生虫病时脑脊液内白细胞数增加，并可见到嗜酸性粒细胞。

（5）急性脑膜白血病时脑脊液内白细胞数增加，可见原始及幼稚细胞。

2. 细菌学检验

一般采用直接涂片或离心后取沉淀物做薄涂片，经不同染色后镜检的方法查找脑脊液内病原菌。正常人脑脊液中无细菌。

常见疾病脑脊液检查特点见表7-4。

表7-4 常见疾病脑脊液检查特点

	常规分析				生化分析			其他
	外观	凝固	Pandy试验	细胞增高	蛋白/(g/L)	糖/(mmol/L)	氯化物/(mmol/L)	
正常	清亮透明	无	-	0~10	0.2~0.4	2.5~4.4	120~130	
化脓性脑膜炎	混浊	凝块	+~+++	显著，多核为主	↑↑	↓↓↓	↓	化脓菌
结核性脑膜炎	混浊	毛玻璃样薄膜	+~+++	中性粒细胞、淋巴细胞	↑	↓	↓↓	结核菌
病毒性脑膜炎	透明或微混	无	-~+	淋巴细胞	↑	正常	正常	无
隐球菌性脑膜炎	透明或微混	可有	+~+++	淋巴细胞	↑↑	↓	↓↓↓	墨汁染色隐球菌
流行性乙脑	透明或微混	无		中性粒细胞、淋巴细胞	↑↑	正常或↑	正常	无
脑出血	血性	可有		红细胞	↑↑	↑	正常	无
蛛网膜下隙出血	血性	可有		红细胞	↑↑	↑	正常	无
脑肿瘤	透明	无		淋巴细胞	↑	正常	正常	无
脑脓肿	透明或微混有	无		淋巴细胞	↑	正常	正常	有或无
神经梅毒	透明	无		淋巴细胞	正常	正常	↑	无

二、浆膜腔穿刺液检查

人体的浆膜腔包括胸腔、腹膜腔、心包腔及关节腔等。正常浆膜腔内有少量起润滑作用的液体。在疾病状态下浆膜腔内可有过多液体产生，称浆膜腔积液（serous membrane fluid）。临床上通过浆膜腔穿刺抽液，鉴别积液性质，协助疾病的诊断及降低浆膜腔内压力，并可直接注入药物进行治疗。

【标本采集法】

在检查的相应部位行穿刺术，如胸膜腔穿刺或腹膜腔穿刺，用注射器抽取积液 10~20 mL（查找胸腔积液瘤细胞至少应送检 100 mL），注入 2 只干燥试管，分别进行一般性状检查、化学检查、显微镜检查和细菌学检查，一管用 109 mmol/L 的枸橼酸钠溶液抗凝，进行生化、免疫、细胞学检查，抗凝剂量占标本量的 1/10。另一管不加抗凝剂。

【积液的分类及特点】

按积液产生的原因和性质的不同分为漏出液（transudate）和渗出液（exudate），两者的区别见表7-5。

表7-5 漏出液和渗出液的区别

项目	漏出液	渗出液
病因	非炎症性	炎症性
颜色	淡黄色	黄色、红色、乳白色
透明度	清晰透明	混浊
比重	<1.015	>1.018
凝固性	不易凝固	易凝固
李凡他试验	阴性	阳性
蛋白质/（g/L）	<25	>30
积液/血清蛋白	<0.5	>0.5
葡萄糖/（mmol/L）	接近血糖	<3.33
LD/（U/L）	<200	>200
积液/血清LD	<0.6	>0.6
细胞总数/（×10^6/L）	<100	>500
有核细胞分类	淋巴细胞为主，可见间皮细胞	炎症以中性粒细胞为主，慢性炎症或恶性积液以淋巴细胞为主
细菌	无	有

【临床意义】

（1）漏出液：①血浆胶体渗透压下降，见于肝硬化晚期、肾病综合征及严重营养不良等；②静脉回流受阻使毛细血管内流体静水压升高，见于充血性心力衰竭、门静脉高压等；③淋巴管阻塞，见于丝虫病或肿瘤压迫淋巴管等。

（2）渗出液：主要见于细菌感染，如肺结核是产生渗出液的主要病因；其他可见于炎症、理化刺激、肿瘤等。

三、痰液检查

痰液（sputum）是气管、支气管和肺泡的分泌物，正常情况分泌物很少。病变时分泌物增多，可包括大量黏液、炎性渗出物和病理成分，如致病菌、寄生虫、血液或肿瘤细胞等。因此，痰液检查可用于呼吸道炎症、肺结核和肺部肿瘤的诊断。

【标本采集法】

清晨起床后先用清水漱口，然后用力咳出气管深处第一口痰液于清洁容器内立即送检。做肿瘤细胞学检查时应及时留痰液，或收集上午9~10时的新鲜洗液，每次咳痰5~6口，定量为5 mL左右。24小时痰量测定和分层检查时，嘱患者将痰吐在无色广口瓶内，加少许防腐剂（苯酚）。浓集法查结核菌时，嘱患者留12小时痰液。若采用纤维支气管镜检查，可直接从病灶处采集痰标本，质量最佳。无痰或痰少者，可给予化痰药物，应用超声雾化吸入法，使痰液稀释，易于咳出。昏迷患者可于清理口腔后，用负压吸引法吸取痰液。幼儿可用消毒棉拭子刺激喉部引起咳嗽反射，用棉拭子刮取标本。

【参考值及临床意义】

（1）一般性状检查：正常痰液量少，透明水样，含黏液和少量白细胞。

1）量：大量痰液见于慢性支气管炎、肺脓肿、支气管扩张、空洞型肺结核等慢性炎症。

2）性状：黏液性痰，无色或半透明灰白色，见于支气管炎和肺炎早期。浆液性泡沫状痰，见于肺水肿。黄绿色脓性痰见于支气管扩张、肺脓肿和空洞型肺结核、慢性支气管炎等。血性痰见于肺结核、支气管扩张、肺癌和肺吸虫病等。

3）气味：血腥味见于血性痰液，恶臭味见于晚期肺癌或有厌氧菌感染者的痰液。

4）支气管管型：痰液呈灰白色团块，在水中展开呈树枝状，是纤维蛋白和黏液在支气管内凝集形成，常见于慢性支气管炎和肺炎球菌肺炎。

（2）显微镜检查：

1）细胞：涂片见有大量脓细胞，见于肺部感染、肺癌。大量红细胞见于肺结核、肺癌、支气管扩张咯血及呼吸道炎症时。

2）寄生虫及虫卵：找到阿米巴滋养体见于阿米巴肺脓肿，发现虫卵见于肺吸虫病等。

3）致病菌：革兰染色涂片可用来检测细菌和真菌。抗酸染色检出抗酸菌可辅助诊断肺结核。

（4）肿瘤细胞：苏木精-伊红（HE）染色标本检出肿瘤细胞可确诊恶性肿瘤。

（3）细菌培养及药敏试验：痰细菌培养争取在应用抗生素之前进行，细菌培养及药敏试验可确定感染的病原体，并为治疗选择有效的药物提供参考。

（熊媛媛）

思考与练习

【A型题】

1. 下述哪项可引起红细胞计数减少（　　）。
    A. 高原居住　　　　　　B. 新生儿　　　　　　C. 慢性失血
    D. 慢性缺氧　　　　　　E. 大面积烧伤
2. 中性粒细胞增多常见于（　　）。
    A. 病毒性肝炎　　　　　B. 急性化脓性阑尾炎　　C. 脾功能亢进
    D. 类风湿性关节炎　　　E. 再生障碍性贫血
3. 成年男性血红蛋白参考值为（　　）。
    A. ＜120 g/L　　　　　　B. ＜110 g/L　　　　　　C. ＜110～150 g/L
    D. ＜120～160 g/L　　　　E. ＜170～200 g/L
4. 中性粒细胞核左移主要见于（　　）。
    A. 急性严重化脓菌感染　B. 急性出血　　　　　　C. 恶性肿瘤
    D. 急性一氧化碳中毒　　E. 心肌梗死
5. 下述哪项可引起红细胞计数增高（　　）。
    A. 中晚期妊娠　　　　　B. 异性输血　　　　　　C. 慢性失血
    D. 慢性缺氧　　　　　　E. 再生障碍性贫血
6. 判断贫血及贫血程度最重要的指标是（　　）。
    A. 红细胞计数　　　　　B. 血红蛋白测定　　　　C. 网织红细胞计数
    D. 血沉检查　　　　　　E. 红细胞渗透脆性试验
7. 白细胞分类计数百分率最高的是（　　）。
    A. 中性粒细胞　　　　　B. 淋巴细胞　　　　　　C. 单核细胞
    D. 嗜酸性粒细胞　　　　E. 嗜碱性粒细胞
8. 易引起红细胞计数增高的心脏病是（　　）。
    A. 冠心病　　　　　　　B. 高血压性心脏病　　　C. 慢性肺源性心脏病
    D. 贫血性心脏病　　　　E. 心肌病

9. 能导致嗜酸性粒细胞增多的疾病是（　　）。
A. 支气管哮喘　　　　　　B. 化脓性扁桃体炎　　　　C. 急性心肌梗死
D. 肺结核　　　　　　　　E. 急性阑尾炎

10. 网织红细胞增多常见于（　　）。
A. 再生障碍性贫血　　　　B. 急性白血病　　　　　　C. 慢性白血病
D. 溶血性贫血　　　　　　E. 特发性血小板减少性紫癜

11. 血小板计数参考值为（　　）。
A. $<50×10^9/L$　　　　　B. $<100×10^9/L$　　　　C. $>300×10^9/L$
D. $>500×110^9/L$　　　　E. $(100～3000)×10^9/L$

12. 下述哪种情况血沉无明显增快（　　）。
A. 心绞痛　　　　　　　　B. 心肌梗死　　　　　　　C. 恶性肿瘤
D. 肺结核活动期　　　　　E. 类风湿性关节炎

13. 尿中出现管型提示病变在（　　）。
A. 肾实质　　　　　　　　B. 输尿管　　　　　　　　C. 膀胱
D. 尿道　　　　　　　　　E. 肾盂

14. 镜下性血尿常见于（　　）。
A. 肾炎　　　　　　　　　B. 肾盂肾炎　　　　　　　C. 肾结核
D. 肾癌　　　　　　　　　E. 以上均可

15. 哪项检查适用于糖尿病患者（　　）。
A. 尿比重　　　　　　　　B. 尿糖定性　　　　　　　C. 尿蛋白定性
D. 尿细胞和管型的检查　　E. 尿胆红素测定

16. 脓尿常见于（　　）。
A. 肾盂肾炎　　　　　　　B. 尿路结石　　　　　　　C. 肾癌
D. 肾炎　　　　　　　　　E. 肾肿瘤

17. 尿量明显增多、尿比重低于正常可见于（　　）。
A. 糖尿病　　　　　　　　B. 尿崩症　　　　　　　　C. 急性肾小球肾炎
D. 心力衰竭　　　　　　　E. 严重脱水

18. 尿管内溶血可出现（　　）。
A. 血尿　　　　　　　　　B. 胆红素尿　　　　　　　C. 乳糜尿
D. 血红蛋白尿　　　　　　E. 脓尿

19. 尿少、比重高主要见于（　　）。
A. 糖尿病　　　　　　　　B. 急性肾盂肾炎　　　　　C. 急性肾小球肾炎
D. 慢性肾小球肾炎　　　　E. 慢性肾盂肾炎

20. 下列哪种疾病不会出现管型尿（　　）。

    A. 急性肾小球肾炎　　　　B. 慢性肾小球肾炎　　　　C. 肾盂肾炎

    D. 肾结石　　　　　　　　E. 膀胱炎

21. 尿比重低而固定可见于（　　）。

    A. 急性肾小球肾炎　　　　B. 慢性肾小球肾炎晚期　　C. 糖尿病

    D. 尿崩症　　　　　　　　E. 重度脱水

22. 尿中蜡样管型常见于（　　）。

    A. 慢性肾衰竭　　　　　　B. 慢性肾盂肾炎　　　　　C. 急性肾盂肾炎

    D. 肾结石　　　　　　　　E. 肾结核

23. 正常人尿液中可出现（　　）。

    A. 透明管型　　　　　　　B. 颗粒管型　　　　　　　C. 细胞管型

    D. 脂肪管型　　　　　　　E. 蜡样管型

24. 24小时尿蛋白定量检查其标本内应加入的防腐剂是（　　）。

    A. 甲醛　　　　　　　　　B. 甲苯　　　　　　　　　C. 甲醇

    D. 苯甲酸　　　　　　　　E. 二甲苯

25. 多尿是指成人24小时尿量大于（　　）。

    A. 1000 mL　　　　　　　B. 1500 mL　　　　　　　C. 2000 mL

    D. 2500 mL　　　　　　　E. 3000 mL

26. 少尿是指成人24小时尿量少于（　　）。

    A. 50 mL　　　　　　　　B. 100 mL　　　　　　　　C. 200 mL

    D. 300 mL　　　　　　　　E. 400 mL

27. 正常人昼夜尿量之比为（　　）。

    A. 1∶1　　　　　　　　　B. 1∶2　　　　　　　　　C. 2∶1

    D. (3~4)∶1　　　　　　　E. 5∶1

28. 镜下血尿是指尿沉渣镜检红细胞（　　）。

    A. >10个/HP　　　　　　　B. >6个/HP　　　　　　　C. >3个/HP

    D. >4个/HP　　　　　　　E. >1个/HP

29. 柏油样便常见于（　　）。

    A. 消化性溃疡　　　　　　B. 溃疡性结肠炎　　　　　C. 结肠癌

    D. 内痔　　　　　　　　　E. 肛裂

30. 尿蛋白（++++）最多见于（　　）。

    A. 急性肾小球肾炎　　　　B. 慢性肾小球肾炎　　　　C. 肾病综合征

    D. 肾结核　　　　　　　　E. 慢性肾盂肾炎

31. 白陶土样便可见于（　　）。
   A. 细菌性痢疾　　　　　B. 慢性溃疡性结肠炎　　　C. 结肠癌
   D. 胃溃疡　　　　　　　E. 胆管梗阻
32. 米泔样便见于（　　）。
   A. 急性肠炎　　　　　　B. 肠结核　　　　　　　　C. 霍乱
   D. 消化不良　　　　　　E. 阿米巴痢疾
33. 粪便隐血试验阳性提示（　　）。
   A. 上消化道少量出血　　B. 上消化道急性大出血　　C. 下消化道少量出血
   D. 下消化道大量出血　　E. 消化道炎症
34. 下述哪项是检查肾小管功能的试验（　　）。
   A. 内生肌酐清除率测定
   B. 浓缩—稀释试验
   C. 血液尿素氮测定
   D. 血液肌酐测定
   E. 尿管型检查
35. 女性患者，32岁，发热、腰痛、尿频、尿痛2天，尿液外观混浊，镜检可见白细胞（++++)，有白细胞管型。最可能的是（　　）。
   A. 急性肾小球肾炎　　　B. 急性肾盂肾炎　　　　　C. 急性膀胱炎
   D. 急性尿道炎　　　　　E. 肾病综合征
36. 能够较早反映肾小球功能受损的检测项目是（　　）。
   A. 内生肌酐清除率测定
   B. 浓缩—稀释试验
   C. 血液尿素氮测定
   D. 尿渗量试验
   E. 尿常规检查
37. 能使血清肌酐明显增高的疾病是（　　）。
   A. 休克　　　　　　　　B. 心力衰竭　　　　　　　C. 上消化道大出血
   D. 急性尿潴留　　　　　E. 尿毒症
38. 反映肝功能损伤最灵敏的指标是（　　）。
   A. 血清胆红素增高
   B. 血清蛋白减少
   C. 血清球蛋白增高
   D. 血清丙氨酸氨基转移酶增高
   E. 血清天冬氨酸氨基转移酶增高

39. 血清蛋白减少常见于（　　）。

A. 系统性红斑狼疮　　　　B. 多发性骨髓瘤　　　　C. 慢性炎症

D. 慢性肾小球肾炎　　　　E. 肝硬化

40. 下述哪种疾病血清丙氨酸氨基转移酶增高最明显（　　）。

A. 急性重症肝炎　　　　　B. 慢性肝炎　　　　　　C. 肝硬化

D. 原发性肝癌　　　　　　E. 肝囊肿

41. 下述哪项不符合阻塞性黄疸的特点（　　）。

A. 皮肤巩膜黄染

B. 粪便颜色呈白陶土样

C. 皮肤瘙痒

D. 尿胆原强阳性

E. 尿胆红素阳性

42. 下述哪种疾病血清天冬氨酸氨基转移酶增高最明显（　　）。

A. 急性重症肝炎　　　　　B. 慢性肝炎　　　　　　C. 肝硬化

D. 急性心肌梗死　　　　　E. 心绞痛

43. 血清甲胎蛋白持续阳性对哪种疾病诊断意义最大（　　）。

A. 肝炎　　　　　　　　　B. 肝硬化　　　　　　　C. 原发性肝细胞癌

D. 原发性单管细胞癌　　　E. 阻塞性黄疸

44. 血、尿淀粉酶增高最明显的疾病是（　　）。

A. 急性胰腺炎　　　　　　B. 慢性胰腺炎　　　　　C. 急性肝炎

D. 消化性溃疡　　　　　　E. 糖尿病

45. 血清含量与冠心病的发病呈正相关的是（　　）。

A. 总胆固醇　　　　　　　B. 三酰甘油　　　　　　C. 高密度脂蛋白胆固醇

D. 低密度脂蛋白胆固醇　　E. 碱性磷酸酶

46. 抗-HBs单项阳性的意义哪项错误（　　）。

A. 曾感染过乙肝病毒

B. 曾患过乙型肝炎

C. 接种过乙肝疫苗

D. 乙肝病毒正在体内大量复制

E. 是机体对乙肝病毒产生免疫力的标志

47. 隐性黄疸时血清总胆红素不超过（　　）。

A. 1.7μmol/L　　　　　　B. 10.2μmol/L　　　　　C. 17.1μmol/L

D. 34μmol/L　　　　　　　E. 170μmol/L

48. 下列哪项符合渗出液的特点（　　）。
   A. 外观黄色脓性　　　　　B. 比重1.012　　　　　C. 黏蛋白定性阴性
   D. 蛋白定量21 g/L　　　　E. 细胞计数50×10⁶/L

49. 下述哪项符合漏出液的特点（　　）。
   A. 外观红色血性　　　　　B. 比重1.020　　　　　C. 黏蛋白定性阳性
   D. 蛋白定量35 g/L　　　　E. 细胞计数86×10⁶/L

50. 男性患者，发热、咽痛2天，血常规示红细胞计数$5.0×10^{12}$/L，白细胞计数$15×10^9$/L，中性粒细胞0.90，淋巴细胞0.1。最常考虑（　　）。
   A. 病毒感染性疾病　　　　B. 细菌感染性疾病　　　C. 白血病
   D. 再生障碍性贫血　　　　E. 缺铁性贫血

51. 某患者患慢性肝炎6年，1个月来感腹胀，实验室检查血清总胆红素24μmol/L，结合胆红素10μmol/L，非结合胆红素14μmol/L，血清丙氨酸氨基转移酶56 U/L，血清总蛋白52 g/L，清蛋白24 g/L，球蛋白28 g/L，血清甲胎蛋白阴性。应考虑为（　　）。
   A. 慢性肝炎　　　　　　　B. 肝癌　　　　　　　　C. 肝硬化
   D. 脂肪肝　　　　　　　　E. 腹膜炎

52. 血清电解质参考值错误的是（　　）。
   A. 血清钾3.5～5.5 mmol/L
   B. 血清钠135～145 mmol/L
   C. 血清氯化物98～106 mmol/L
   D. 血清氯化物135～145 mmol/L
   E. 血清钙2.25～2.75 mmol/L

53. 下列标本采集方法错误的是（　　）。
   A. 血液常规检查应抽取空腹静脉血
   B. 肝功能检查应抽取空腹静脉血
   C. 尿蛋白定量应留取24小时尿液
   D. 尿液酸碱性检查随时留取新鲜尿
   E. 化学法检查隐血试验应禁肉食3天

【B型题】

（54、55题共用备选答案）
   A. 脾功能亢进　　　　　　B. 大面积烧伤　　　　　C. 风湿热活动期
   D. 溶血性贫血　　　　　　E. 再生障碍性贫血

54. 网织细胞计数减少常见于（　　）。
55. 血沉增快常见于（　　）。

(56、57题共用备选答案)

A. 中性粒细胞增多
B. 单核细胞增多
C. 嗜酸性粒细胞减少
D. 淋巴细胞减少
E. 中性粒细胞核右移

56. 伤寒常见（　　）。

57. 巨幼细胞贫血常见（　　）。

(58~60题共用备选答案)

A. 糖尿病
B. 尿崩症
C. 急性肾盂肾炎
D. 肾结石
E. 慢性肾小球肾炎晚期

58. 尿量多尿比重高见于（　　）。

59. 尿量多尿比重低见于（　　）。

60. 尿比重低固定见于（　　）。

(61~63题共用备选答案)

A. 柏油样便
B. 白陶土样便
C. 鲜血病
D. 细条状便
E. 米泔样便

61. 肛裂常见（　　）。

62. 阻塞性黄疸常见（　　）。

63. 直肠癌常见（　　）。

(64~66题共用备选答案)

A. 红细胞计数测定
B. 血清蛋白测定
C. 血沉检查
D. 尿常规尿糖定性
E. 尿渗量试验

64. 抽取空腹静脉血常用于（　　）。

65. 晚餐后禁饮8小时，次晨空腹收集尿液常用于（　　）。

66. 毛细血管采血常用于（　　）。

【X型题】

67. 可引起白细胞计数减少的疾病有（　　）。

A. 尿毒症
B. 再生障碍性贫血
C. 慢性粒细胞白血病
D. 脾功能亢进
E. 急性大出血

68. 血小板减少可引起（　　）。

A. 出血时间延长
B. 出血时间缩短
C. 血块收缩不良
D. 凝血酶原时间延长
E. 凝血酶原时间缩短

69. 血沉增快可见于（　　）。

A. 良性肿瘤
B. 大面积心肌梗死
C. 恶性肿瘤
D. 风湿热活动期
E. 心绞痛

70. 血清球蛋白增高可见于（　　）。

A. 慢性肝炎　　　　　B. 肝硬化　　　　　C. 多发性骨髓瘤

D. 自身免疫性疾病　　E. 肺结核

71. 血清尿素氮增高可见于（　　）。

A. 上消化道出血　　　B. 尿毒症　　　　　C. 尿路梗阻

D. 休克　　　　　　　E. 心绞痛

72. 急性心肌梗死常选择的检查指标是（　　）。

A. 血清丙氨酸氨基转移酶

B. 血清甲胎蛋白

C. 血清肌酸激酶

D. 血清碱性磷酸酶

E. 血清乳酸脱氢酶

73. 尿标本采集正确的是（　　）。

A. 尿液常规检查可随时留取新鲜尿液

B. 尿蛋白定性应留取24小时尿液

C. 做早孕试验时，以晨尿为好

D. 尿糖定性标本应加防腐剂

E. 细菌培养应留取中段尿或导尿于消毒容器中

项目八 心电图检查

学习目标

知识目标

1. 能正确连接心电图导联，描记一份心电图。
2. 能识别正常心电图各波段和间期，并进行正确的测量。
3. 会初步分析心电图，并说出是否正常，写一份报告单。

技能目标

1. 熟练掌握心电原理，心电图的阅读与测量。
2. 熟练掌握常见异常心电图的特点与临床意义。

心脏每次机械性收缩之前，先发出电激动，心房和心室的电激动可经人体组织传到体表。利用心电图机从体表记录心脏每一心动周期所产生电活动变化的曲线图形称心电图（electrocardiogram，ECG）。

任务一　描记心电图

一、心电图导联

在人体不同部位放置电极，并通过导联线与心电图机电流计的正负极相连，这种记录心电图的电路连接方法称为心电图的导联（lead）。由Einthoven创设的国际通用的导联体系，通常包括12个导联。

（一）常用心电图导联

1. 标准肢体导联（limb leads）

反映两个肢体之间的电位差。其连接方式见图8-1、表8-1。

（1）标准Ⅰ导联：将心电图机的正极端与左上肢电极相连，负极端与右上肢电极相连，反映左上肢与右上肢的电位差。

（2）标准Ⅱ导联：将心电图机的正极端与左下肢电极相连，负极端与右上肢电极相连，反映左下肢与右上肢的电位差。

（3）标准Ⅲ导联：将心电图机的正极端与左下肢电极相连，负极端与左上肢电极相连，反映左下肢与左上肢的电位差。

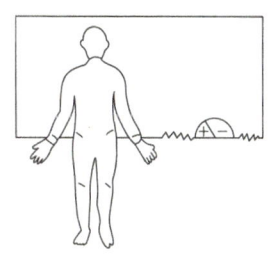 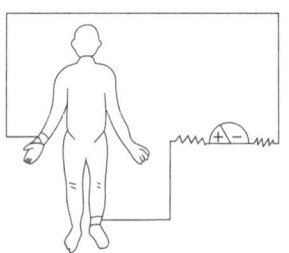 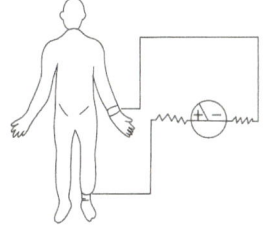

　　a. Ⅰ导联　　　　　　　　　　b. Ⅱ导联　　　　　　　　　　c. Ⅲ导联

图8-1　标准肢体导联的连接方式

表8-1　标准肢体导联正负电极的位置

标准肢体导联	正点极位置	负电极位置
Ⅰ	左上肢	右上肢
Ⅱ	左下肢	右上肢
Ⅲ	左下肢	左上肢

2. 加压肢体导联

标准肢体导联只是反映体表某两点之间的电位差，而不能探测某一点的电位变化。1934年Wilson提出单极导联设想，将左、右上肢及左下肢的三个单极各通过一个5 kΩ以上的电阻连接于一点，称中心电端（central terminal），此点的电位接近于零，与心电图机的负极相连，把探查电极正极分别与右上肢、左上肢和左下肢相连（表8-2），这种导联方式称为单极肢体导联，若在描记某一个单极肢体导联心电图时，将该肢体与中心电端的连接断开，则这种连接方式即为加压肢体导联，分别以aVR、aVL和aVF表示（图8-2）。

表8-2 加压单极肢体导联正负电极的位置

加压单极肢体导联	正电极位置	负电极位置
aVR	右上肢	左上肢+左下肢
aVL	左上肢	右上肢+左下肢
aVF	左下肢	左上肢+右上肢

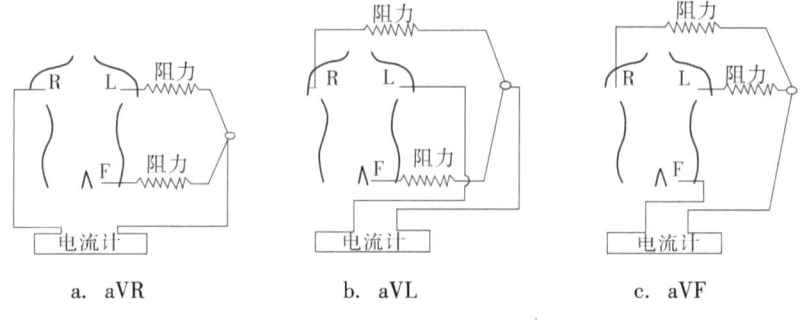

a. aVR　　　　　b. aVL　　　　　c. aVF

图8-2 加压单极肢体导联的连接方式

3. 胸导联（chest leads）

把探查电极放置在胸前的一定部位，负极与中心电端相连接。常用的胸导联位置见图8-3、表8-3。

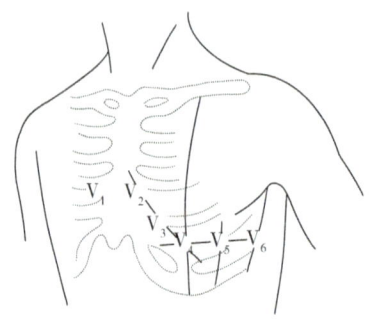

图8-3 胸导联正极连接的位置

表8-3 胸导联正负电极的位置

胸导联	正电极位置	负电极位置
V_1	胸骨右缘第4肋间	中心电端
V_2	胸骨左缘第4肋间	同上
V_3	V_2 与 V_4 连线中点	同上
V_4	左锁骨中线与第5肋间相交处	同上
V_5	左腋前线平 V_4 水平处	同上
V_6	左腋中线平 V_4 水平处	同上

（二）中心电端

一般情况下，上述常用12导联心电图已经能较全面地反映整个心脏电活动的变化情况，基本能满足临床工作的需要。国产心电图机导联线有5种颜色：红色、黄色、绿色、黑色与白色，分别与右上肢、左上肢、左下肢、右下肢、胸前导联相连。

（三）其他导联

1. 附加导联

附加导联是常用心电图导联的补充。对疑有后壁右心室心肌梗死及右心室肥大、右位心等诊断有一定帮助。分别将探查电极放置在左腋后线平 V_4 水平处（V_7）、左肩胛骨线平 V_4 水平处（V_8）、左脊柱旁线平 V_4 水平处（V_9）及置于右胸部与 V_3~V_6 对称处（即 V_3R~V_6R 导联）。

2. 监测心电图（monitoring electrocardiogram，MECG）

依据监测导联数目多少可分为单导联监测心电图、双导联监测心电图、多导联监测心电图。常用于动态心电图检查（ambulatory electrocardiography，AECG）、危重症监护病房（ICU）、手术及麻醉、冠心病监护病房（CCU）等。

二、心电图发生的原理

（一）心肌细胞电生理

不同状态下的心肌细胞，其生物电变化也不相同（图8-4）。

1. 极化状态

心肌细胞在静息状态时，细胞膜外排列阳离子带正电荷，膜内排列同等数量的阴离子带负电荷，这种胞外带正电荷、胞内带负电荷的相对平衡的状态，称为心肌细胞的极化状态（polarization）。此时虽有跨膜电位，但细胞膜外任何两点之间无电位差，用精密电流计记录仅描绘出一水平线，称为等电位线或基线。

2. 除极

当心肌细胞一端的细胞膜受到阈上刺激时，细胞膜对Na^+的通透性突然增加，将原胞外带正电荷、胞内带负电荷状态快速转变为胞外带负电荷、胞内带正电荷状态，这种极化状态的消除称为除极（depolarization）。用精密电流计记录正在除极的心肌细胞膜外电流时，探查电极对着膜外电偶的正电荷则描记出一个向上的曲线，当除极结束时，细胞外电位差消失，曲线降到基线。

3. 复极

心肌细胞除极完毕后，通过细胞代谢和离子泵的调整，细胞膜内外的K^+、Na^+、Cl^-、Ca^{2+}等离子又逐渐复原到心肌细胞的极化状态，称为心肌细胞的复极（repolarization）。用精密电流计记录正在复极的心肌细胞膜外电流时，探查电极对着膜外电偶的负电荷则描记出一个向下的曲线，当复极结束时，整个细胞又恢复到极化状态，曲线又回到基线。

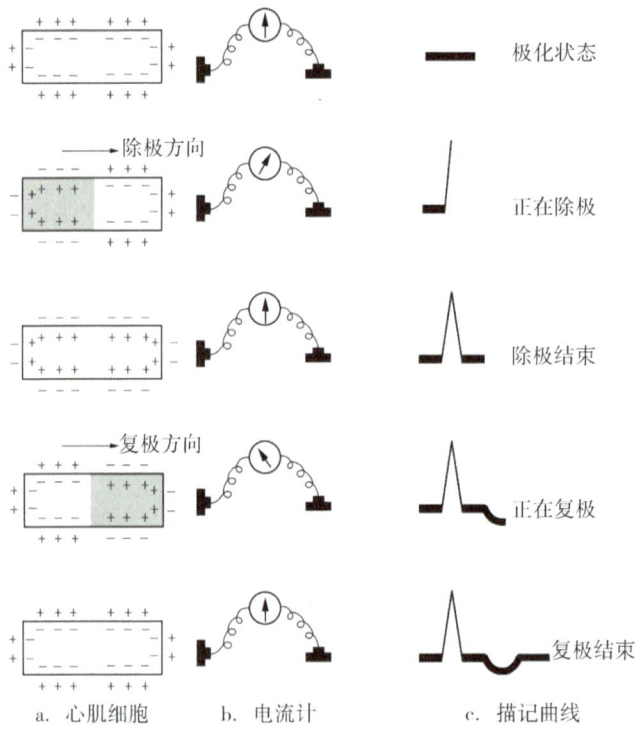

图8-4　心肌细胞极化状态、除极和复极过程的电位变化

（二）心电向量及心电向量环

1. 心电向量

心肌细胞在除极或复极时细胞膜外形成电偶，电偶不仅有大小，也有方向，其方向由负电荷指向正电荷，这种有大小、有方向的量称为矢量或向量。由心肌电活动产

生的向量称心电向量（ECG vector）。通常用带箭头的线段表示心电向量，线段长短表示心电向量的大小，箭头的指向表示心电向量的方向。

2. 瞬间综合心电向量

心脏由许多心肌细胞组成，在心脏除极或复极的每一瞬间均有许多心肌细胞同时除极或复极，此时可产生许多大小不等、方向不同的微小心电向量，将此瞬间产生的若干微小心电向量综合成一个心电向量，即称为瞬间综合心电向量（instant comprehensive ECG vector）。心电向量的综合方法参见图8-5。

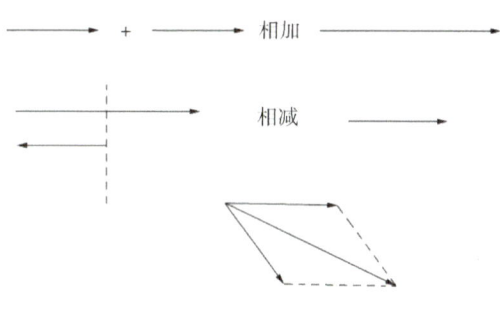

图8-5　心电向量的综合方法

3. 心电向量环

心脏是位于体腔内的立体结构，心房或心室在除极与复极过程中每一瞬间均产生许多微小心电向量，综合成一个瞬间综合心电向量，按出现的时间先后顺序，连接各瞬间综合心电向量箭头顶端，可画出一个空间立体环，即心电向量环（ECG vector central）。心房肌除极画出的心电向量环称为P环，心室肌除极阶段画出的心电向量环称为QRS环，心室肌复极阶段画出的心电向量环称为T环。

P环、QRS环、T环都是占有一定空间的、不规则的立体结构，作为一个不规则的立体心电向量环，从不同角度观察其形态时会有一定差别。通常将立体心电向量环分别投影在额面（冠状面）、横面（水平面）上来观察心电向量环的整体情况，投影在额面上的心电向量环称为额面心电向量环，投影在横面上的心电向量环称为横面（膈面）心电向量环。例如，QRS环在额面、横面上的投影形态见图8-6。

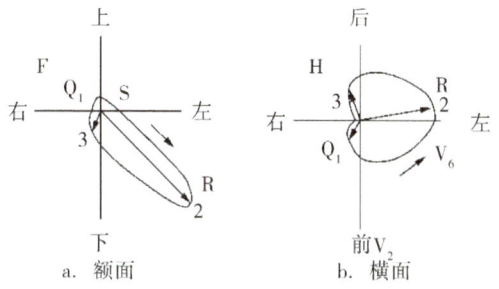

图8-6　QRS环投影在额面、横面上的形态

三、心电图导联轴与平均心电轴

导联轴（lead axis）是指心电图导联正、负电极之间设想的连线。标准导联和加压肢体导联的导联轴均位于额面上，胸导联的导联轴位于横面上。各导联轴的表示方法如下。

1. 额面导联轴。

（1）标准导联的导联轴：按标准导联Ⅰ、Ⅱ、Ⅲ的连线，设想导联轴可以画出倒等边三角形［图8-7（a）］。以R、L、F分别代表等边三角形的3个顶点，分别代表右上肢、左上肢和左下肢，则R与L的连线（RL）为Ⅰ导联的导联轴，R、L中点的R侧为负，L侧为正；同理，R、F为Ⅱ导联的导联轴，R侧为负，F侧为正；L、F为Ⅲ导联的导联轴，L侧为负，F侧为正。

（2）加压肢体导联的导联轴：aVR、aVL、aVF导联的导联轴如图8-7（b）所示，等边三角形的中心O相当于中心电端，以中心电端为零电位点，以探查电极为正，则OR、OL、OF段为正，过中心电端OR、OL、OF段的相反方向OR′、OL′、OF′段为负。

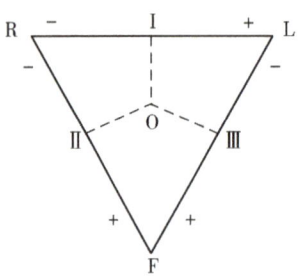
a. 标准导联的导联轴

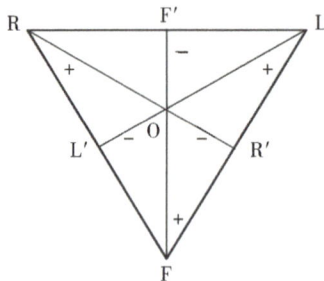
b. 加压肢体导联的导联轴

图8-7　额面导联轴

2. 膈面导联轴

$V_1 \sim V_6$导联的导联轴如图8-8所示，O点为中心电端，$OV_1 \sim OV_6$分别为$V_1 \sim V_6$导联轴，以中心电端为零电位点，以探查电极为正，则$OV_1 \sim OV_6$段均为正，其相反方向段均为负。

3. 平均心电轴

心电轴通常是指平均QRS心电轴，它是心室除极过程中全部瞬间向量的综合（平均QRS向量），借以说明心室在除极过程这一总时间内的平均电势方向和强度。它是一个立体空间概念，常用其投影在前额面上的心电轴，可用任何两个肢体导联的QRS波群的振幅或面积计算出心电轴。

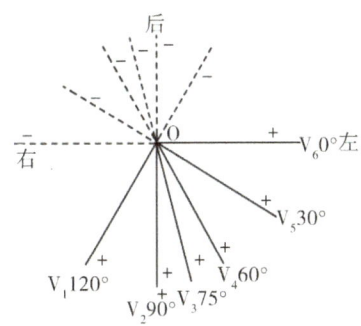

图 8-8 胸导联的导联轴

（吴 芳）

任务二 认识正常心电图

一、心电图各波段的形成和命名

心脏传导系统由窦房结，结间束，房室结，房室束，左、右房室束支和浦肯野（Purkinje）纤维组成（图 8-9）。窦房结位于上腔静脉入口与右心室交界处。正常心脏电活动起源于窦房结，在兴奋心房的同时经结间束传至房室结，后经房室束，左、右束支及 Purkinje 纤维传导，最后兴奋心室。这种有序的传导电活动，引起一系列有序的电位改变，形成心电图纸上有序的波段（图 8-10），分别命名为：

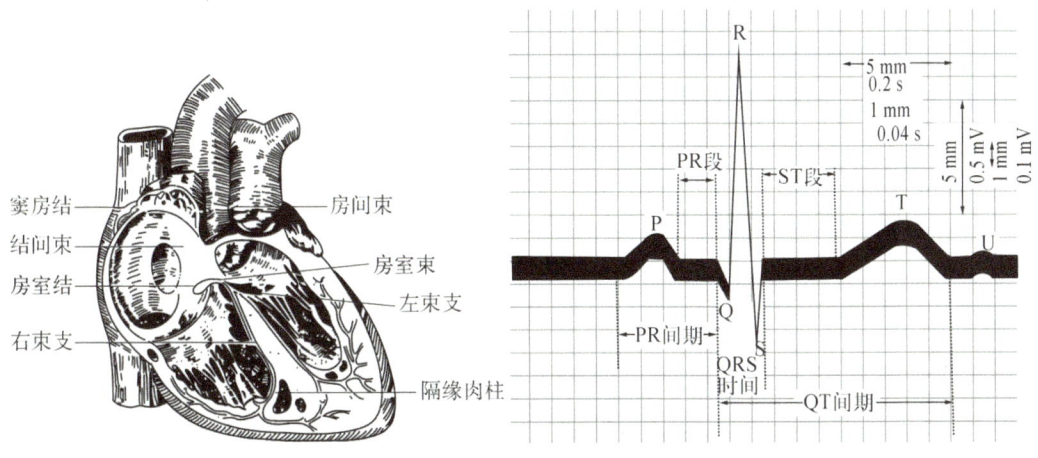

图 8-9 心脏的传导系统　　图 8-10 心电图各波段的组成

（1）P波：代表心房除极波。心房激动起源于窦房结，窦房结位于右心房上部上腔静脉开口处，发出冲动后右心房首先发生除极，而后沿传导束兴奋左心房，故P波前1/3代表右心房单独除极，中1/3代表左、右心房共同除极，后1/3代表左心房单独除极。

（2）PR间期：代表激动自心房传到心室所需要的时间，即从P波起点至QRS波群起点的水平距离。

（3）QRS波：代表心室除极波。QRS波命名原则：第1个出现的负向波称为Q波，第1个出现的正向波称为R波，R波之后的负向波称为S波，S波之后第2个正向波称为R′波，R波之后的第2个负向波称为S′波，若QRS波仅有负向波则称为QS波。各波幅度的大小用英文大小写字母表示，波幅大者用大写字母表示，波幅小者用小写字母表示（图8-11）。

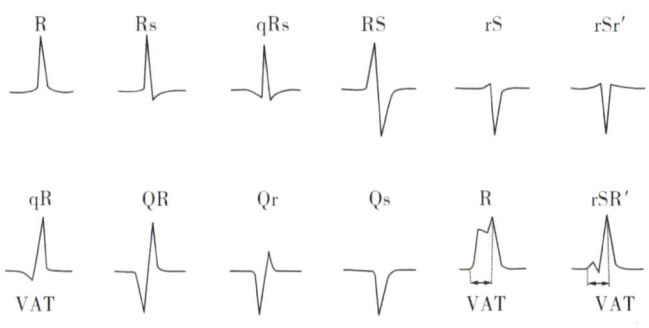

图8-11　QRS波命名原则

（4）ST段：代表心室除极结束到心室复极开始的电位变化，即从QRS波终点到T波起点的一段基线。

（5）T波：代表心室复极波，是ST段后出现的较平缓、圆钝的波形，可直立、倒置、低平或双向等。

（6）QT间期：代表心室肌从除极开始到复极结束全过程所需的时间，从QRS波起点到T波终点的水平距离。

（7）U波：T波后出现的小波，代表心室后继电位。

二、测量心电图

（一）心电图记录纸的构成

心电图纸印有许多纵线和横线，纵横间距均为1mm，交织成正方形小格（图8-10）。常规心电图机走纸的速度为25mm/s，所以横向每1mm（一小格）代表0.04秒；纸上的纵向距离代表电压，一般规定定准电压为1毫伏（mV）使曲线移位10mm，纵向1小格为1 mm，代表0.1 mV。

（二）各波振幅及时间的测量

1. 测量各波段的时间

选择波形较清晰的导联进行测量。由波形的起始部内缘测至波形的终末部分内缘（图8-12）。分别测量P波时间、PR间期（或PQ间期）、Q波时间、QRS波时间、QT间期等。

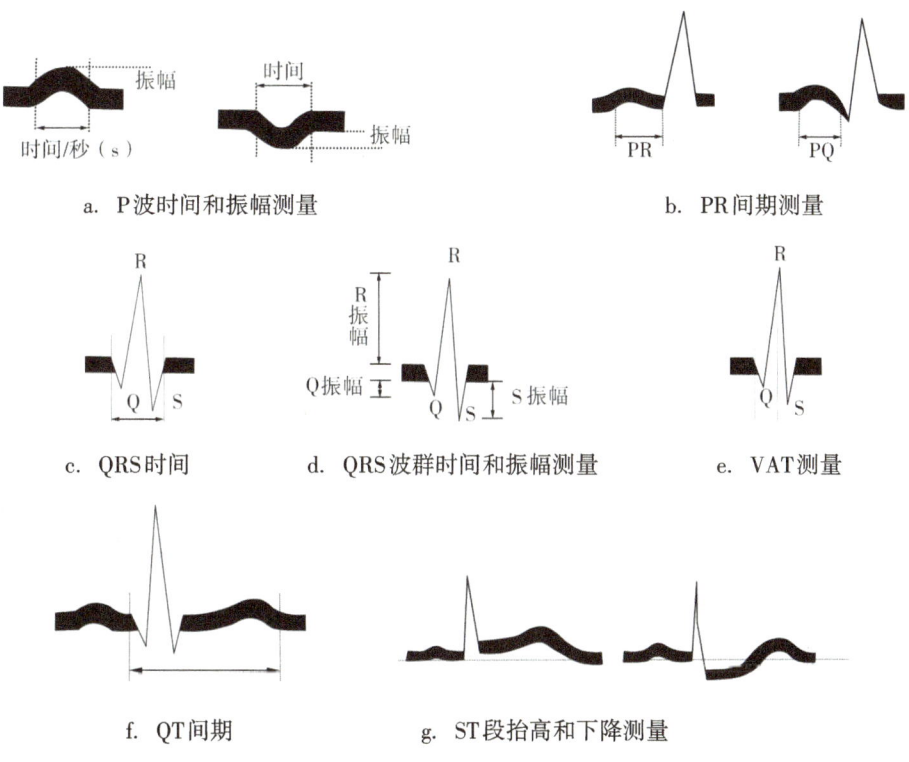

图8-12　心电图各波的时间和振幅的测量

2. 测量各波的振幅（电压）

如测量一个向上波形的振幅，应从等电线的上缘垂直量到波峰，测量一个向下波形的振幅时，应从等电线（基线）的下缘垂直量到波谷。双向波的电压为，应将等电线的上缘垂直量到波峰，加上自等电线下缘垂直量到波谷处振幅的算术和。

3. ST段移位的测量

ST段是自QRS波群的终点至T波起点的一段基线，取J点（QRS波群的终末与ST段起始之交接点）后0.06秒或0.08秒处作为测量点。

（三）心率的计算

通常有以下3种心率计算法。

1. 测量计算法

心律较整齐时，测量相邻2个P波的间隔时间（PP间期）或相邻2个R波的间隔时间（RR间期）（代表一个心动周期），然后代入以下公式：心率=60/PP或RR间期（秒），即心房率或心室率。若心律不齐，则需测量5个以上PP（或RR）间期取平均值。例如：PP间期平均为0.8秒，则心房率为75次/分；RR间期平均为0.8秒，则心室率为75次/分。

2. 查表法

测5个以上PP间期或RR间期，求得RR间期平均值后直接查表（表8-4）得出心率。

表8-4　自RR间期推算心率表

1	2	1	2	1	2
77.5	77.5	67	89.5	56	107
77	78	66	91	55	109
76	79	65	92.5	54	111
75	80	64	94	53	113
74	81	63	95	52	115
73	82	62	97	51	117.5
72	83	61	98.5	50	120
71	84.5	60	100	49	122.5
70	86	59	101.5	48	125
69	87	58	103	47	127.5
68	88	57	105	46	130

注：1. 表中RR间期均为小数点以下的秒数（平均值）。例如，RR间期为0.75秒，则心率为80次/分；RR间期为0.46秒，则心率为130次/分；RR间期为1.5秒，则心率为40次/分。

2. 表中两项乘积均为6 000左右，故两项可以互用，即以其中一项为RR间期，另一项则为心率次数。

3. 估算法。数30中格（即6个大格）相当于6秒中P波或R波的个数，乘以10，可估算出心房率或心室率，此法常用于计算心律不齐者的平均心率。

（四）心电轴测量

常用的测量方法有目测法、振幅法及查表法。

1. 目测法

根据Ⅰ导联与Ⅲ导联QRS波群的主波方向，估计心电轴是否偏移，具体见图8-13。

2. 振幅法

将Ⅰ、Ⅲ导联轴保持原有的方向，进行平行移置于两导联轴O点重叠，首先分别计算出Ⅰ、Ⅲ导联QRS波群正负波振幅值的代数和（R波为正值，Q与S波为负值），按这两个代数和分别在Ⅰ、Ⅲ导联轴上找出相应的位点，通过此点画出垂直于该导联轴的垂直线，过两条垂直线的交点与O点作连线，此连线即心电轴的方位，测量该连线与Ⅰ导联轴正侧的夹角即为心电轴所在的角度（图8-14）。

3. 查表法

首先分别计算出Ⅰ与Ⅲ导联QRS波群正负波振幅值的代数和，直接查心电轴表得心电轴所在的角度。

心电轴正常范围为-30°~+90°。电轴位于-30°~-90°为心电轴左偏，+90°~+180°为心电轴右偏，-90°~-180°为心电轴极度右偏（近年定义为不确定电轴）。左心室肥厚、左前分支阻滞等可使心电轴左偏；右心室肥厚、左后分支阻滞等可使心电轴右偏；不确定电轴可发生于正常人或肺心病、冠心病、高血压等患者（图8-15）。

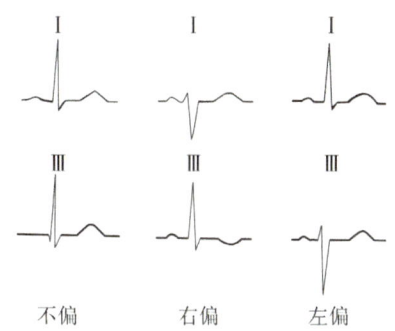

图8-13　目测法

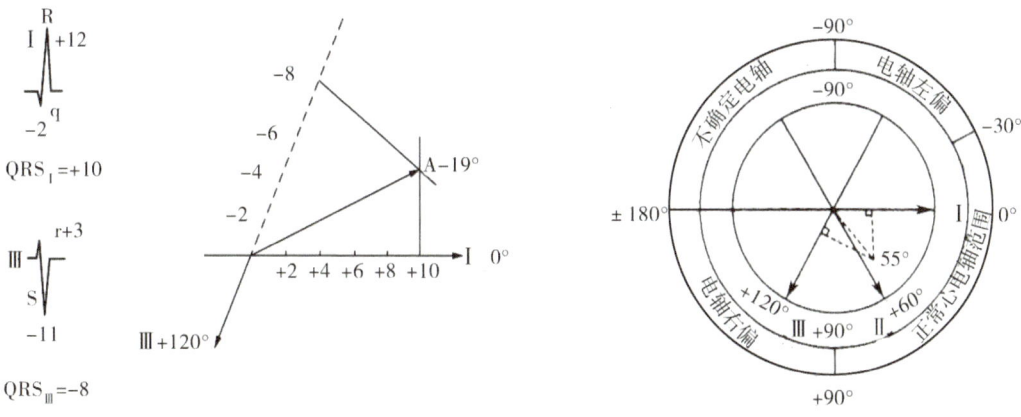

图8-14　振幅法　　　　　　　　图8-15　正常心电轴及其偏移

三、心电图正常值及临床意义

正常心电图各波段波形，如图8-16所示。

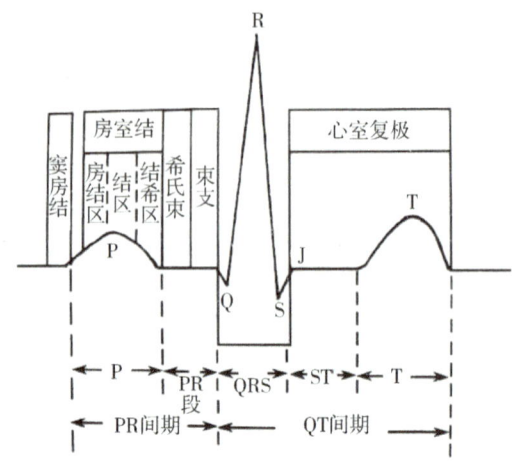

图8-16 正常心电图各波段波形

（一）P波

(1) 形态与方向：正常P波圆钝平滑，可有轻微切迹。

(2) 时间：不超过0.11秒。

(3) 振幅：在胸导联不超过0.20 mV，在肢体导联不超过0.25 mV。

(4) 临床意义：①正常人为窦性P波。在Ⅰ、Ⅱ、aVF、$V_{4\sim6}$导联直立，aVR导联倒置；在Ⅲ、aVL、$V_{1\sim3}$导联可直立、倒置或双向。②若P波在Ⅰ、Ⅱ、aVF导联倒置，aVR导联直立，则称逆行P波，表示激动自房室交界区向心房逆行传导，常见于房室交界性心律，属异位心律。③若P波振幅超过正常值范围，则提示右心房肥大。④若P波时间超过正常值范围，则提示左心房肥大。

（二）PR间期

1. 正常范围

0.12～0.20秒。PR间期长短与心率快慢成反比，即心率越快，PR间期越短；心率越慢，PR间期越长。婴幼儿及心动过速者，PR间期缩短；老年人及心动过缓者，PR间期延长。但一般在正常范围内。

2. 临床意义

(1) PR间期延长：PR间期>0.20秒，见于房室传导阻滞。

(2) PR间期缩短：PR间期<0.12秒，见于预激综合征。

（三）QRS波

1. QRS波群时间

正常成人为0.06～0.10秒。V_1、V_2导联的室壁激动时间（ventricular activation time，

VAT）小于0.03秒，V_5、V_6的室壁激动时间小于0.05秒。QRS波群时间或室壁激动时间延长见于心室肥大、心室内异位心律或心室内传导阻滞等。

2. QRS波群振幅

（1）肢体导联：肢体导联的QRS波群形态受额面向量环的影响，QRS波群有较大的变异。加压单极肢体导联aVL导联R波不超过1.2 mV，加压单极肢体导联aVF导联R波不超过2.0 mV，加压单极肢体导联aVR导联R波不超过0.5 mV。标准Ⅰ导联R波不超过1.5 mV。

（2）胸导联：V_1、V_2导联一般呈rS型，R/S<1，V_1导联R波不超过1.0 mV；V_3导联呈RS型，R/S≈1；V_5、V_6导联主波向上，呈qR、qRs、Rs型，R/S>1；V_5导联R波一般<2.5 mV；$RV_5+SV_1<4.0$ mV（男性），<3.5 mV（女性）。正常人胸导联自V_1至V_5，R波逐渐增高，S波逐渐减小。

3. 低电压

若6个肢导联每个QRS波群电压（R+S或Q+R的算术和）均小于0.5 mV或每个胸前导联QRS电压的算术和均小于0.8 mV，则称低电压，见于肺气肿、心包积液、全身水肿、黏液性水肿、心肌损害。个别导联的QRS波群振幅矮小，并无意义。

4. Q波

正常人除Ⅲ导联Q波可达0.04秒，aVR导联有较宽Q波外，其余导联Q波时限一般不超过0.03秒。正常V_1、V_2导联不应有Q波，但可呈QS型；V_3导联极少有Q波，V_5~V_6导联常可见正常范围的Q波。除aVR导联可呈QS型或Qr型外，其他导联Q波应在正常范围之内。若不应有Q波的导联出现Q波，或可有Q波的导联的Q波振幅超过同导联R波的1/4，时间超过0.04秒，且有切迹，则称为异常Q波或病理性Q波（pathological Q wave），常见于心肌梗死等。

（四）ST段

任一导联（aVR除外）ST段下移都不应超过0.05 mV。ST段上移在肢体导联及胸导联$V_{4~6}$不应超过0.1 mV，胸导联$V_{1~2}$不超过0.3 mV，V_3不超过0.5 mV；ST段下移大于0.05 mV，见于心肌缺血或劳损；ST段上移超过正常范围，且弓背向上，见于急性心肌梗死；ST段上移、弓背向下，见于急性心包炎；变异型心绞痛时ST段也上移，且T波高尖，对应导联则ST段下移。

（五）T波

T波代表心室复极的电位变化，是ST段后出现的一个圆钝的波，时间较长，从基线开始缓慢上升，然后缓慢下降，形成前肢较长、后肢较短的波形。

（1）T波方向。正常T波方向应与同导联QRS波群主波方向一致。在Ⅰ、Ⅱ、$V_{4~6}$导联T波直立，aVR导联T波倒置，Ⅲ、aVL、aVF、$V_{1~3}$导联T波可直立、双向或倒置。

（2）T波振幅。①在以R波为主的导联中，T波振幅不应低于同导联R波的1/10。胸导联T波有时可达1.2～1.5 mV，T波轻微增高尚无临床意义。②若显著增高，见于急性心肌梗死的早期与高血钾。③T波低平或倒置见于心肌损伤、心肌缺血、低血钾等。若T波倒置明显加深，且有前后两肢对称，顶点居中的特点，则称"冠状T波"，为冠状动脉供血不足的表现，见于心肌梗死的早期、慢性冠状动脉供血不足等。

（六）QT间期

（1）正常范围：当心率在60～100次/分时，QT间期在0.32～0.44秒。心率越快，QT间期越短；反之，则越长。

（2）QT间期延长：见于心肌损害、低钙血症、心肌缺血、低血钾、奎尼丁中毒、QT间期延长综合征等。

（3）QT间期缩短：见于高钙血症、洋地黄效应等。

（七）U波

U波是在T波后0.02～0.04秒出现的小波，其方向一般同T波一致，振幅很小，在肢体导联不易辨认，在胸导联特别是V_3较清楚，可达0.2～0.3 mV。近年研究认为心室肌舒张的机械作用是形成U波的原因。U波明显增高见于血钾过低，U波倒置见于高血钾、冠心病。

正常心电图见图8-17。

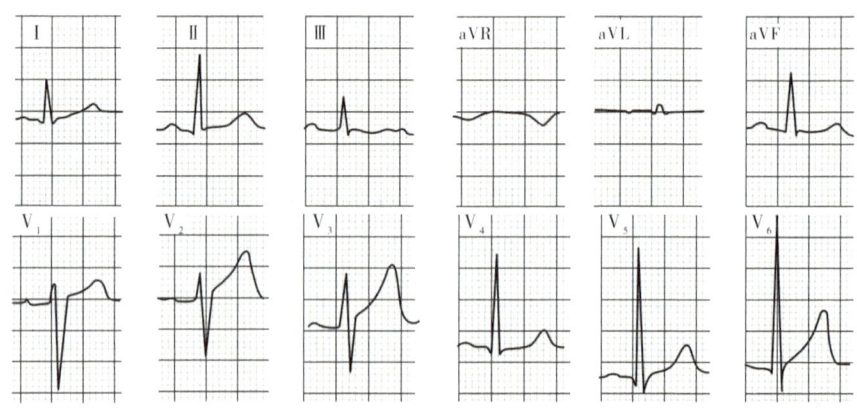

图8-17　正常心电图

任务三　分析心电图和了解其临床应用

一、心电图分析方法

心电图检查在操作中受诸多因素的影响，分析心电图时要充分考虑到技术因素的影响，应仔细阅读，严格地运用心电图标准判断。可按以下步骤阅读、分析。

1. 结合临床资料

仔细阅读申请单，必要时问诊和做必要的体检，心电图变化应结合临床资料才能得出正确的解释。

2. 整体浏览

评估描记技术是否符合要求，注意有无伪差，如交流电、肌肉震颤干扰，基线不稳，定准电压是否标准，走纸速度是否稳定，导联连接是否错误，导联标记是否错误，导线是否松脱或断线等。注意对描记好的心电图做好标记，包括姓名、性别、检查时间、临床诊断，并按导联顺序排列粘贴。

3. 心电图的定性和定量分析

首先进行心电图整体浏览。注意P、QR、ST各波的有无及其相互之间的关系，波形大小、有无变形、ST-T的形态等。然后对可疑部分做定量测量，以获得准确数据。定量测量通常测PR间期、PP间期、RR间期，P波、QRS波时间、振幅，以及QT间期、ST-T等。

（1）首先找出P波，确认主导心律：P波在Ⅱ、V_1导联最清楚。根据P波的有无及形态，确认与QRS波群的时间关系，测量PR间期，这是分析主导心律的关键。应注意P波的方向、时间、电压，PR间期，P波与QRS波群的关系。

（2）测量PP间期或RR间期：按公式计算或查表得出心房率、心室率。两种或两种以上心律并存者，应按主导心律测量。对心律不齐者心电图记录应足够长，以便于分析计算，应选P波清楚的导联进行测量。

（3）测量分析QRS波群：①形态。查看各导联波形是否在正常范围内，是否有异常Q波。②时间。应选QRS波清楚的导联进行测量，考虑心室肥厚者，应测室壁激动时间（VAT）。③振幅。查看各导联QRS波群的R波及S波，对振幅过大的波形进行测量，并予以记录。④心电轴。

（4）测量ST段与T波：主要观察ST段移位情况和移位形态，T波的方向、形态、振幅。

（5）测量QT间期：主要测量QT间期时间。

心电图各波段测量数据一般应在心电图报告中加以描述，先写异常，后写正常；先写形态，后写时间、电压；先写P波与QRS波的关系，后写P波、PR间期、QRS波、ST段、T波、QT间期。

4. 确认各波段特征，得出检查结论

在心电图图形较复杂时，对心电图结论首先采用一元化评估原则进行分析，通常首先考虑常见的、多发的表现。根据心电图特征结合临床资料提出心电图诊断。

二、心电图的临床应用

心电图检查临床应用十分广泛，具有无创、便捷、廉价、重复性好、诊断谱宽、资料客观等优点。心电图检查主要反映心脏电活动，其临床应用价值主要为：

1. 诊断心律失常

对心律失常的分类、治疗指导、预后判断具有确诊价值。这是其他检查方法无法取代的。

2. 诊断急性心肌梗死

能起到定性、分期、定位诊断作用。特征性的心电图改变及动态演变过程是确诊心肌梗死可靠而实用的方法。

3. 协助诊断某些心脏疾病

如房室肥大、心肌缺血、心肌损伤、心包炎、心肌炎等，观察心电图表现有助于诊断。

4. 为药物与电解质紊乱诊断提供依据

电解质紊乱（如低血钾、高血钾等）、药物（如洋地黄、奎尼丁等）对心脏有一定影响，通过心电图图形的变化可协助诊断与观察。

5. 心电图检查的其他应用动态

心电图、心电监护、心脏运动试验、药物负荷试验、高频心电图、体表房室束电图等的广泛应用，使心电图检查有更宽的适应证。心电图在心脏电生理及其他检查中具有时相标记及辅助诊断意义，是其他检查的重要辅助手段。除循环系统疾病之外，心电图已广泛应用于各种危重症患者的抢救、手术麻醉、用药观察及航天、登山运动的心电监测。

心电图检查的局限性：对反映心脏收缩与舒张功能变化及心脏结构变化诊断尚缺乏特异性，如无法确诊心功能不全、心瓣膜病、先天性心脏病等。

（熊媛媛）

任务四 识别常见异常心电图

一、心房、心室肥大

心房、心室肥大时,房室除极时间延长、电压增大,心电图产生相应变化。

(一)心房肥大

1. 右心房肥大

P波在Ⅰ、Ⅱ、aVF导联及V₁导联高而尖,振幅在肢导联≥0.25 mV、在胸导联≥0.20 mV,P波时间不延长。这种高而尖的P波常见于慢性肺源性心脏病,故称"肺型P波"(图8-18)。

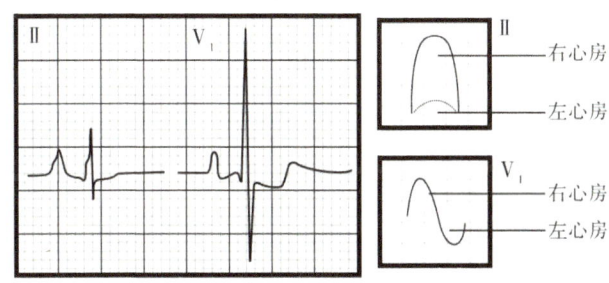

图8-18 右心房肥大心电图

2. 左心房肥大

P波增宽,时间≥0.12秒,P波呈双峰型,两峰间距≥0.04秒,以Ⅰ、Ⅱ、aVL导联明显,因常见于二尖瓣狭窄,故又称"二尖瓣型P波"。在V₁导联,P波常先正后负,负向部分增宽加深,称为P波的终末电势(terminal force,简称Ptf),左心房肥大时PtfV₁(绝对值)≥0.04 mm/s(图8-19)。

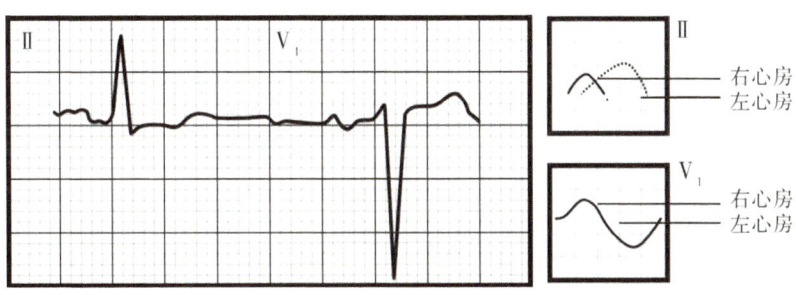

图8-19 左心房肥大心电图

（二）心室肥厚

心室肌肥厚时，心室除极向量加大，除极时间延长，由于心肌肥厚劳损、相对供血不足，在心电图出现相应的ST段和T波的改变。左室肥厚时，左室除极向量加大，综合向量指向左后上方，但除极顺序无改变，故QRS波群形态变化不大，主要表现为反映左室导联的QRS波电压较正常增高（图8-20）。在正常情况下，由于右室壁厚度只有左室壁的1/3，右室轻微肥厚时，仅表现为反映右室导联的QRS波电压较正常增高，只有当右室明显肥厚时，才会显著影响心电综合向量的方向（偏向右前方），产生特征性的心电图改变（图8-21）。

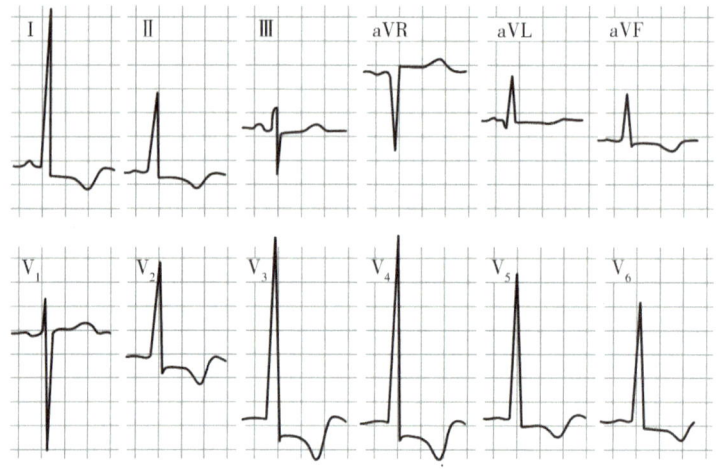

图8-20　左心室肥厚心电图

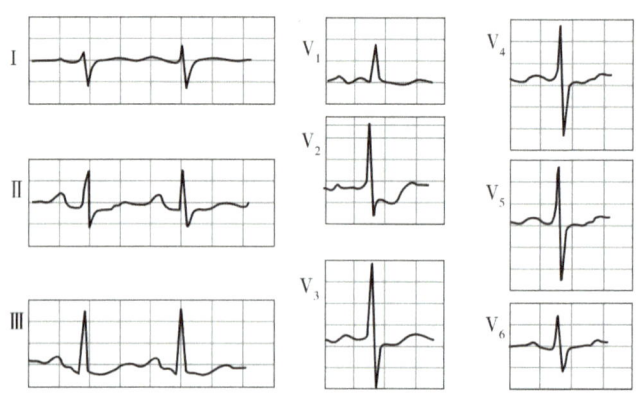

图8-21　右心室肥厚心电图

1. 左心室肥厚心电图特点

（1）左心室电压增高。左心室肥厚电压标准：①胸导联：RV_5或$RV_6>2.5\,mV$，$RV_5+SV_1>4.0\,mV$（男性）或$>3.5\,mV$（女性）。②肢体导联：$RaVF>2.0\,mV$，$RaVL>1.2\,mV$，

R Ⅰ>1.5 mV，R Ⅰ+S Ⅲ>2.5 mV。③Cornell标准：RaVL+SV$_3$>2.8 mV（男性）或>2.0 mV（女性）。心电图电压诊断左心室肥厚的敏感性较低而特异性较高。

（2）QRS波时间延长：可达0.10～0.11秒，左室除极达到最大向量时间延长，VAT V$_5$>0.05秒。

（3）额面心电向量电轴左偏，一般不大于-30°。

（4）继发ST-T改变，在以R波为主的导联ST段下移大于0.05 mV或伴T波低平、双向、倒置。

2. 右心室肥厚心电图特点

（1）右心室电压增高：①RV$_1$+SV$_5$>1.05 mV（重症>1.2 mV）；②RaVR≥0.5 mV。

（2）胸导联图形变化：QRS波群在V$_1$导联上可呈Rs、R型，R/S≥1；在V$_5$导联上可呈rS型，R/S≤1；aVR导联以R波为主，R/q或R/S≥1，为诊断右心室肥厚的可靠指标。

（3）V$_1$导联上的室壁激动时间VAT V$_1$>0.03秒。

（4）心电轴右偏≥+90°（重症可>+110°），对诊断右心室肥厚有较大意义。

（5）继发ST-T改变，即右胸导联（V$_1$、V$_2$）的ST段压低及T波倒置。

二、心肌梗死

急性心肌梗死（acute myocardial infarction，AMI）是冠心病患者常见的危重急症。心肌细胞发生缺血、损伤和坏死时，心电图具有特征性演变规律，对于心肌梗死的早期发现、早期诊断及病情判断具有重要临床意义。

（一）基本图形变化

1. "缺血型"改变

冠状动脉急性闭塞后，最早出现的变化是缺血型T波改变。通常缺血最早发生于心内膜下肌层，表现为T波高而直立。若缺血发生于心外膜下肌层，则T波表现为倒置。同时，心肌复极时间延长，表现为QT间期延长。缺血型T波常有形态改变：①前肢与后肢对称；②顶端变为尖耸的箭头状。

2. "损伤型"改变

随缺血时间延长，缺血程度加重，出现"损伤型"图形改变，表现为面向损伤心肌的导联出现ST段呈弓背向上抬高，形成单向曲线。这是因为损伤的心肌细胞极化能力减弱，在静息状态下呈部分极化状态，与周围未受损伤心肌之间产生了电位差（损伤电流）。

3. "坏死型"改变

心肌坏死后丧失了除极和复极的能力，不产生心电向量，而健康心肌正常除极，其综合心电向量背离坏死区心肌，因此在相对应的导联上QRS波群出现异常Q波或呈QS波。

（二）心肌梗死心电图的演变及分期

急性心肌梗死心电图具有特征性演变规律，可分为超急性期、急性期、亚急性期、陈旧期。

1. 超急性期（超急性损伤期）

在急性心肌梗死起病数分钟到数小时内发生心肌缺血和损伤的心电图改变，主要表现为T波直立高耸，ST段斜型抬高，与T波相连。

2. 急性期

从ST段弓背向上抬高呈单向曲线起，出现坏死型Q波，至ST段恢复到等电线，T波倒置。一般历时数小时至数天，亦可数周。

3. 亚急性期（近期）

出现于梗死后数周至数月，以坏死及缺血图形为主要特征。抬高的ST段恢复至基线，缺血型T波由倒置较深逐渐变浅，坏死型Q波持续存在。

4. 陈旧期（愈合期）

从倒置的T波恢复直立起，一般出现于梗死3～6个月之后。心电图仅残留病理性Q波，如为小面积的心肌梗死，可不遗留病理性Q波（图8-22）。

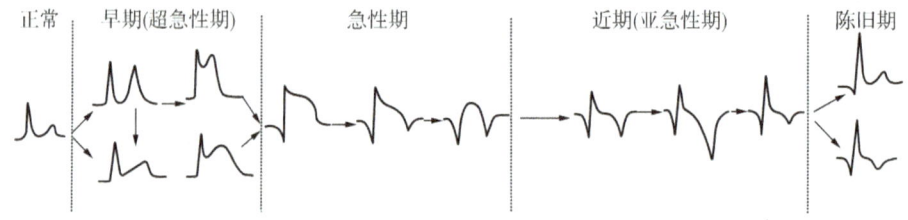

图8-22 心肌梗死的演变及分期

（三）心肌梗死心电图的定位诊断

一般根据心电图心肌梗死基本图形（异常Q波或ST段弓背向上抬高）出现的导联来确定心肌梗死的部位（图8-23、表8-5），从而确定与梗死相关的病变血管。

（1）前间壁心肌梗死时，在V_1、V_2以及V_3导联出现心肌梗死基本图形。

（2）前壁心肌梗死时，在V_3、V_4导联出现梗死图形。

（3）前侧壁心肌梗死时，在V_5、V_6导联出现梗死图形。

（4）广泛前壁心肌梗死时，在Ⅰ、aVL、$V_1 \sim V_5$导联出现心肌梗死基本图形。

（5）下壁心肌梗死时，在Ⅱ、Ⅲ、aVF导联出现心肌梗死基本图形。

（6）侧壁心肌梗死时，在Ⅰ、aVL导联出现心肌梗死基本图形。

（7）后壁心肌梗死时，在$V_7 \sim V_9$导联出现心肌梗死基本图形。

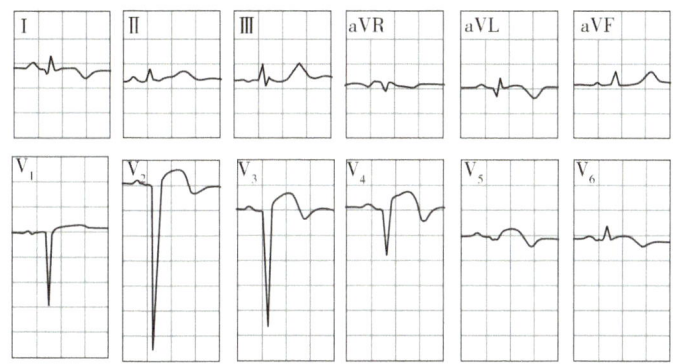

a. 急性广泛前壁心肌梗死

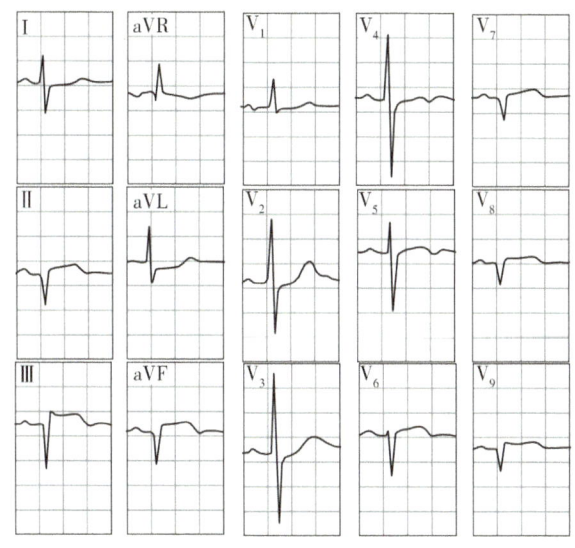

b. 急性下壁及后壁心肌梗死

图8-23 心肌梗死定位诊断

表8-5 心电图心肌梗死图形出现的导联与梗死部位及冠状动脉供血区域的关系

导联	梗死心室部位	供血的冠状动脉
Ⅱ、Ⅲ、aVF	下壁	右冠状动脉或左回旋支
Ⅰ、aVL、V_5、V_6	侧壁	左前降支的对角支或左回旋支
$V_1 \sim V_3$	前间壁	左前降支

续表

导联	梗死心室部位	供血的冠状动脉
$V_3 \sim V_5$	前壁	左前降支
$V_1 \sim V_5$	广泛前壁	左前降支
$V_7 \sim V_9$	正后壁	左回旋支或右冠状动脉
$V_3R \sim V_4R$	右心室	右冠状动脉

三、心律失常

心脏起搏点正常位于窦房结，电激动由窦房结发出后沿传导系统传导至心房和心室。当心脏电激动发生起源异常或（和）传导异常时，即称为心律失常（arrhythmia）。常见心律失常类型见表8-6。

表8-6 常见心律失常的心电图分类

激动起源异常	激动传导异常
（一）窦性心律失常	（一）传导阻滞
1. 窦性心动过速	1. 窦房传导阻滞
2. 窦性心动过缓	2. 房内传导阻滞
3. 窦性心律不齐	3. 房室传导阻滞
4. 窦性停搏	4. 室内传导阻滞
（二）异位心律失常	（1）左束支传导阻滞
1. 主动性异位心律	（2）右束支传导阻滞
（1）期前收缩（房性、交界性、室性）	（3）双侧支传导阻滞
（2）阵发性心动过速（房性、交界性、室性）	（二）干扰与干扰性房室脱节
（3）心房扑动与颤动	（三）预激综合征
（4）心室扑动与颤动	
2. 被动性异位心律	
（1）房性逸搏与房性逸搏心律	
（2）交界性逸搏与交界性逸搏心律	
（3）室性逸搏与室性逸搏心律	

（一）窦性心律失常

起源于窦房结的心律，称窦性心律（sinus rhythm）。窦性心律属于正常节律。

1. 窦性心律

正常窦性心律心电图特征：①窦性P波顺序出现，P波在Ⅰ、Ⅱ、aVF、$V_4 \sim V_6$导联直立，在aVR导联倒置，P波大小形态正常；②PR间期0.12～0.20秒；③正常人窦性心律的频率为60～100次/分（成人）；④PP间期之差<0.12秒。一般依据P波方向正常并规则出现，即可诊断为窦性心律。

2. 窦性心律失常

（1）窦性心动过缓（sinus bradycardia）。心电图特征：①符合窦性心律；②RR或PP间期>1.0秒，即心率<60次/分（成人）。见于老年人、运动员、甲状腺功能减退、颅内压增高、药物作用（如洋地黄、β受体阻滞剂等）。

（2）窦性心动过速（sinus tachycardia）。心电图特征：①符合窦性心律；②PP或RR间期<0.60秒，即心率超过100次/分（儿童超过120次/分）。见于剧烈运动、情绪激动、高热、贫血、有效循环血量不足、休克、心力衰竭、甲状腺功能亢进症、药物作用（如阿托品、拟肾上腺素类药物等）。

（3）窦性心律不齐（sinus arrhythmia）。心电图特征：①符合窦性心律；②最长与最短的PP或RR间期之差>0.12秒。多见于儿童及青少年，生理情况下与呼吸周期有关，吸气时心率加快，呼气时心率减慢。

（二）期前收缩

期前收缩（premature contraction）是指起源于窦房结以外的异位起搏点提前发出的激动，引起心脏提前收缩，又称过早搏动（premature beat），多系折返激动、触发活动、异位起搏点兴奋性增高所引起。按起源部位不同可分为房性、房室交界性、室性期前收缩，其中以室性期前收缩最常见。见于情绪激动、过度劳累、烟酒过量、饱食、各种器质性心脏疾病（如风湿性心脏病、冠心病、心肌炎、心肌病等）、电解质紊乱、药物作用。

1. 房性期前收缩（premature atrial complex）

其异位激动起源于心房。心电图特征：①提前出现的房性P′波，其形态与窦性P波不同。②P′R间期>0.12秒。③其后QRS波群一般正常，若合并室内差异性传导则QRS波群宽大畸形；若房性P′波后无QRS波群则为房性期前收缩未下传。④大多为不完全性代偿间歇，即房性期前收缩的前一个窦性P波与后一个窦性P波的PP间期，小于相邻的2个窦性P波间期的2倍（图8-24）。

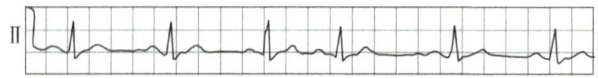

图 8-24　房性期前收缩心电图

2. 房室交界性期前收缩（premature junctional complex）

其异位激动起源于房室交界。心电图特征：①提前出现的 QRS 波群形态多正常；②逆行 P′ 波，可在 QRS 波群之前、之后或埋在 QRS 波群之中；③P′R 间期 < 0.12 秒或 RP′ 间期 < 0.20 秒；④大多为完全性代偿性间歇，即期前收缩的前一个窦性 P 波与后一个窦性 P 波的 PP 间期，恰好等于相邻的 2 个窦性 P 波间期的 2 倍（图 8-25）。

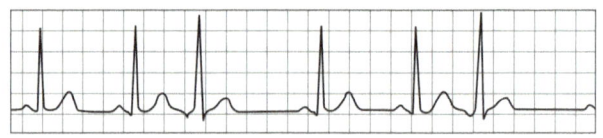

图 8-25　房室交界性期前收缩心电图

3. 室性期前收缩（premature ventricular contraction）

其异位激动起源于心室内。心电图特征为：①提前出现宽大畸形的 QRS 波群，时限常>0.12 秒；②提前的 QRS 波群之前无相关的 P 波；③T 波方向多与主波方向相反；④往往为完全性代偿间歇（图 8-26）。

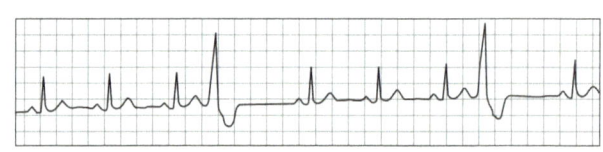

图 8-26　室性期前收缩心电图

（三）异位性心动过速

异位性心动过速（paroxysmal tachycardia）是指异位起搏点兴奋性增高，期前收缩连续出现 3 次或 3 次以上，具有突然发生、突然终止、频率较快（大于 150 次/分）的特征，持续时间长短不等。按激动起源发生部位不同，可分为房性、交界性及室性心动过速，因房性、交界性阵发性心动过速发作时频率过快，P 波与前一周期心动的 T 波相融不易辨认，一般可统称为阵发性室上性心动过速。阵发性室上性心动过速常见于情绪激动、过度劳累、烟酒过量，也可见于风心病二尖瓣狭窄、冠心病、甲亢性心脏病等。阵发性室性心动过速多见于器质性心脏病。

1. 阵发性室上性心动过速（paroxysmal supraventricular tachycardia，PSVT）

心电图特征：①本质上是连续出现 3 次或 3 次以上快速的房性或交界性期前收缩。

②心室率160～250次/分。③心室律绝对规则。④QRS波群呈室上性,时间小于0.12秒,如若伴有室内差异传导,则QRS波群变宽、形态畸形。⑤继发性ST及T波改变。⑥若有P′波,且P′R间期>0.12秒,则为阵发性房性心动过速;若无P′波或有逆行P′波,P′R间期＜0.12秒,则为阵发性房室交界性心动过速(图8-27)。

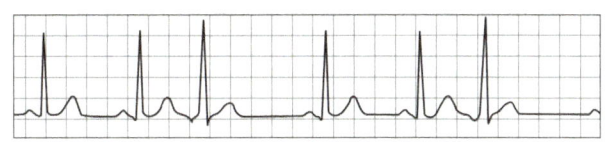

图8-27　阵发性室上性心动过速心电图

2. 阵发性室性心动过速(paroxysmal ventricular tachycardia,PVT)

心电图特征：①本质上是连续出现3次或3次以上的快速的室性期前收缩;②心室率140～200次/分;③节律可稍不齐;④QRS波群宽大畸形,时间>0.12秒;⑤伴继发性ST及T波改变;⑥若有P波,其频率比心室率慢,且PR无固定关系(房室分离),可明确诊断;⑦心室夺获或室性融合波有助于明确诊断(图8-28)。心室夺获是指阵发性室性心动过速发作过程中,偶有窦性激动下传至心室而引起心室激动,出现一正常形态的QRS波群,其前有相关的P波。室性融合波是指窦性激动与室性异位激动同时兴奋心室肌,使QRS波群形态介于窦性心律与室性异位心律之间,且其前有相关的P波。心室夺获和室性融合波也支持阵发性室性心动过速的诊断。

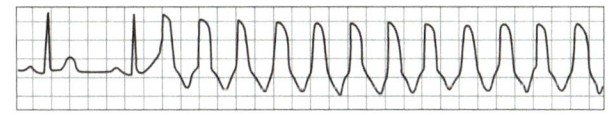

图8-28　阵发性室性心动过速心电图

(四)扑动与颤动

扑动与颤动可发生于心房或心室,其频率较阵发性心动过速更高,常为250～600次/分,属主动性异位心律。心房扑动与颤动以器质性心脏病多见,严重破坏心房肌规律性收缩,使心室充盈血量减少,造成心脏射血量下降;心室扑动与颤动时,心脏电活动严重紊乱,导致心室肌正常规律性收缩、心室射血功能基本丧失,是诱发心搏骤停、猝死等的常见原因,见于冠心病急性心肌梗死、严重电解质紊乱或洋地黄中毒。

1. 心房扑动(atrial flutter)

心电图特征：①正常的窦性P波消失,代之以频率240～350次/分、形态呈锯齿状、间距及振幅均整齐一致的心房扑动波(F波),在Ⅱ、Ⅲ、aVF和V_1导联较明显。②QRS波群多呈室上型,时间小于0.12秒。③房室传导比例多固定,为(2:1)～

(4∶1），亦可不固定；若房室传导比例固定则心室律规则，若房室传导比例不固定则心室律不规则（图8-29）。

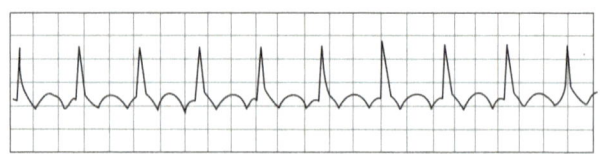

图8-29　心房扑动心电图

2. 心房颤动（atrial fibrillation）

心电图特征：①P波消失，代之以大小不等、形态不同的心房颤动波（f波），在Ⅱ、Ⅲ、aVF和V_1导联中比较清楚，频率为350～600次/分；②QRS波群多呈室上性，时间小于0.12秒，如发生室内差异性传导，QRS波群可宽大畸形；③房室传导比例极不固定，RR间期绝对不齐（图8-30）。

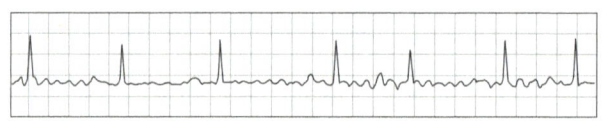

图8-30　心房颤动心电图

3. 心室扑动（ventricular flutter）和心室颤动（ventricular fibrillation）

心室扑动与心室颤动都是极严重的心律失常，从血流动力学来看，类同于心室停搏。

（1）心室扑动的心电图特征：①P波、QRS波群及T波不能辨认，代之为快速宽大匀齐、形态一致的大正弦波，称室扑波；②频率200～250次/分。

（2）心室颤动的心电图特征：①P-QRS-T波群消失，代之以形状不同、大小各异、极不均匀的颤动波，称室颤波；②频率200～500次/分（图8-31）。

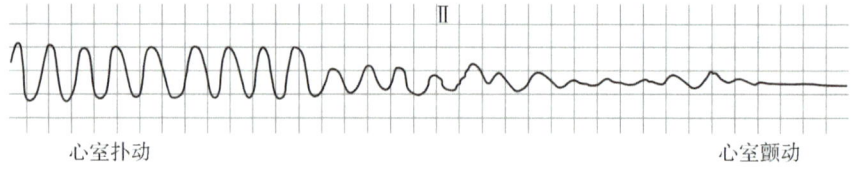

图8-31　心室扑动和心室颤动的心电图

心室扑动持续时间通常短暂，很快变为心室颤动，心室颤动波形最初振幅较大，以后逐渐变小，如经治疗无效，最终变为一等电位线，提示心脏电活动停止。

（五）传导异常

心脏传导异常包括：传导障碍、意外传导和捷径传导。本任务仅讨论房室传导阻滞及预激综合征。

1. 房室传导阻滞（atrioventricular block，AVB）

心房内激动经房室交界向心室传导时出现延迟或中断，称为房室传导阻滞（AVB），是临床上最常见的一种激动传导异常，按阻滞的程度可分为三度。

（1）一度房室传导阻滞：仅存在房室传导时间延长，每一个房性激动均能下传至心室。心电图特征：①P′R间期>0.20秒（老年人PR′间期>0.22秒）。②或PR间期在正常范围内，但在无心率变化的情况下，比照过去心电图，PR间期延长超过0.04秒；每一个P波后均有相关的QRS波群（图8-32）。

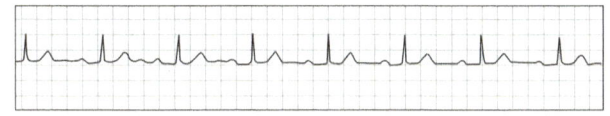

图8-32　一度房室传导阻滞心电图

（2）二度房室传导阻滞：心电图特征为PR间期规则、固定（正常或延长），部分P波后无QRS波群。房室传导比例可呈3∶1或4∶1，可固定或不固定。凡连续出现2次或2次以上的QRS波群脱漏者，称高度房室传导阻滞（advanced atrioventricular block）（图8-33），多属器质性损害，位于房室束远端或束支部位，易进展为三度房室传导阻滞，预后较差。

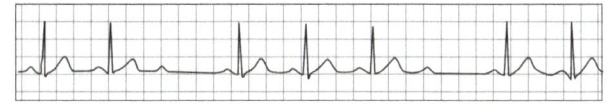

图8-33　二度房室传导阻滞心电图

（3）三度房室传导阻滞：房室交界以上的激动完全不能通过阻滞部位到达心室，又称完全性房室传导阻滞（complete atrioventricular block），心房与心室各自受相应起搏点控制，房室激动完全脱节，房室舒缩失调，严重影响心脏射血功能。心电图特征：①P波与QRS波无固定关系，分别按各自规律出现，PR间期不固定，房室完全脱节。②PP间隔小于RR间隔，即心房率大于心室率。③QRS波形态及频率取决于心室异位起搏点位置，若起源于左右束支分叉以上，则QRS波群正常，心室频率40～55次/分；若起源于左右束支分叉以下，则QRS波群宽大畸形，心室频率40次/分以下（图8-34）。

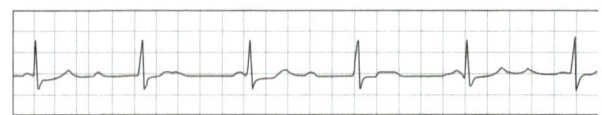

图8-34 三度房室传导阻滞心电图

2. 预激综合征（pre-excitation syndrome）

预激综合征是指在正常的房室结传导系统之外，激动还通过一条异常的附加旁路快速下传，提早传到一部分心室，并预先激动，故称为预激综合征。按异常的附加旁路可分三类：①Kent束即房室旁路，形成Kent预激综合征（WPW综合征）；②James束即房结旁路、房束旁路，形成James预激综合征（LGL综合征）；③Mahaim束即结室旁路、束室旁路，形成Mahaim预激综合征（Mahaim型预激综合征）。其中WPW综合征（Wolff-Parkinson-White syndrome）最典型，心电图特征为：①PR间期<0.12秒；②QRS波群增宽，时间≥0.12秒；③QRS波群起始部有预激波（delta波）；④PJ间期正常；⑤多继发ST-T改变（图8-35）。

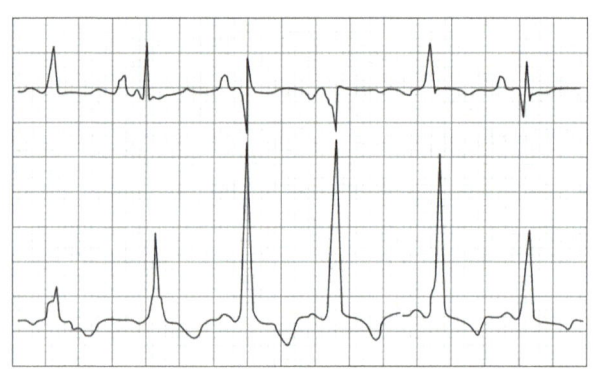

图8-35 预激综合征心电图

四、电解质紊乱和药物对心电图的影响

（一）电解质紊乱

严重电解质紊乱可影响心肌的除极、复极及激动传导异常，所以心电图检查有助于电解质紊乱的诊断，但心电图改变与血清中电解质水平并不完全一致，应结合病史和临床表现进行综合判断。

1. 高钾血症

随血清钾浓度升高，心电图可有特征性改变：①血钾>5.5 mmol/L，致使QT间期缩短，T波高耸，基底部变窄，两肢对称，呈"帐篷状"，为高钾血症特征性改变，最早出现也是最常见的表现；②血钾>6.5 mmol/L 时，QRS 波群增宽；③血钾>7 mmol/L，P 波增宽、低平甚至消失，QRS 波群进一步增宽，原有 P-QRS-T 基本图形消失；④室性心动过速、心室扑动或颤动，甚至心脏停搏（图8-36）。

2. 低钾血症

随血钾降低，心电图特征有：①ST-T 改变，ST 段下移≥0.05 mV，T 波低平或倒置；②U 波增高>0.1 mV 或 U/T>1 或 TU 融合、双峰状；③P 波振幅增高，QRS 波群时限延长；④室性异位搏动、房性心动过速及室性心动过速等各种心律失常（图8-37）。

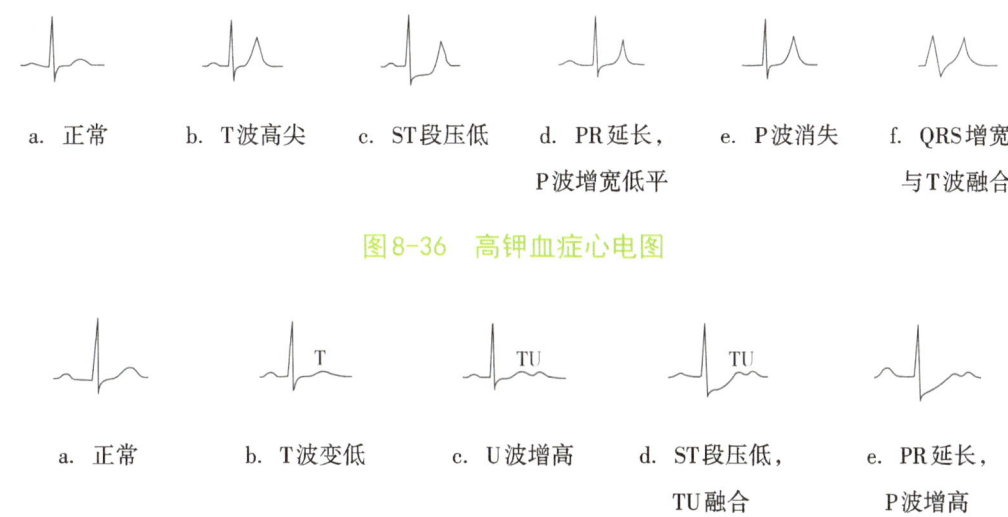

a. 正常　　b. T 波高尖　　c. ST 段压低　　d. PR 延长，P 波增宽低平　　e. P 波消失　　f. QRS 增宽，与 T 波融合

图8-36　高钾血症心电图

a. 正常　　b. T 波变低　　c. U 波增高　　d. ST 段压低，TU 融合　　e. PR 延长，P 波增高

图8-37　低钾血症心电图

（二）药物影响

许多药物对心肌有毒性，可影响心肌的除极、复极过程，使心电图发生相应改变，了解药物引起心电图改变，对掌握药物剂量、决定是否继续使用或停止使用药物等具有重要指导意义。

1. 洋地黄类药物

洋地黄类药物目前仍是临床治疗心力衰竭、室上性心动过速等的重要药物。但洋地黄类药物治疗剂量与中毒剂量十分接近，个体差异很大，用药后易出现中毒反应，心律失常是洋地黄中毒的主要表现，常有频发性室性期前收缩或室性期前收缩呈二联律、三联律及多源性室性期前收缩，严重时可出现室性心动过速，甚至室颤，还可出现不同程度的房室传导阻滞等（图8-38）。

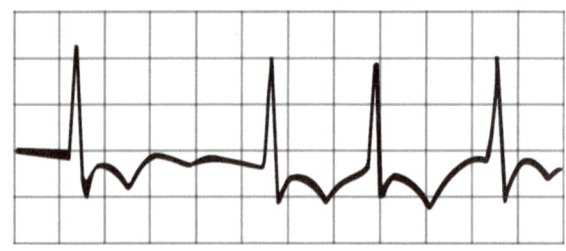

图8-38　洋地黄引起的ST-T变化

2. 奎尼丁

奎尼丁属ⅠA类抗心律失常药物，并且对心电图有较明显影响。奎尼丁治疗时心电图表现：①QT间期延长；②T波低平或倒置；③U波增高；④P波稍宽可有切迹，PR间期稍延长。奎尼丁中毒时心电图表现：①QT间期明显延长；②QRS时限明显延长；③各种心律失常，如房室传导阻滞、窦性心动过缓、室性心动过速甚至室颤。

3. 其他药物

如胺碘酮及索他洛尔等也可使心电图QT间期延长。

（熊媛媛）

思考与练习

【A型题】

1. 心电图检查国内一般采用的纸速为（　　）。

A. 15 mm/s　　　　　　B. 25 mm/s　　　　　　C. 50 mm/s

D. 75 mm/s　　　　　　E. 100 mm/s

2. 成人正常窦房结冲动频率是（　　）。

A. 小于20次/分　　　　B. 小于60次/分　　　　C. 60～100次/分

D. 100～160次/分　　　E. 180～200次/分

3. 以下心电图波段中，由心室激动产生的是（　　）。

A. P波　　　　　　　　B. QRS波　　　　　　　C. S-T波

D. T波　　　　　　　　E. U波

4. 由心房除极所产生的心电图波形是（　　）。

A. P波　　　　　　　　B. T波　　　　　　　　C. S波

D. Q波　　　　　　　　E. R波

5. 心电图中，反映房室传导时间的是（　　）。
A. P波　　　　　　　　　B. PR（PQ）间期　　　　　C. QRS波群
D. ST段　　　　　　　　 E. T波

6. 心电图出现P波增宽>0.11秒，呈双峰型改变，应首先考虑（　　）。
A. 右房肥大　　　　　　 B. 左房肥大　　　　　　　 C. 右室肥大
D. 左房肥大　　　　　　 E. 双房肥大

7. P波高尖，振幅>0.25 mV，常见于（　　）。
A. 左房肥大　　　　　　 B. 右房肥大　　　　　　　 C. 左室肥大
D. 右室肥大　　　　　　 E. 双房肥大

8. 常规心电图上平均RR间隔20小格，其心率为（　　）。
A. 30次/分　　　　　　　B. 60次/分　　　　　　　　C. 75次/分
D. 80次/分　　　　　　　E. 110次/分

9. 电轴左偏时QRS波群的表现为（　　）。
A. Ⅰ导联呈Rs、Ⅲ导联呈Rs
B. Ⅰ导联呈Rs、Ⅲ导联呈rS
C. Ⅰ导联呈Rs、Ⅲ导联呈Rs
D. Ⅰ导联呈rS、Ⅲ导联呈rS
E. Ⅰ导联呈RS、Ⅲ导联呈RS

10. 正常心电图的ST段压低在任何导联均不超过（　　）。
A. 0.01 mV　　　　　　　B. 1 mm　　　　　　　　　C. 0.5 mV
D. 1.5 mm　　　　　　　 E. 0.05 mV

11. 心室率绝对不规则的心律失常为（　　）。
A. 窦性心动过速
B. 室上性阵发性心动过速
C. 窦性心律不齐
D. 心房颤动
E. 心房扑动

12. 符合房性期前收缩心电图特点的是（　　）。
A. 期前收缩的QRS时限>0.12秒
B. T波方向多与主波方向相反
C. 完全性代偿间歇
D. 期前收缩的QRS波群畸形
E. 期前收缩的QRS波群前有相关P波

13. 符合室性期前收缩心电图特点的是（　　）。

    A. 提前出现一个变异的P波

    B. 提前出现QRS波群形态宽大畸形

    C. 具有不完全性代偿间歇

    D. 提前出现QRS波群形态无变化

    E. PR间期>0.12秒

14. 提示右室肥大心电图改变指标除电轴右偏外，还有（　　）。

    A. V_1导联 R/S < 1　　　　B. RV_5>2.5 mV　　　　C. V_5导联 R/S>1

    D. RV_1+SV_5>1.05 mV　　　E. QRS时限>1.0秒

15. 提示左室肥大心电图改变指标除电轴左偏外，还有（　　）。

    A. rV_5≤2.5 mV

    B. RV_1+SV_5>1.2 mV

    C. RV_5+SV_1>4.0 mV（女性>3.5 mV）

    D. RV_5>1.0 mV

    E. RV_1+SV_5>4.0 m（女性>3.5 mV）

16. 频发性期前收缩是指期前收缩数量在（　　）。

    A. 3次/以上　　　　B. 5次/以上　　　　C. 8次/以上

    D. 10次/以上　　　 E. 15次/以上

17. 急性心肌梗死的典型心电图表现为（　　）。

    A. 病理性Q波　　　　B. ST段压低　　　　C. PP间期延长

    D. ST段弓背向上抬起　E. RR间期绝对不等

18. 风湿性心脏病二尖瓣狭窄患者，心脏听诊除有杂音外，心率110次/分，第一心音强弱不等。心电图检查示：RR绝对不等；P波消失，代之以大小不等、形态不一的f波，其频率为500次/分。该患者并发的心律失常是（　　）。

    A. 心房颤动　　　　B. 心室颤动　　　　C. 室性期前收缩

    D. 房性期前收缩　　E. 房室交界性期前收缩

19. 男，50岁，突发心悸、无力、面色苍白、出冷汗，血压72/40 mmHg，心率160次/分，略有不齐。心电图示：QRS波群宽大畸形，时限>0.12秒，T波与主波方向相反。患者有冠心病病史，最可能的诊断为（　　）。

    A. 窦性心动过速

    B. 室上性阵发性心动过速

    C. 室性阵发性心动过速

    D. 心房颤动

    E. 房室传导阻滞

20. 男性，28岁，自诉突然心慌、胸闷。心电图示：心率200次/分，绝对匀齐，QRS波群形态、时间正常。血压尚正常。患者最可能的诊断是（　　）。

A. 窦性心动过速　　　　B. 室性心动过速　　　　C. 室上性心动过速

D. 心房颤动　　　　　　E. 心室颤动

【B型题】

（21~23题共用备选答案）

A. 二尖瓣狭窄　　　　　B. 心包积液　　　　　　C. 心肌梗死

D. 肺炎　　　　　　　　E. 慢性肺源性心脏病

21. 肺型P波见于（　　）。

22. 二尖瓣型P波见于（　　）。

23. 病理性Q波见于（　　）。

（24~26题共用备选答案）

A. 心率100~150次/分，心律规则

B. 心率160~240次/分，心律规则

C. RR间期不等，有QRS脱漏现象

D. 心率30~40次/分，心律规则，QRS波群宽大畸形

E. 心率30~40次/分，心律规则，QRS波群宽大畸形

24. 窦性心动过速（　　）。

25. 阵发性室上性心动过速（　　）。

26. 阵发性室性心动过速（　　）。

（27~31题共用备选答案）

A. 胸骨左缘第4肋间

B. 胸骨右缘第4肋间

C. 左锁骨中线与第5肋间相交处

D. 左腋中线与V_4水平线相交处

E. 在V_2与V_4连线的中点

27. 胸导联末端红色电极接（　　）。

28. 胸导联末端黄色电极接（　　）。

29. 胸导联末端褐色电极接（　　）。

30. 胸导联末端绿色电极接（　　）。

31. 胸导联末端紫色电极接（　　）。

【X型题】

32. 以下正常心电图的各项指标中正确的是（　　）。

    A. P波宽度<0.12秒，P波振幅在肢体导联<0.25 mV，在胸导联<0.02 mV

    B. PR间期为0.12~0.20秒，QRS间期为0.06~0.10秒

    C. Q波<0.04秒，振幅<同导联R波1/4

    D. ST段在任何导联下移可超过0.05 mV

    E. QT间期正常范围可在0.32~0.44秒

33. 正常ST段的偏移范围，下列正确的是（　　）。

    A. 任何导联ST段下移不应超过0.05 mV

    B. V_1~V_2导联ST段上移不应超过0.3 mV

    C. V_3导联ST段上移不应超过0.5 mV

    D. V_4~V_2导联ST段上移不应超过0.1 mV

    E. 肢体导联ST段上移不应超过0.3 mV

34. 关于心电图的测量法，正确的是（　　）。

    A. 等电位线上缘至R波顶端垂直距离为R波电压

    B. P波内缘始末点间水平距离为P波时限

    C. PR间期为自P波的起点水平测至QRS波群终点

    D. QT间期为从QRS波群起点测至T波的终点

    E. 60除以PP或RR间期即为每分钟心率

35. 窦性心律的心电图表现是（　　）。

    A. P波在Ⅱ、Ⅲ、aVF直立，VR倒置

    B. PR间期>0.12秒

    C. 心率60~100次/分

    D. 同一导联中的PP间期差值<0.12秒

    E. PR间期<0.12秒

项目九 影像检查

学习目标

1. 能简述X线检查成像原理，常见X线检查的方法与临床应用。
2. 能说出各种影像检查的准备及护理。
3. 会对模拟患者进行各种影像检查前指导。

任务一 放射学检查

一、X线检查

X线（X-ray）是一种看不见的射线，能穿透普通光线所不能穿透的物质，并能作用于荧光屏产生荧光，由德国物理学家伦琴在实验过程中偶然发现。X线被发现后，医学影像诊断技术迅速发展，已经成为临床医学不可缺少的组成部分。

（一）X线的基本特性

1. X线的产生

X线是由高速运行的电子群撞击靶物质突然受阻时产生的。X线的产生必须具备三个条件：①自由活动的电子群；②电子群在高压电场和真空条件下高速运行；③使高速运行的电子群突然受阻的靶面。以上三个条件必须由一定的设备来完成，包括X线管和高电压装置等。

2. X线的主要特性

X线与临床医学相关的主要特性包括：

（1）穿透作用（penetration effect）：X线的穿透能力与X线波长有关，波长愈短，穿透能力愈强；波长愈长，穿透能力愈弱。X线的穿透力也与物质的密度和厚度有关，密度越低、厚度越小越易被穿透，密度越高、厚度越大则越不易被穿透。由于人体各器官的组织密度不同、厚度也不同，对X线的吸收各有差异，因而产生了对比，这是人体各种组织和器官X线成像的基础。

（2）荧光效应（fluorescence effect）：X线能激发荧光物质（如铂氰化钡、钨酸钙等），使其变成肉眼可见的荧光。荧光效应是进行X线透视检查的基础。

（3）感光作用（photosensitization）：涂有溴化银的胶片经X线照射后感光，产生潜影，经显影和定影处理，会产生黑白对比的影像。感光效应是X线摄影的基础。

（4）电离作用（ionization effect）：X线通过任何物质都将产生电离作用。例如，X线通过空气时，空气的电离程度与空气所吸收的X线量成正比，因而通过测量空气的电离的程度可计算X线的照射量。X线的电离作用是放射剂量学的基础。

（5）生物效应（biological effect）：X线穿过机体被吸收时，使机体细胞组织产生抑制、损害甚至坏死等改变。X线的生物效应是X线治疗学和X线防护学的基础。

3. X线成像的基本原理

X线之所以能使人体不同部位的组织结构在荧光屏上或胶片上形成不同的影像，正是基于上述X线的特性，即其穿透性、荧光效应和感光作用等，以及人体不同组织间存在的密度和厚度差别。由于存在这种差别，当X线透过人体各种不同组织结构时，它被吸收的程度不同，所以到达荧光屏或胶片上的X线量有差异。这样，在荧光屏或X线片上就形成黑白对比并且有一定层次的影像。

人体组织结构的密度可归纳为三类：高密度组织（如骨组织和钙化灶等），中等密度组织（如软骨、肌肉、神经、实质器官、结缔组织以及体液等），低密度组织（如脂肪组织以及含有气体的肺组织、胃肠道、鼻窦和乳突气房等）。在X线诊断中，通常用影像的白与黑表达组织密度的高与低。例如，用白影、灰影和黑影分别表达高密度、中等密度和低密度。例如，在正常人体结构中，胸部的肋骨密度高，对X线吸收多，穿透量少，照片上呈白影；肺部密度低，对X线吸收少，穿透量多，照片上呈黑影（图9-1）。

病理变化也可使人体组织密度发生改变，这种改变可被X线检查所显示。例如，大叶性肺炎实变时，实变处密度增高，在胸片上原含气的肺组织处出现代表病变的白色阴影（图9-2）；气胸时，病变处胸片均为含气的黑色影像（图9-3）。

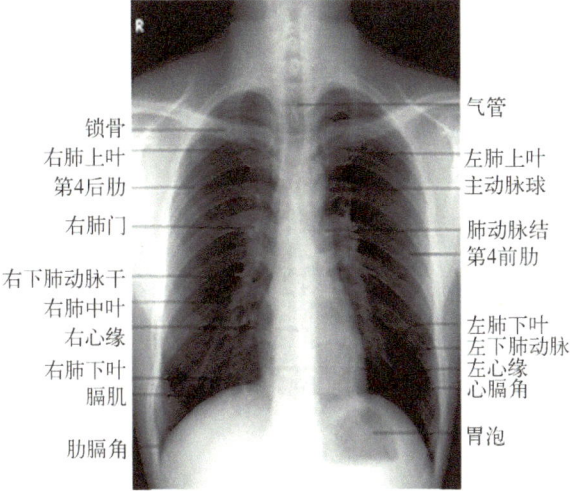

图9-1　正常X线胸片

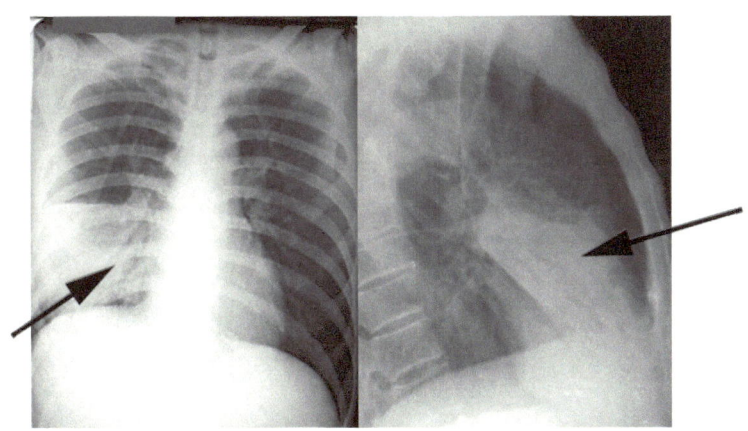

图9-2　肺实变

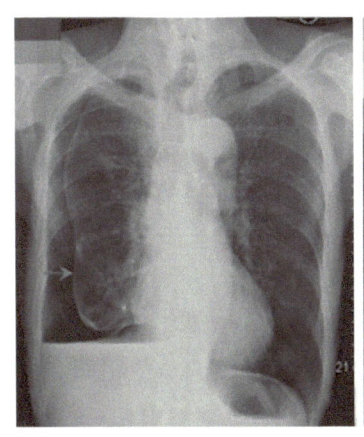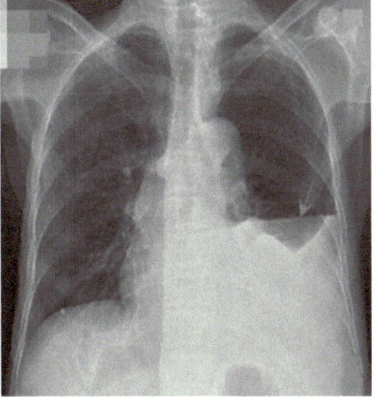

图9-3　气胸

（二）常用X线检查的种类、临床应用及护理

X线检查方法可分为常规检查、特殊检查和造影检查三大类。常规检查包括透视和X线摄影，是X线检查中最基本和应用最广泛的方法。特殊检查包括体层摄影、高千伏摄影及软X线摄影等。造影检查是通过导入对比剂人为提高检查部位对比度的方法。近年来，随着电子技术和计算机技术的发展，医学影像学已进入了全新的发展阶段，计算机X线摄影（CR）、直接数字化成像（DR）等数字化X线成像应运而生。它通过图像后处理技术改善了影像质量；能实现X线摄影信息直接进入图像存储与传输系统（PACS）以及远程医学系统，适应现代诊断的要求。数字减影血管造影（DSA）也是将血管造影与计算机技术结合的一种检查方法，目前应用比较广泛。

1. 荧光透视

荧光透视是利用X线的穿透性（可穿透人体受检部位）在荧光屏或电视监视器上所产生的影像（荧光作用）进行诊断的检查方法。因其使用简便、快捷而应用率最高，主要适用于人体天然对比较好的部位，如胸部的肺、心脏大血管以及骨骼等处。

荧光透视的优点是方便、快捷，能立即得到检查结果。透视还可观察器官的动态活动情况，如呼吸时膈肌运动、心脏和大血管搏动等。此外，还可转动患者体位进行多方向观察。透视的主要缺点是不能留下客观记录，影像清晰度欠佳，对组织的轻微改变不易显示。

2. X线摄影

X线摄影简称拍片，是利用X线的穿透作用（穿过人体受检部位）及感光作用（在胶片上产生影像）进行诊断的检查方法。由于X线摄影检查适用于人体任何部位，故在临床上应用非常普遍。

X线摄影的优点是应用范围广，X线辐射剂量相对较少，影像较清晰，检查费用较低廉，并可做永久性资料保存，用于复查对照或教学科研。其缺点是检查的区域受胶片大小限制，图像密度分辨力较低，组织结构影像相互重叠，对病变显示有一定影响，摄片条件要求严格。

护士应了解荧光透视和X线摄影的优缺点，以便必要时与患者沟通，使其乐于接受相应的检查。

3. 软X线摄影

软X线是指40 kV以下管电压产生的X线，它的能量低，波长较长，穿透能力较弱。用这种射线摄影称"软X线摄影"。可以产生软X线的球管靶面有钼靶、铑靶等，常用的是钼靶X线摄影，专门用于乳腺部位检查，主要是利用各种组织对软X线的吸收量有显著差别的原理，使密度相差不大的脂肪、肌肉和腺体等软组织在感光胶片上

形成对比良好的影像。乳腺钼靶X线检查已经成为乳腺癌早期普查首选的检查方法。

4. 造影检查

在人体组织结构或器官密度差异不大、缺乏天然对比的部位，可通过将高于或低于该组织密度的物质引入器官内或其周围间隙，使之产生对比（这种对比称为人工对比）而显影，这种检查方法称为造影检查（contrast examination），所引入的物质称为对比剂或造影剂（contrast medium）。

（1）对比剂：对比剂的种类很多，可分为阳性造影剂和阴性造影剂两大类。阳性造影剂常用的有钡剂和碘剂。钡剂是医用硫酸钡，主要用于消化道造影检查。碘剂多用于心血管、泌尿系统和神经系统造影检查。低密度对比剂常用的有空气、二氧化碳和氧气等，多用于器官腔内及组织间隙内造影，如脑室造影、气脑造影、关节腔造影，以及软组织间隙、盆腔和腹腔造影检查等，目前应用不多。在人体内空气吸收最慢，二氧化碳吸收较快，空气和氧气不能注入正在出血的器官，以免发生气栓。

（2）造影方式：按照对比剂引入人体途径的不同，可将造影检查方法分为直接引入法（直接法）和生理排泄法（间接法）两大类。

直接法：指将对比剂通过人体自然孔道、瘘管和体表穿刺等途径进入体内而达到造影目的的方法。胃肠道造影、支气管造影、心血管造影、瘘管造影、椎间盘造影、脊髓造影、子宫输卵管造影等均属于直接法。

间接法：包括吸收性和排泄性两类，指将对比剂引入某一特定组织或器官内，经吸收并聚集于需要造影检查的某一器官内，从而使之显影，如静脉尿路造影、静脉胆系造影等。

（3）造影前的准备：在造影检查前，应详细了解病情，选取适当的检查方式，做好患者的术前准备，以便达到预期的效果，保证造影过程中患者的安全。同时，应充分估计在造影检查中以及检查后可能出现的不良反应，提前做好相应的救治准备工作。

造影前的准备应根据具体的造影类别和方法而定，一般包括以下几个方面。

1）检查前应向患者介绍检查的过程，做好必要的解释，以免患者精神紧张而影响检查，必要时可给予少量的镇静剂，同时应了解患者有无造影的禁忌证，如严重心肝肾疾病、过敏体质等。

2）腹部脏器造影检查，应做好胃肠道准备，防止食物或粪便影响病变部位的显影。告知患者在造影前日控制饮食的量和质；造影前禁食和清洁肠道；胃肠道钡餐造影在造影前3天禁服不透X线和影响胃肠道功能的药物。

3）某些特殊部位检查时应注意防止感染，可对造影器官进行消毒，如子宫输卵管造影前应冲洗阴道等。

4）对应用碘剂者应询问过敏史，并做好碘过敏试验。所用试剂应与所用对比剂相同，碘过敏试验阳性者绝对不可使用碘造影剂，以免发生不良后果。各种碘过敏试验的可靠性有限，阴性者也不能确保造影时不发生反应，严重者甚至可导致死亡。也有的在进行过敏试验时立即引起严重反应，故即使碘过敏试验阴性，造影前也必须做好必要的抢救准备，以防发生意外。

护士应学会判断造影检查的反应，并能积极配合医生进行抢救。

（4）造影检查反应的临床表现及处理：

1）轻度反应：恶心、呕吐、流涎、面色潮红、皮肤瘙痒、荨麻疹、流涕、流泪、气急、胸闷、出汗等，一般症状较轻，多在短时间内缓解，不需要特殊处理。

2）重度反应：可出现休克、喉头水肿、喉痉挛、哮喘、惊厥甚至死亡。重度反应一旦出现，必须立即抢救处理。具体抢救措施包括：立即停止造影检查，组织抢救；抗过敏；对喉头水肿、气管水肿或痉挛引起呼吸困难者，应做气管切开、给氧；对病情较重或发展快者，应立即静脉推注肾上腺皮质激素，如地塞米松 5～10 mg 或静脉滴注氢化可的松 200～400 mg，以后根据病情需要再决定增减；使用血管活性药物，可将异丙肾上腺素加入 5%～10% 葡萄糖液中，以每分钟 30 滴左右的速度滴入，直至血压维持在正常水平；也可单独或同时使用多巴胺，按每 100 mL 葡萄糖液中加入 10～20 mg 静脉滴注；根据病情需要还可选用酚苄明（苯苄胺）、阿托品等药物。

5. 计算机 X 线摄影（CR）

CR 与传统的 X 线成像有着不同之处。传统的 X 线成像是经 X 线摄影后将信息记录在胶片上，在显定影处理后影像在照片上显示；而 CR 的成像则是将 X 线影像信息直接记录在成像板上构成潜影，经读取装置读取，由计算机计算出一个数字化图像，再经数字/模拟转换器转换，于荧屏上显示出灰阶图像。CR 影像具有多种后处理功能，如测量、局部放大、对比度转换、影像增强、边缘增强和减影等。CR 图像除可供观察分析外，还可用光学照相机摄于胶片上；也可用激光照相机把影像的数字化信号直接记录在胶片上，提高了图像质量；CR 的数字化图像信息还可用磁带、磁盘和光盘长期保存。

6. 直接数字化 X 线摄影（DR）

DR 由电子暗盒、扫描控制器、系统控制器、影像监视器等组成，是直接将 X 线通过电子暗盒转换为数字化图像。与 CR 相同，DR 也可以根据临床需要进行各种图像后处理，同样也可利用磁盘、光盘存储技术，直接以数字化的方式对影像和相关信息存储、传送和管理。与传统 X 线摄影相比，DR 可减少曝光时间和摄片数量，降低了曝光剂量。

7. 数字减影血管造影（DSA）

常规X线血管造影显示的是血管与周围组织的重叠影像，而DSA是将血管造影与计算机技术结合，消除造影血管周围组织的影像，仅留下含对比剂的血管影像，从而使心血管影像质量较常规血管造影明显提高。

DSA基本原理：先摄取要检查部位的X线图像，并把该图像数字化作为模片；再将同一部位相同条件血管造影的影像转化成数字图像，并与模片相减；把得到的数据经计算机进行数/模转换以后，形成不显示血管周围组织而只显示含有对比剂的数字化血管影像的清晰图像。

DSA的临床应用及护理：DSA在临床上广泛应用于心脏和血管性病变的诊断与介入治疗，常用于血管狭窄、动脉粥样硬化、血管瘤、动静脉畸形等病变。操作前应做好下列准备。

（1）患者准备：①做好碘剂和麻醉剂过敏试验；②检查重要脏器功能、出凝血时间和血、尿常规；③穿刺部位备皮；④术前4小时禁饮食，给予镇静剂和排空大小便；⑤向患者解释，使其消除顾虑和紧张，争取术中配合；⑥备好临床检查资料和有关影像学资料。

（2）器械准备：①检查X线机、导管床、DSA设备、高压注射器等；②准备好相应型号穿刺针、导管导丝、消毒手术包；③备好必要的抢救设备，如氧气瓶、心电图机、除颤仪、气管切开包、气管插管器械等。

（3）药品准备：备好相应浓度的对比剂，准备栓塞剂、抗凝剂、化疗药及各种急救药品。

（三）阅读常用X线检查报告

一般X线检查报告常包括患者一般资料，如姓名、性别、年龄、住院号或门诊号、X线号、临床诊断、申请拍片时间、摄片时间、报告时间及申请检查部位与检查方法等。不同检查方法及不同部位的检查其影像学描述可有所不同，下面对几个常用部位的检查举例描述。

1. 正位胸片（正常）

两侧胸廓对称，胸廓各骨骨质未见异常；双肺野清晰，未见肺实质性或间质性病变。双肺纹理走向分布规则，未见肺充血或淤血征象；纵隔无增宽，心影及双侧肺门大小、形态、位置未见异常。双侧膈面光整，双侧肋膈角锐利（图9-1）。

2. 正位胸片（上叶肺实变）

右上中肺野见大片致密影，其下缘清晰，余肺野未见明显异常；心影及双肺门大小、形态、位置未见异常；两侧膈面光滑，双侧肋膈角锐利（图9-2）。

3. 正位胸片（右侧气胸）

右肺中外带见含气透亮影，右肺内带可见被压缩的肺组织影，其外缘呈发线样；左肺未见明显异常影；心影大小及形态无明显异常；右膈略降低，两膈面光滑，肋膈角锐利（图9-3）。

4. 心脏后前位片（正常）

应注意心脏各缘各段的形态、大小，并同时注意观察肺血管情况（图9-4）。

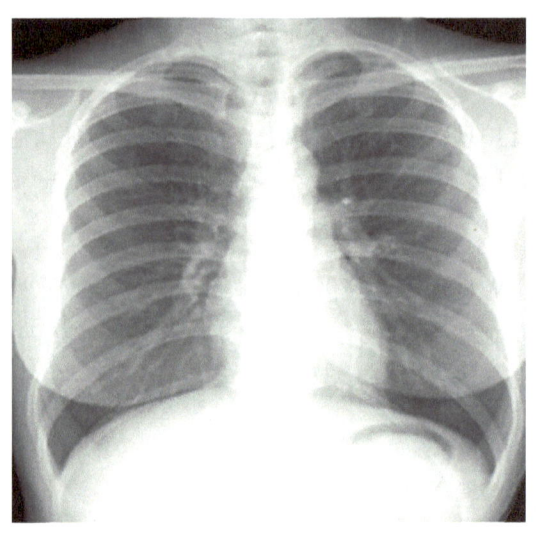

图9-4 正常心脏后前位片

5. 食管钡餐造影检查

食管钡餐造影检查描述时应注意动态过程，注意观察食管蠕动情况、黏膜纹、管壁、动力及排空情况，在钡餐透视下结合点片观察（图9-5）。

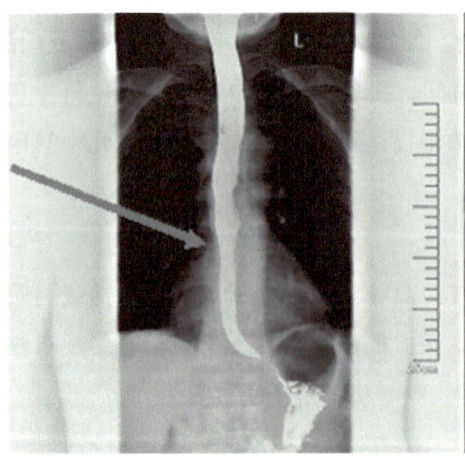 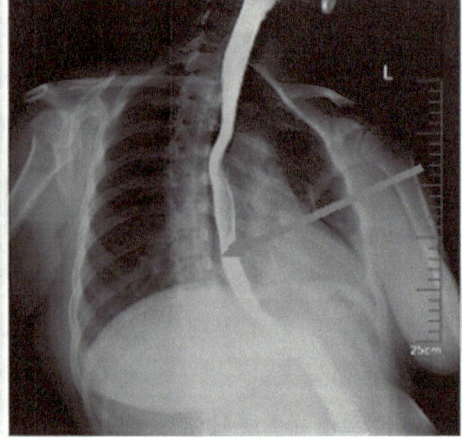

图9-5 食道钡餐造影

6. 胃黏膜像检查

胃黏膜像检查与食管钡餐检查一样应注意胃的蠕动情况、各部位黏膜纹走行、胃壁是否光滑、有无龛影或充盈缺损、胃的形态及位置等（图9-6）。

7. 骨关节X线片（食指骨折）

阅读骨关节X线片应注意观察骨皮质的完整性、髓腔、骨小梁、关节面、骨周围软组织有无肿胀或肿块影等。图9-7为食指中节指骨体部骨折。

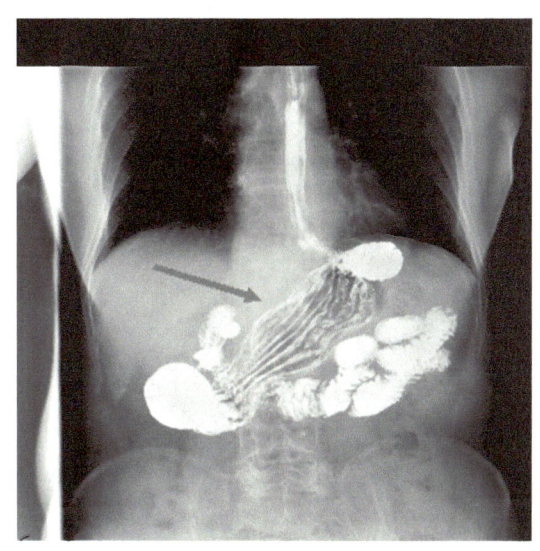

图9-6　胃黏膜像

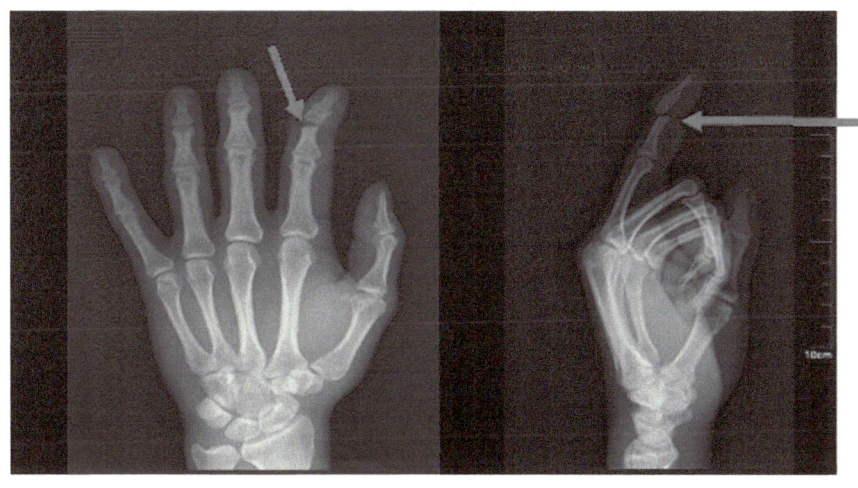

图9-7　食指中节指骨骨折片

8. 腰椎正侧位X线片

观察腰椎正侧位X线片时应注意腰椎椎体结构、边缘、小关节情况、椎弓根，侧位应注意观察腰椎生理曲度、椎体前后缘、椎间隙等（图9-8，图9-9）。

9. 静脉肾盂造影

阅读静脉肾盂造影片时应注意片序，不同时间造影剂充盈程度不同。注意观察肾脏轮廓大小、形态及位置，肾盂肾盏充盈情况及其边缘是否光滑，有无扩张或狭窄处、充盈缺损及有无破坏性改变等（图9-10）。

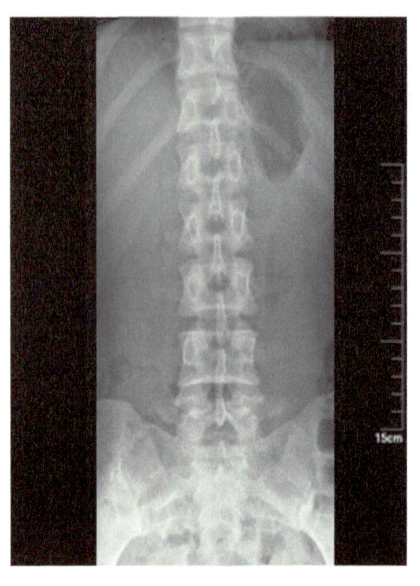
图9-8　腰椎正位片

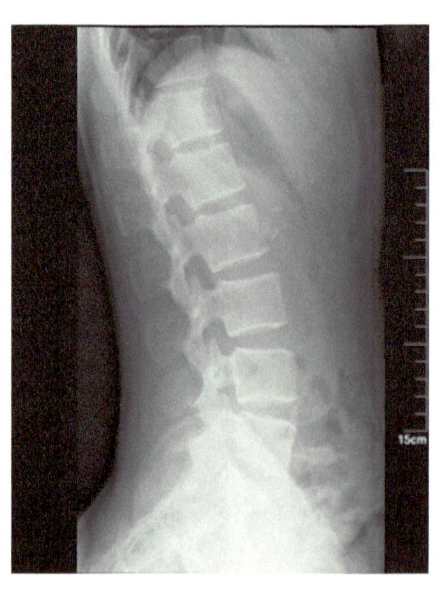
图9-9　腰椎侧位片

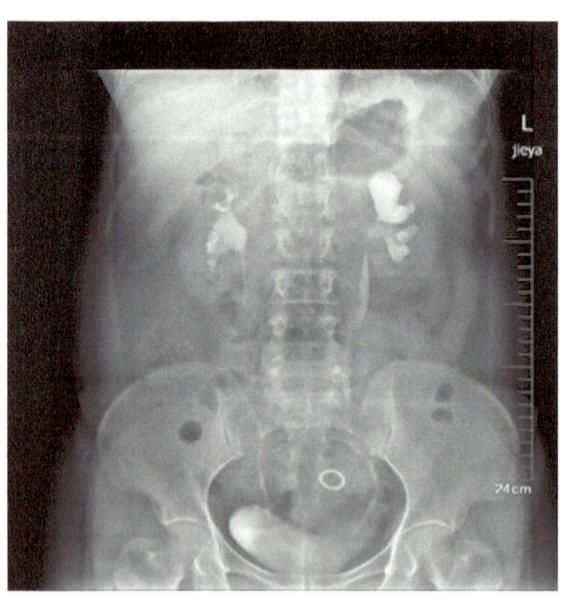
图9-10　静脉肾盂造影

二、X线计算机体层成像（CT）

（一）CT的概念

X线计算机体层成像（X-ray computed tomography，CT）是英国人Hounsfield设计并于1972年应用于临床的一种现代医学成像技术，能提供高密度分辨力的人体断面解剖图像，是数字化图像，便于计算机存储和传输。由于其较普通X线检查诊断价值高，且无痛苦、无创伤，目前临床应用非常广泛。多层螺旋CT（multislice spiral CT，MSCT）已成为应用的主流机型，还有双源CT、能谱CT等。

CT成像的基本原理：CT成像是用X线束围绕人体一定厚度的横断层面进行扫描，由探测器接收透过该层面的X线，在转变为可见光后，由光电转换器转变为电信号，再经模拟/数字转换器（A/D）转变成模拟人体组织结构密度的数字信号，输入计算机中处理后以矩阵形式存储在磁盘中，再经数/模转换器（D/A）转换后在显示器上显示出灰阶模拟断面图像（数字化图像），以数据的形式录入磁带、光盘等永久保存，也可拍成照片。

（二）CT常用检查方法及护理

1. 平扫

平扫为CT常规检查方法，按设定的程序进行断面扫描。平扫指不做静脉注射对比剂的扫描。一般做横断面扫描，偶尔亦做冠状面扫描，层厚可选1~10 mm。急性脑出血、支气管扩张、肝囊肿、肾结石等平扫即能诊断。扫描时要固定患者，腹部扫描时需口服少量低浓度对比剂。

检查时的注意事项及护理：

（1）去除被检查部位的体表异物，尤其是金属等高密度异物，如手机、钥匙扣、发夹、耳环等，以免产生伪影，影响图像质量。

（2）腹盆腔扫描应当空腹，以免接近于软组织密度的粪便影响观察。另可口服2%~3%泛影葡胺800 mL，20~30分钟后扫描。这样就使胃和肠腔内呈高密度影，以区别于周围的软组织。

2. 对比增强扫描

对比增强扫描指注射对比剂后的扫描，用以提高病变组织同正常组织的密度差，显示平扫上未被显示或显示不清的病变，通过增强扫描，更有利于对病变做出定位、定性诊断。注射对比剂前可根据需要进行过敏试验（如碘过敏试验）。

以上两种是最常用的CT检查，其他还有CT能谱检查、图像后处理技术（二维、三维显示技术，仿真内镜等）。

（三）CT的优越性与不足

CT诊断的优越性是显而易见的，但CT检查费用偏高，对某些部位和疾病的检查还有一定限度，应合理地选用。CT成像的主要优势有以下几方面。

1. 组织结构影像无重叠

CT图像是人体组织器官的断面图像，显示在多幅二维空间的画面上。和X线图像不同，CT图像上已经去除了其他组织结构的重叠影，提供受检查的组织器官和病灶的内部解剖细节。

2. 密度分辨率高

CT和普通X线检查最大的不同点是CT可以把组织间的微小密度差异以不同的灰阶显现在图像上。例如，在头颅X线片上只能看清颅骨，不能看到脑组织；而在CT图像上可以区分脑白质和脑灰质，还可以判断颅脑病变所累及的范围。

3. 可行多种图像后处理

CT可以利用软件对已经扫描好的断面图像重建出多方位三维图像。多方位重建图像可以补偿CT对组织结构整体显示的不足，从而更好地显示病变位置、立体形态、大小、与邻近组织结构的关系，为临床诊断、鉴别诊断以及治疗提供更有价值的依据。

4. CT导向下穿刺活检

利用CT扫描来定位进行组织穿刺活检，定位准确，穿刺安全可靠，成功率高，并发症少。

CT成像的局限性：常不能整体显示器官结构和病变，多幅图像不利于快速观察，受部分容积效应影响及较高的X线辐射剂量（拍片的数十倍至上百倍）。

（四）阅读常见部位CT检查报告

1. 腹部CT平扫

不同层面平扫主要显示肝内密度是否异常、表面光滑情况、肝叶比例是否协调、肝内外胆管有无扩张，胆囊大小、壁厚、内有无高密度灶，胰腺大小形态，脾大小、质均匀否，腹膜后有无肿大淋巴结。图9-11为正常腹部CT影像，图9-12可见肝右叶密度不均匀的癌结节病灶影。

2. 腰椎间盘层面CT平扫

各层显示椎间盘脱出或膨出征象，硬膜囊及两侧神经根有否受压，硬膜囊前脂肪间隙是否存在，黄韧带有无肥厚，椎体及椎小关节骨质有无异常。图9-13可见椎间盘膨出。

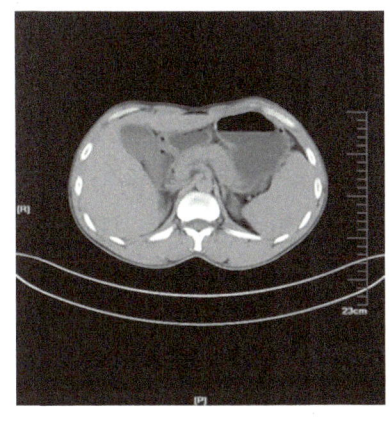
图9-11　正常腹部CT影像

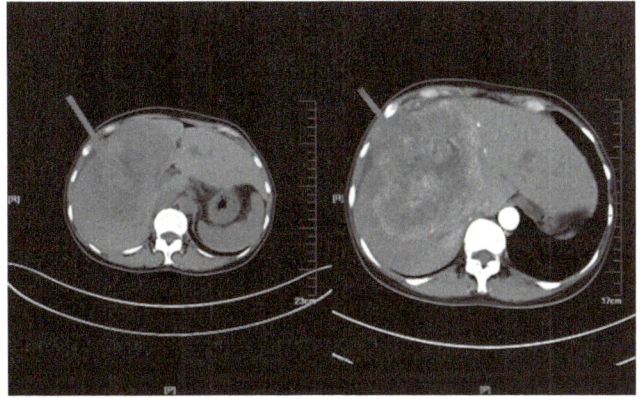
图9-12　肝癌CT影像

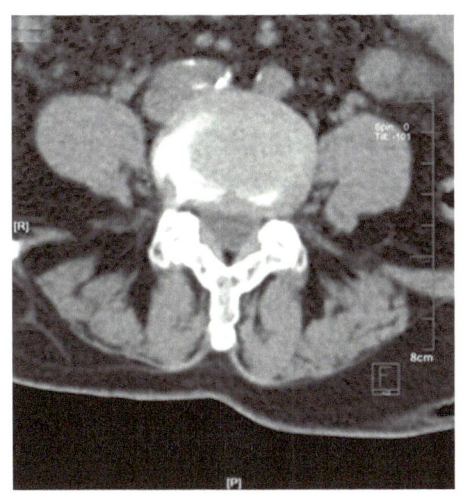
图9-13　腰椎间盘膨出CT影像

（彭泽通）

任务二　磁共振成像

一、磁共振成像的概念

磁共振成像（MRI）是利用人体中的氢原子核即氢质子（^1H）在强外磁场中受到射频脉冲的作用而发生磁共振现象，产生磁共振信号，经过信号采集和计算机处理而获得重建断层图像，显示人体组织结构、病理变化等的一种影像诊断技术。1973年Lauterbur发明了MRI技术，医学影像检查技术由此得到了迅猛发展。

1. MRI成像的基本原理

核磁共振是一种物理现象。1946年美国科学家Bloch与Purcell在实验中发现，原子核在强磁场中能吸收电磁波的能量，停止电磁波的作用，原子核又会恢复到原来位置并释放出已经吸收的电磁波能量，这一现象被称为核磁共振现象（为了准确反映其成像基础并与放射性核素检查相区别，现统称为磁共振成像）。原子核由中子与质子组成，但氢原子核内只有一个质子而没有中子，所以最不稳定，最容易受外加磁场的影响而发生磁共振现象。在人体组织内氢核含量丰富，因此用它进行MRI的成像效果最佳。由于人体内各种不同组织氢的含量不同，或组织发生病变情况下氢质子的分布密度也会发生变化，这些差异在进行MRI检查时会被检测出来，并以二维、三维图像加以显示，这就是MRI成像的基础。

2. MRI检查过程

将被检查者置于强磁场中，通过射频线圈发射无线电波，氢质子吸收一定的能量而产生磁共振现象。中止射频脉冲，被激发的氢质子把所吸收的能量逐步释放出来，并恢复到原来的平衡状态，这一恢复过程称为弛豫过程。在弛豫过程中氢质子释放能量并发出MRI信号，MRI信号被检测系统收集并经计算机处理后成为磁共振影像。

弛豫有两种：纵向磁化消失并恢复的过程称为纵向弛豫，所需的时间为纵向弛豫时间，简称T_1；横向磁化消失并恢复的过程则称为横向弛豫，所需的时间为横向弛豫时间，简称T_2。弛豫时间的单位是毫秒（ms）。T_1的长短同组织成分、结构和磁环境有关，与外磁场场强也有关系；T_2的长短同外磁场和组织内磁场的均匀性有关。

人体不同器官的正常组织与病理组织的T_1是相对恒定的，而且它们之间有一定的差别，T_2也是如此。这种组织间弛豫时间上的差别，是MRI的成像基础。如果MRI图像主要反映组织间T_1的差别，那么为T_1加权像，简称T_1WI；如果MRI图像主要反映组织间T_2的差别，那么为T_2加权像，简称T_2WI；如果MRI图像主要反映组织间质子密度的差别，则简称为PDWI。

二、磁共振成像的优越性与不足

在目前所有医学影像学检查方法中，MRI的软组织对比分辨率最高，它可以清楚地分辨肌肉、肌腱、筋膜、脂肪等软组织。MRI不同于CT检查，组织密度的差别是CT成像的基础，而MRI图像具有T_1、T_2和质子密度等多参数成像、多方位（横断面、冠状面、矢状面及任何断面）成像、流空效应、质子弛豫增强效应与对比增强等特点。MRI成像的主要优势：组织分辨力高（突出优点），直接进行水成像，直接进行血管成像，在体分析组织和病变代谢物的生化成分，能进行功能磁共振成像。

MRI在神经系统应用较为成熟。三维成像和流空效应使病变定位诊断更为准确，并可观察病变与血管的关系。对脑干、幕下区、枕大孔区、脊髓与椎间盘的显示明显优于CT。对脑脱髓鞘疾病、多发性硬化、超急性期脑梗死、脑内微小转移瘤、血肿、脊髓先天异常与脊髓空洞症的诊断有较高价值。

在纵隔检查时，脂肪与血管形成良好对比，易于观察纵隔肿瘤及其与血管间的解剖关系。对肺门淋巴结与中心型肺癌的诊断，帮助也较大。

因在MRI上可显示心脏大血管内腔，并可区分心内膜、心肌和心包，故对心脏大血管疾病引起的形态与动力学方面的改变具有较高的诊断价值。

MRI检查对腹部与盆部器官也有较高价值，在显示恶性肿瘤的早期，对血管的侵犯以及肿瘤的分期方面优于CT。

骨髓在MRI上表现为高信号区，侵及骨髓的病变，如肿瘤、感染及代谢疾病，在MRI上可清楚地显示。MRI在显示关节内病变、软组织蜕变和韧带损伤方面也有其优势。

MRI在检查上的优势虽然很多，但也有其不足，如MRI通常不能整体显示器官结构和病变，在显示骨骼和胃肠方面受到限制，检查设备昂贵，检查费用高，检查所需时间长，多序列、多幅图像不利于快速观察。故需要严格掌握适应证。

三、磁共振成像检查方法

磁共振成像检查方法包括平扫检查、对比增强检查、MR血管成像（MRA）检查、MR水成像检查、^1H磁共振波谱（^1HMRS）检查、功能磁共振成像（fMRI）检查。

四、磁共振成像检查的护理

按MRI检查的安全要求，对被检查者及其家属讲明检查前和检查过程中的注意事项，解释检查过程中制动的意义，取得被检者的配合。由于MRI机的磁场很强，对体内的金属、假体和假关节、动脉瘤手术的金属夹、起搏器、支架等有很大的吸力，可引起其移动而发生危险。因此，有上述情况者应禁止检查。检查前应去除相关异物，被检查者身上尤其是检查部位不应带有金属物品，如发夹、别针、拉链、钢笔、眼镜、硬币、项链、金属节育环及各种磁卡等。射频线圈的电流，在组织内可产生热，所以高热或散热功能障碍患者应慎用MRI检查。使用生命监护和生命维持系统的危重患者也不能进行MRI检查。虽然尚无证据证明磁场对人体发育有何损害，但孕妇尤其早期妊娠者应慎用。对幼儿、烦躁不安者、有恐惧症的患者可给适量镇静剂后检查或不宜检查。腹部MRI检查时最好空腹，可用腹带裹扎腹部以减少因呼吸运动引起的伪影。

MRI增强检查需用含钆（Gd）对比剂，肾功能严重受损者禁用。

五、阅读常见部位磁共振成像检查报告

（一）正常颅脑正中矢状面MRI（图9-14）

颅脑MRI可根据需要选择不同方位与不同层面进行检查，应熟悉各层面的正常结构，注意观察不同部位在不同加权上信号的高低，以此来判断有无病变。

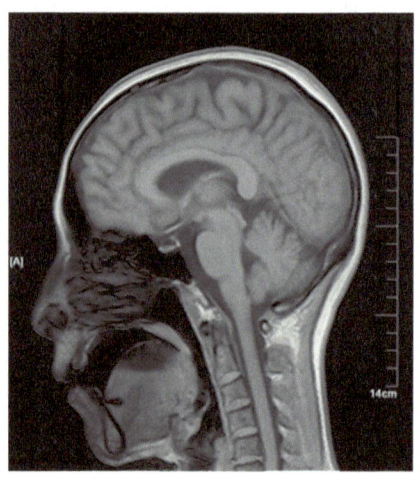

图9-14　颅脑正中矢状面MRI影像

（二）脊柱矢状面MRI（图9-15）

脊柱矢状面MRI可整体显示脊柱情况，椎体骨髓、椎间盘及脊髓改变等。

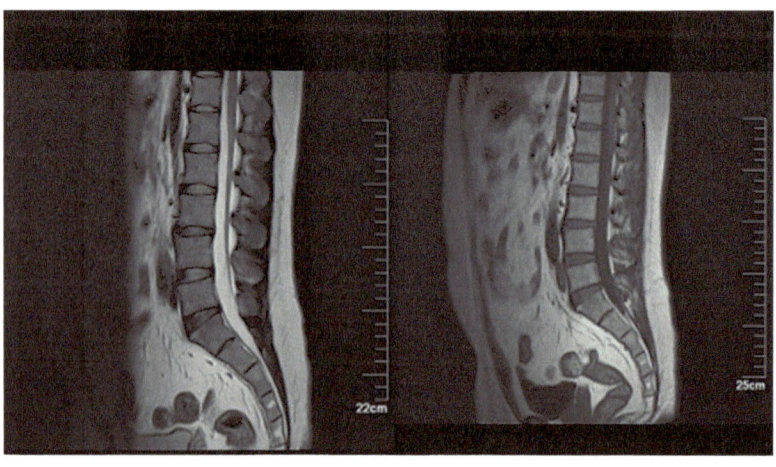

图9-15　脊柱矢状面MRI影像

（彭泽通）

任务三　超声检查

案例：王女士，50岁，因今日中午参加宴席后突发右上腹剧痛2小时于下午入院。医生嘱其明日上午做B超检查。请护士小张对王女士进行检查前指导。

思考：小张应在哪些方面重点对王女士进行指导？

超声检查是利用超声波的物理特性和人体器官组织声学特性相互作用后所产生的信息，经处理形成声图像（ultrasonography，USG），经过对声图像的分析进行疾病诊断的方法。

一、超声检查的基本原理

（一）超声成像基本原理

超声是指振动频率在每秒20 000 Hz以上，超过人耳听觉范围上限的声波。超声是一种机械振动，通常以纵波的方式在弹性介质内传播。人体组织是一个由固体、液体及气体构成的复合弹性介质，超声波可以在其内传播，超声波的穿透力与频率高低有关（频率高、波长短，穿透力强，纵向分辨力弱）。因介质不同，超声传播的速度也不同（固体中最快，液体中次之，气体中最慢）。

与超声成像有关的物理性质有：

1. 指向性

超声在介质中呈直线传播，具有良好的指向性，是超声对机体器官进行探测检查的基础。

2. 反射、折射与散射

不同介质有不同的声阻抗，声阻抗值等于该介质密度与超声速度的乘积。当超声波传经两种声阻抗不同的相邻介质界面时，若其声阻抗差大于0.1%，而界面又明显大于波长，即大界面，则发生反射。一部分超声波在界面后方的相邻介质中产生折射后继续传播，遇到另一个界面再产生反射，直至声能耗竭。反射回来的超声波为回声（echo）。声阻抗差越大，反射越强。若界面比波长小，即小界面，则发生散射。界面约等于波长时，超声波可绕过障碍物继续传播为衍射。利用超声传播时遇到声阻抗不同的物体界面产生反射、折射和散射的特性，可显示不同组织的界面轮廓，因此，界面对超声波的反射和散射回声是超声成像的基础。

3. 吸收与衰减

超声在介质中传播还发生衰减，即振幅与强度减小。衰减与介质的衰减系数成正比，与距离平方成反比，还与介质的吸收及散射有关。

4. 多普勒效应

超声波遇到运动的反射界面时，反射波的频率与入射波的频率不一致的现象称为多普勒效应（Doppler effect）。当界面朝向探头运动时，频率增高；背离探头运动时，频率减低。这种频率的差别称为频移，可反映该物体的运动情况，如血流的方向、速度，判断血流是层流或湍流。

（二）超声设备

超声设备主要由换能器（探头）、信息处理系统和显示器组成。探头兼有超声发生器和回声接收器功能。超声探头发射的超声波，具有一定的频率和能量，它通过皮肤进入人体。人体结构是超声传播的复杂介质，各种组织器官，包括病理组织都会发生反射、散射、衍射、衰减及多普勒效应等。这些带着人体组织声学特性信息的超声波回声，可以被探头再接收。根据回声被接收的时间早晚、能量大小及频率高低，经过一系列复杂的声能与电能的转换、模拟信息与数字信息的转换，可在荧光屏上显示为不同类型和特点的声像图。

二、超声检查常用方法与临床应用

（一）二维超声

二维超声（two-dimensional ultrasonography），又称B型超声（brightness mode ultrasound），简称B超，也称灰度调制型超声、灰阶超声。

超声，是由各种灰度不等的点、线、片构成的人体组织结构的动态断面图像组成，称为实时灰阶二维超声断面图。二维/B型超声图像是检查部位的断层图像，移动探头可获得任意方向的超声图像。依据各种组织结构声阻抗差的大小，以明（白）暗（黑）不同的灰度来反映回声的有无和强弱，从而显示脏器和病变的形状、轮廓和大小以及某种结构的声学差异。根据组织内部声阻抗及声阻抗差的大小，将人体组织器官分为四种声学类型：无反射型（如胆汁、尿液、血液等液体性质，呈液性暗区）、少反射型（如心、肝、胰、脾等实质器官，呈低亮度）、多反射型（如血管壁、心瓣膜、脏器包膜等，呈高亮度区）、全反射型（如骨骼、钙斑结石、含气肺或肠等，呈极高亮度区）。

B超既能直接显示空间图像，也可以实时显示器官的动态，如心脏的搏动、心瓣膜的开放和关闭情况等,故诊断能力大大提高。临床上B超应用十分广泛,主要用来检查腹腔脏器和盆腔脏器。B超可以直接探测腹部、盆腔脏器的外形及内部结构,鉴别病变的性质。B超对肝囊肿、肝血管瘤、肝脓肿、肝癌、肝硬化、胆囊结石与肿瘤、胰腺及脾的疾病、腹腔积液等的诊断效果都很好,也可以显示胆囊的形态、大小及其收缩功能,简便易行,是肝胆疾病的首选检查方法。

由于B超能显示和确认腹膜后间隙内的大血管,因而能确定胰腺的位置和病变,对胰腺肿瘤的诊断和鉴别诊断准确性高,也是诊断胰腺疾病的首选影像检查方法。

B超对妊娠的诊断包括胎位、胎盘的定位,对多胎、死胎、胎儿畸形以及葡萄胎的诊断等都有相当高的价值,也可以根据胎头的大小估计妊娠周数。

(二) M型超声

M型超声(motion mode)是利用单声束扫描器官。超声波通过运动器官时,得到某一部位的回声,以纵坐标表示回声的位置或深度(即垂直方向上的距离代表人体软组织脏器由浅入深的空间位置),在横坐标方向上加入一对慢扫描波,使回声光点沿水平方向移动。如此可在某一段时间内获得采样部位不同深度组织回声随时间的变化曲线,即距离—时间曲线。在M型声像图上,纵坐标代表回声深度(距离),横坐标代表时间。用于观察心脏和大血管的M型超声也称为M型超声心动图(motion mode ultrasound cardiography,M-UCG),主要用来检查心瓣膜,如风湿性心脏病二尖瓣狭窄的典型表现是二尖瓣波形呈"城墙样"改变。

(三) D型超声

D型超声亦称多普勒超声,是利用多普勒效应,显示血液流动和脏器活动的信号的超声检查方法,包括频谱多普勒超声和彩色多普勒血流显像(color Doppler flow imaging,CDFI,彩超)。临床上最常用的彩色多普勒血流显像是将血液流动产生的各种多普勒信息进行彩色编码,用红、蓝、绿三色显示血流多普勒频移信号,将此信号叠加于同一层面的二维灰阶图像区内,朝着探头的正向血流以红色代表,背向探头的负向血流以蓝色代表,湍流方向复杂多变,以绿色代表,可以清晰显示心脏大血管的形态结构与活动情况,直观地显示心内血流方向、速度、范围,以及有无血流紊乱及异常道路,是心脏大血管疾病(如风心病、先心病等)的重要检查方法,也可用于妇产科检查、宫内胎儿检查、脑血流监测等。

(四) 超声成像新技术

超声成像新技术包括组织多普勒成像、彩色多普勒能量图、声学造影、声学定量、斑点追踪超声心动图、三维超声、超声弹性成像等。

超声成像技术具有实时动态、灵敏度高、易操作、无创伤、无痛苦、无特殊禁忌证、费用较低廉和无放射性损伤等优点，目前广泛应用于内科、外科、妇产科、儿科、眼科疾病的诊断及介入治疗，主要应用于腹部脏器、盆腔、心血管、泌尿系统、生殖系统及胸腔积液的检查等。

超声检查对胸腔积液和紧贴胸壁的胸腔内肿块的诊断和鉴别诊断意义重大。超声对心包积液检查不仅有肯定的诊断价值，且与其他影像检查如X线、心电图相比，敏感性更高。心包腔内有50 mL积液时，超声检查即可发现。在心包穿刺时超声探查可用于确定穿刺点的位置，提高穿刺成功率。超声检查对于心脏扩大与心包积液的鉴别有重要意义。

超声心动图是应用超声波回声探查心脏和大血管的解剖结构和功能状态的一组无创性检查方法，包括M型超声心动图、二维超声心动图及多普勒超声心动图等种类，对心血管疾病诊断具有重要意义。

超声诊断也有它的局限性：由于超声对骨骼、肺、胃肠检查时会产生全反射，从而在骨骼、肺和胃肠检查中受到限制。声像图所反映的是器官和组织声阻抗差的改变，缺少特异性，超声成像的伪影也较多，显示范围较小，图像整体性不如CT、MRI，因此对于病变的定性诊断需结合临床资料和其他影像学表现综合分析。此外，超声设备的性能、检查人员的操作技术与诊断水平都直接影响诊断结果。

三、超声检查前的准备及护理

护士应了解超声检查的部位及目的，根据需要协助患者做好相应的准备。被检查者的密切配合是取得理想检查效果的保证。

超声探查时被检查者通常是仰卧在检查台上，露出皮肤，根据检查需要也可以取侧卧位、俯卧位等。在探查过程中还可以改变体位进行观察。

（1）腹部探查，通常包括肝、胆及胰腺的检查。一般在上午空腹时进行，胆囊、胰腺超声检查前应禁食8小时，前一天晚餐不进油腻饮食。胃超声检查者还需按要求服用对比剂。

（2）盆腔检查，包括早孕、妇科、膀胱、前列腺检查，晨起憋尿使膀胱充盈，如尿量不足，在检查前1~2小时嘱患者饮水400~500 mL，使膀胱充盈后进行检查。

（3）对婴幼儿及超声检查前不合作者可予5%水合氯醛灌肠，待安静后进行检查。

（4）心脏、肢体血管、甲状腺、乳腺、胸腔积液等其他组织器官检查，一般不需特殊准备。

四、阅读常用超声检查报告

超声检查不同部位报告描述方式略有不同，一般对实质性脏器应描述其大小（长径、宽度和厚度），另外描述发现异常的情况。

1. 左肾中极囊肿

左肾中极可见一囊性暗区，大小约 3 cm×3 cm（图 9-16）。

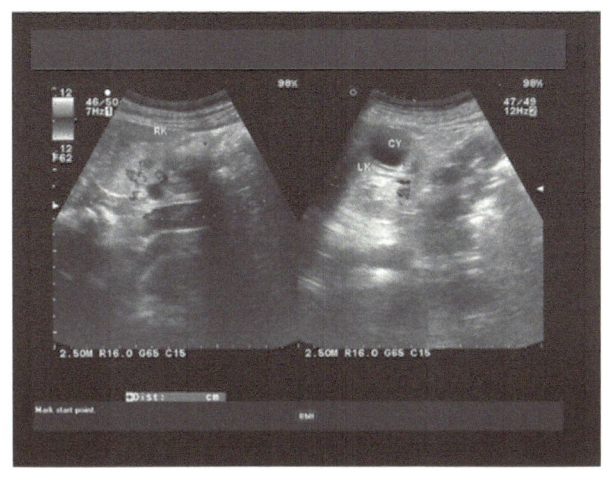

图 9-16　左肾中极囊肿超声影像

2. 子宫

子宫 5.8 cm×4.1 cm，边界清，子宫区光点不均匀，宫腔光带居中，宫腔见"二"字形强回声（宫内置节育环）（图 9-17）。

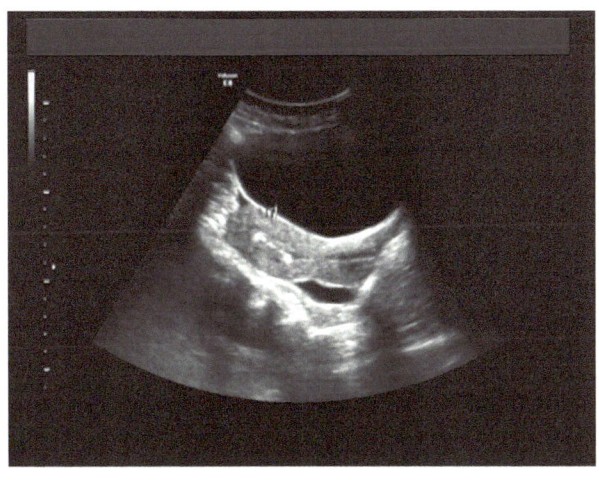

图 9-17　子宫超声影像

案例检查前指导要点：

应指导王女士不宜进食油腻食物，晚餐后不再进食，明晨空腹到超声室等候检查。还应告诉王女士做B超没有痛苦和危险，做的时候医生会在她腹部涂一些糨糊状的液体，然后进行检查，检查后清洗一下即可，对身体没有危害。

（彭泽通）

任务四　核医学检查

一、核医学显像的原理和特点

核医学是利用放射性核素来诊断和治疗疾病的一门学科。凡具有相同质子数而中子数不同的元素互为同位素。核素是由原子核的质子数、中子数和原子核所处的能量状态决定的，即质子数和中子数都相同而原子核所处的能量状态不同的原子是不同的核素，核素主要是针对原子核而言，能自发地放出射线且性质不稳定的核素称放射性核素或放射性同位素。

核医学检查/诊断分为体外和体内检查/诊断两类。体外诊断主要指放射免疫分析技术，即利用特异抗体与标记抗原和非标记抗原的竞争结合反应，通过测定放射性复合物的量来计算出非标记抗原的一种超微量分析技术。人体组织发生病变时体内的一些微量成分会发生变化，利用放射免疫分析技术就可以测得这些微小的变化，协助临床医生诊断疾病，使用这种技术时放射性核素是不进入患者体内的。体内诊断即放射性核素发射型计算机断层显像（emission computed tomography，ECT）是利用放射性药物（用放射性核素标记的显像剂）在正常与异常组织器官内的分布不同来诊断疾病的，它的诊断基础和依据是疾病情况下人体的正常生理与代谢发生了改变，而这种改变往往较解剖、结构上的变化来得早，故能较早地发现与诊断疾病。做这种检查时需要先注射显像剂到患者体内，再用专门的仪器来采集患者体内放射性核素发射出的γ射线，拍出照片，做出诊断。

核医学治疗，是利用高度选择性地浓聚在病变部位的放射性药物所发射出的射线来杀伤病变细胞，达到治疗疾病的目的，对某些疾病的治疗有独到的优点。例如，对于甲状腺功能亢进症、恶性肿瘤转移到骨骼内引起难忍的疼痛、不能手术的恶性嗜铬细胞瘤均可采用核医学治疗，它的方法与一般放疗（^{60}钴外照射）不同，它是把治疗用的药物直接引导到有病变的部位，作用更直接，效果更明显，副作用明显变小，是靶向治疗的代表。

核医学是对人体无创伤、安全而有效的检查和治疗方法，它最重要的特点是能提供身体内各组织功能性的变化，而功能性的变化常发生在疾病的早期。现在的许多影像诊断技术如超声、CT检查，主要是提供人体解剖学变化的信息，而核医学与它们相比，在某些情况下能更早地发现疾病，判断疾病的性质及发展程度。护士应了解核医学检查与治疗的常用方法与基本原理、检查步骤，检查前给予患者指导，消除其紧张情绪，使其协助检查与治疗。

二、核医学检查的常用方法

核医学的应用越来越广，这里仅列举几种常用的检查。

（一）甲状腺显像

1. 检查方法

甲状腺疾病的诊断和治疗过程中最常用而直观的方法就是甲状腺显像，也称甲状腺扫描，是将能被甲状腺选择性浓聚的放射性核素或其标记化合物引入体内，然后用扫描机或γ照相机记录甲状腺组织内所发出的γ射线的分布图像，从而把甲状腺的形态、大小、位置及局部的功能显示出来。常用的甲状腺显像剂有^{131}碘（^{131}I）、^{123}碘（^{123}I）、高锝酸盐（^{99m}TcO-4）。如用^{131}I，空腹口服50~100 mCi，24小时后进行扫描或γ照相。

2. 甲状腺显像的正常图像

正常甲状腺位于颈部正中，呈蝴蝶形，分左、右两叶，两叶间的下1/3有峡部相连，每叶上、下径约为5 cm，两叶显像剂分布均匀。

3. 甲状腺显像的临床意义

（1）甲状腺肿块的诊断：当发现颈部甲状腺处有肿块时，甲状腺显像就可提示肿块的位置、与甲状腺组织的关系、肿块大小、摄取功能等。甲状腺结节按其摄取显像剂的情况可分为热结节、冷结节、凉结节、温结节。其中，冷结节和凉结节恶变率较高。冷结节表现为腺体摄^{131}I能力明显低于正常甲状腺组织，呈放射性缺损区。热结节可见于甲亢、功能自主性甲状腺瘤，表现为腺体摄^{131}I能力高于正常甲状腺组织。

（2）异位甲状腺的定位诊断：当发现颈部或舌根部、口腔底部肿物时，特别是儿童，要注意异位甲状腺的可能，手术前最好行常规甲状腺扫描，以排除异位甲状腺的可能。

（3）甲状腺癌转移灶的探测：甲状腺滤泡状癌和分化好的乳头状癌有一定摄^{131}I能

力，其转移灶也有相应的摄 ^{131}I 能力，故当病理证实此类甲状腺癌后，可行甲状腺扫描及甲状腺 ^{131}I 全身显像，以了解甲状腺癌术后有无甲状腺组织残留及甲状腺癌的转移情况，寻找转移病灶。

（4）甲亢的诊断：当患者被怀疑有甲亢可能时，可行甲状腺扫描以进行诊断。甲状腺扫描不仅可显示甲状腺大小、位置、形态、有无结节，还可显示另一个重要的指标——甲状腺摄 ^{99m}Tc 功能指数（VITU），甲亢时 VITU 增高。此项检查比其他功能试验更为精确且有重要的诊断价值。

（二）骨和关节核素显像

1. 检查方法

放射性核素骨显像就是将放射性同位素或其标记化合物引入体内，通过显像仪从体外显像，获得骨骼的形态、血供和代谢状态，以及病变部位和范围的检查方法，即人们常说的骨扫描。由于其不仅可以显示骨的形态变化，还可以反映局部血供与代谢状况，故其在骨骼病变的诊断方面有着优于其他影像学检查的特点。常用的骨显像剂有 ^{99m}Tc 和 ^{18}F 等。

2. 骨显像的图像阅读及临床意义

在此项检查中，放射性较对侧和邻近骨组织增高的区域称为热区，可见于各种骨骺疾病的早期和破骨、成骨过程相伴的进行期。恶性肿瘤常较良性肿瘤放射性增高。放射性较对侧和邻近骨组织减低区称为冷区，可见于骨囊肿、股骨头无菌性坏死等缺血性疾病、溶骨性病变和病变进展迅速而成骨后反应不佳者。恶性肿瘤患者出现多发性热区，转移灶的可能性大。热区中央出现放射性减低区，可见于股骨间无菌性坏死和热区病变中心性坏死。骨不显影的骨骼影像称"超级影像"，对于恶性肿瘤患者提示有广泛弥漫性骨转移的可能性。

放射性核素骨显像因其独特的优点而被临床广泛应用。首先是其灵敏度高，由于血流、代谢和功能改变是疾病的早期表现，出现在形态结构发生改变之前，因而骨显像对探测骨骼病理改变的灵敏度非常高，在诊断各种骨疾病上较 X 线检查敏感，如在骨转移癌诊断上通常要较 X 线变化早 3~6 个月。其次是检查全面，一次骨扫描可以显示全身骨骼的病理改变，而其他影像学方法一次只能对某一部位或区域进行检查，因而更为经济实用，并且能够有效地防止漏诊或误诊。

（三）肾功能核素显像检查

1. 检查方法

检查方法包括反映肾血流灌注显像及反映肾功能的动态显像。经肘静脉以"弹丸"

式推注显像剂,同步开机采集。肾血流灌注相,以 1 帧/秒连续采集 30~60 帧;肾功能相,以 1 帧/(20~30)秒连续采集 20~30 分钟。常用的显像剂有锝亚锡喷替酸(^{99m}Tc-DTPA)、锝巯替肽(^{99m}Tc-MAG3)和 ^{131}I 邻碘马尿酸(^{131}I-OIH)。

2. 肾功能核素显像图像阅读与临床意义

注射显像剂后不同时间内肾脏不同部位显像程度不同。静脉注射显像剂 1 小时后,所获得的影像为肾实质影像,可显示肾脏的形状、大小及解剖位置关系。肾影周边的放射性较高,中心和肾门处稍低,两侧基本对称。当肾脏位置、大小、形态异常时,图像可显示出来;一侧肾影放射性低于对侧,表示该侧功能降低;双侧肾影显示不良,表示双肾功能降低;肾内局限性放射性减低或缺损,表示肾内有局限性病变。可用于判断单侧肾血管性高血压,尿路梗阻的程度、部位和功能状态,进行肾内占位性病变的鉴别诊断。

三、核医学显像检查的步骤及护理

1. 检查前患者准备

大多数的核医学检查不需要特殊的准备,某些检查前需有所准备,如甲状腺功能检查前 1 个月内忌服含碘食物、药物及抗结核药物、抗甲状腺药物等;肾脏功能核素显像检查前患者应饮水若干,以保证检测时有一定的尿量;胆系显影前应禁食 6 小时;脑显影前应该使用 ^{99m}Tc 淋洗液做头面部保护,口服氯酸钾 200~400 mL(小儿 3 mg/kg)封闭甲状腺。

2. 注射显像剂

根据不同的检查项目,注射显像剂后,患者等候的时间也不相同,有的只需数分钟,有的要 2~3 小时,有的要 1~2 天后才能检查,目的是让注射的显像剂能充分到达所需检查的部位,达到最佳的显像效果。

3. 检查摄片

在摄片前通知患者排尿、进食或其他一些准备,这也是为了让检查更准确。摄片时患者躺在床上,可以正常平稳呼吸。根据检查要求,有时需要采取一定的姿势(如侧身或双手上举等)。探测器会尽量靠近患者的身体,拍摄 1 张或多张照片。

4. 分析结果

综合分析患者的病史、所拍摄的照片以及其他各种辅助检查的结果,对 ECT 显像图进行诊断,为临床诊断和治疗提供可靠、准确的分析结果。

(彭泽通)

思考与练习

【A型题】

1. X线对人体有损害作用的特性是（　　）。
   A. 穿透性　　　　　　B. 荧光效应　　　　　　C. 感光效应
   D. 电离效应　　　　　E. 以上均不是

2. 人体组织中密度最高的是（　　）。
   A. 骨骼　　　　　　　B. 组织　　　　　　　　C. 脂肪
   D. 气体　　　　　　　E. 体液

3. 透视检查前的准备以下错误的是（　　）。
   A. 向被检查者说明检查的目的、方法及注意事项
   B. 指导被检查者检查中做好配合的姿势
   C. 脱去检查部位厚层的衣服
   D. 去除影响X线穿透的物品
   E. 膏药、敷料不必去除

4. 硫酸钡主要用于（　　）。
   A. 支气管造影　　　　B. 脑室造影　　　　　　C. 胆囊造影
   D. 消化道造影　　　　E. 静脉肾盂造影

5. 下列X线检查方法属于常规检查的是（　　）。
   A. 透视、摄片　　　　B. 体层摄影　　　　　　C. 电子计算机体层扫描
   D. 磁共振　　　　　　E. 造影检查

6. X线透视的优点不包括（　　）。
   A. 经济简便　　　　　B. 可随意变动体位　　　C. 可做复查时前后比较
   D. 能及时得出诊断性结论　E. 可观察器官的运动功能

7. 某患者胸部X线表现为高密度点状或结节状阴影，病灶应属于（　　）。
   A. 渗出　　　　　　　B. 增值　　　　　　　　C. 纤维化
   D. 钙化　　　　　　　E. 肿块

8. 胸片显示为一椭圆形透亮区，壁较薄，无液平面，应首先考虑病变属于（　　）。
   A. 肺囊肿　　　　　　B. 肺脓肿　　　　　　　C. 肺结核
   D. 肺癌　　　　　　　E. 气胸

9. 消化性溃疡确诊的主要依据是（　　）。
   A. 龛影　　　　　　　B. 痉挛性切迹　　　　　C. 激惹现象
   D. 局部压痛　　　　　E. 局部黏膜水肿

10. 关于超声检查前的准备，错误的是（　　）。

A. 胰腺检查前要禁食8～12小时

B. 胆囊检查前日晚摄高脂肪饮食

C. 膀胱检查前1小时饮水500～1 000 mL

D. 妇科检查前2～3小时不得排尿

E. 幽门梗阻检查前应抽去胃潴留液

11. 目前临床最常用的超声诊断法是（　　）。

A. A型诊断法　　　　　B. B型诊断法　　　　　C. M型诊断法

D. D型诊断法　　　　　E. 多普勒超声诊断法

12. 关于超声检查的特点，正确的是（　　）。

A. 操作简便　　　　　B. 无创伤、无痛苦　　　　　C. 可多次重复检查

D. 能及时获得结果　　　　　E. 以上均是

13. 慢性阻塞性肺气肿的X线摄影表现，正确的是（　　）。

A. 肺野致密度增加

B. 肋间隙变窄

C. 肺野透亮度增加，肺纹理稀少

D. 双侧横膈低

E. 肺纹理增多

14. 下列是消化性溃疡特点的是（　　）。

A. 龛影位于胃轮廓内　　　　　B. 龛影位于胃轮廓外　　　　　C. 黏膜皱襞中断

D. 胃壁僵硬　　　　　E. 蠕动消失

【B型题】

(15～17题共用备选答案)

A. 禁食10小时以上

B. 检查前3天每天要体位引流排痰

C. 多饮水

D. 查出凝血时间

E. 禁食早餐，限饮水6小时

15. 支气管造影前（　　）。

16. 胃肠钡餐前（　　）。

17. 静脉肾盂造影前（　　）。

（18～20题共用备选答案）

A. 渗出性病变　　　　　　B. 增殖性病变　　　　　　C. 纤维化

D. 空洞　　　　　　　　　E. 空腔

18. 肺组织坏死、液化（　　）。

19. 急性炎症反应（　　）。

20. 慢性炎症反应（　　）。

【X型题】

21. 下列属于摄片优点的是（　　）。

　　A. 可做永久性记录

　　B. 可做研究对比

　　C. 影像清晰

　　D. 可进行器官运动状态的观察

　　E. 应用范围广泛

22. 关于摄片检查前的准备，正确的方法是（　　）。

　　A. 向患者解释摄片目的、方法、注意事项

　　B. 进行暗适应指导

　　C. 拍胸片时须屏气

　　D. 创伤患者摄片时尽量减少搬动

　　E. 腹部摄片须清理肠道

23. 属于低密度造影剂的是（　　）。

　　A. 空气　　　　　　　　B. 氧气　　　　　　　　C. 硫酸钡

　　D. 二氧化碳　　　　　　E. 碘剂

24. 符合气胸X线表现的是（　　）。

　　A. 高度透亮区处肺纹理增多

　　B. 可见被压缩的肺边缘

　　C. 纵隔向健侧移位

　　D. 肋间隙增宽

　　E. 膈下降

25. 造影检查前准备错误的是（　　）。

　　A. 需用碘造影剂检查时，须提前做碘过敏试验

　　B. 造影检查适用于每个患者

　　C. 向患者解释有关检查的目的、方法及注意事项

　　D. 应做好抢救准备

　　E. 根据检查部位选择正确的造影方法

项目十 护理诊断思维训练与护理记录

学习目标

1. 能说出护理诊断的概念、陈述形式、类型，合作性问题的概念与护理诊断的区别。
2. 会评估患者，并书写一份住院患者的护理评估单。

任务一 护理诊断思维训练

1990年北美护理诊断协会（North American Nursing Diagnosis Association，NANDA）将护理诊断（nursing diagnosis）定义为"护理诊断是护士针对个体、家庭、社区对现存的或潜在的健康问题或生命过程的反应所做的临床判断"。

护理诊断的定义表明护理的内涵和实质是诊断和处理人类对现存的和潜在的健康问题的反应，护理服务对象不仅是患者，还应包括健康人，服务范围也从个体扩展到家庭和社区。此外，护理诊断不仅关注服务对象现有的问题，同时也关注尚未发生的潜在的问题，反映出护理工作的预见性。护理诊断是护士为达到预期目标选择护理措施的基础。

一、护理诊断的陈述形式

护理诊断的陈述是对个体或群体健康状态的反应及其相关因素/危险因素的描述，可分为一部分陈述、二部分陈述和三部分陈述三种形式。

（1）三部分陈述，即PSE公式，由P、S、E三部分组成。P（problem）为健康问题即护理诊断的名称；E（etiology）为原因，即相关因素；S（signs and symptoms）为症状和体征。例如，护理诊断"便秘：大便干硬、3~4天排一次与水分及纤维素的摄入减少有关"中，"便秘"为P，"大便干硬、3~4天排一次"为S，"与水分及纤维素的摄入减少有关"为E。

（2）二部分陈述，即PE公式或SE公式，只包含护理诊断名称和相关因素。例如，"有生活自理能力缺陷的可能（P）与静脉输液影响活动有关（E）""便秘（S）与纤维素摄入减少有关（E）"。

（3）一部分陈述，仅包含护理诊断名称，如"潜在的精神健康增强"。

二、护理诊断的类型

NANDA将护理诊断分为现存的护理诊断、有危险的护理诊断、健康的护理诊断、可能的护理诊断四种类型。

1. 现存的护理诊断（actual nursing diagnosis）

现存的护理诊断是护士对个体、家庭或社区已出现的健康问题或生命过程的反应所做的判断。常用三部分或两部分陈述法，如"营养失调：低于机体需要量""消瘦与食欲减退、摄入量减少有关""便秘与长期卧床有关"。

2. 有危险的护理诊断（risk nursing diagnosis）

有危险的护理诊断是护士对易感的个体、家庭或社区对健康状况或生命过程可能出现的反应所做的临床判断。一般应有导致易感性增加的危险因素存在，多用二部分陈述法，如"有皮肤完整性受损的危险与长期卧床有关"。有危险的护理诊断，要求护士具有预见性，当护理对象有导致易感性增加的危险因素存在时，要能够预测到可能会出现的问题。

3. 可能的护理诊断（possible nursing diagnosis）

可能的护理诊断是指已有资料支持这一护理诊断，但资料尚不充分，需进一步收集资料予以排除或确认某一现存的或有危险的护理诊断，常用二部分陈述法，如"有自我形象紊乱的可能与乳腺癌根治手术有关"。

4. 健康的护理诊断（wellness nursing diagnosis）

健康的护理诊断是护士对个体、家庭或社区从某一特定的健康水平向更高的健康水平转变所做的临床判断。健康的护理诊断仅包含名称一个部分而无相关因素，如"执行治疗方案有效""母乳喂养有效"。

三、陈述护理诊断时的注意事项

1. 规范使用NANDA认可的护理诊断名称

在陈述护理诊断时应尽可能使用NANDA认可的护理诊断名称，不要随意创造护理诊断，或将医疗诊断、药物副作用、患者需要作为护理诊断名称。

2. 相关因素的陈述

在陈述相关因素时，应使用"与……有关"的方式。为护理诊断找出明确的相关因素很重要，因为在护理计划中制定的护理措施很多是针对相关因素的，相关因素应是导致护理问题最直接的原因，如"体液不足与呕吐、腹泻有关"就较"体液不足与肠道感染有关"更为直接。导致护理问题的相关因素不同则有不同的护理措施，如"清理呼吸道无效与不会有效咳嗽有关"和"清理呼吸道无效与痰液黏稠有关"这两个护理诊断虽具有相同的诊断名称，但前者的护理措施是如何教会护理对象有效咳嗽，后者则是如何使痰液稀释易于咳出。由此可见，相关因素越是具体和直接，护理措施才越具针对性。

3. 知识缺乏

这一护理诊断的陈述方式是"知识缺乏：缺乏……方面的知识"，如"知识缺乏：缺乏胰岛素自我注射的知识"。下面的陈述都是不合适的，如"知识缺乏：缺乏原发性高血压知识"，护士没有必要让护理对象掌握所有高血压病的知识，这样写护士无法明确需将哪一部分原发性高血压的知识重点教给护理对象。再如，"知识缺乏与预防呼吸道感染的知识不足有关"，在这个陈述中使用"与……有关"不合逻辑。

四、合作性问题的陈述

在临床护理实践中，常会遇到一些既需要进行护理干预，又需与其他医护人员特别是医生合作才能解决的问题。针对这个问题，卡波尼在1983年提出了合作性问题（collaborative problems）这个概念。他把合作性问题定义为不能通过护士的独立手段解决的由疾病、治疗、检查所引起的并发症，需与其他医护人员尤其是医生共同合作才能解决的问题。

所有合作性问题在陈述时均以"潜在并发症"开始，其后为潜在并发症的名称，如"潜在并发症：上消化道出血"。在书写合作性问题时，一定要写"潜在并发症"5个字，主要是为了明确护理的重点是在于监测并发症的发生和病情的变化，并表明此情况是需要护士参加干预的，以此与医疗诊断相区别。例如，手术后患者伤口出血是需要密切关注的问题，术后伤口出血主要与术中伤口结扎缝合不良等有关，护理措施无法预防其发生，因此对这一问题应提出"潜在并发症：出血"，护士主要是严密观察伤口是否有出血发生。

需要注意的是，并非所有并发症都是合作性问题，护士能预防和处理的为护理诊断，只有那些护士不能预防和独立处理的才是合作性问题。

五、护理诊断与医疗诊断的区别

护理诊断是对患者现存的或潜在的健康问题或疾病的反应做出判断，用以指导护理，是护士使用的名词。医疗诊断是对疾病做出病因、病理解剖和病理生理的诊断，用以指导治疗，是医生使用的名词。医疗诊断在疾病发展过程中相对固定，护理诊断需随患者反应的变化而进行及时的调整。人体在某方面可对不同的疾病产生同一种反应，而同一种疾病在不同的患者身上可发生不同的反应，因此常出现同病异护、异病同护的现象。

六、护理诊断与思维过程

护理诊断是对患者的健康资料进行分析、综合、推理、判断，最终得出结论的过程。一般需要经过三个步骤：收集健康资料、整理与分析资料、选择合适的护理诊断。

（一）收集健康资料

收集资料的重点在于确认护理对象目前和既往的健康状况、对治疗和护理的反应、潜在健康问题的危险因素等。护士收集到的有关护理对象的健康资料是否全面系统、真实可靠，直接影响护理诊断和相应护理计划的正确程度。健康资料的内容、资料收集的方法见项目一至项目九。

（二）整理与分析资料

护士通过问诊、体格检查、进行心理与社会评估、阅读实验室和其他检查报告等所获得的有关护理对象健康状况的大量资料，涉及生理、心理、社会各个方面，要根据这些纷繁复杂的健康资料做出护理诊断，整理与分析健康资料是关键，护士应通过比较与分类、分析与综合、归纳与演绎等临床护理思维过程对获得的资料进行分析整理，去伪存真，去粗取精。

1. 核实健康资料

全面、真实、准确的资料收集是做出正确护理诊断的基础。因此，在完成收集资料的过程后首先要做的就是检查所收集的健康资料是否全面、真实、准确。

（1）检查有无遗漏：逐项检查所收集的健康资料有无遗漏，必要时需补充问诊与体格检查。

（2）核实主观资料：常用客观资料对主观资料进行核实。有时患者在疾病状态下会夸大病情，以引起医护人员的重视，或因某种原因而隐瞒病情；代诉者不能真实体验患者的痛苦和感受，或不完全了解病情。

（3）澄清模糊不清的资料：如患者主诉食欲减退，这项资料不够确切，护士需进一步询问患者的进食情况，如进食次数、方式，有无恶心、呕吐等，以确认和补充新的资料。

2. 健康资料的分类

首先将通过评估获得的健康资料进行综合归纳，然后将相关的健康资料组合在一起，对健康资料进行分类，以提示出某些护理诊断的可能性。常用的分类方法主要有两种：

（1）按戈登的11个功能性健康形态分类（FHPs）：将护理诊断的各项指标组合在一起，每个形态下都有其相应的护理诊断，护士在对资料进行分类后，可确定各形态功能是否正常，或是否处于功能异常的危险中，如果发现异常，只需从各形态下所属的护理诊断中选择即可。

（2）按马斯洛的需要论分类：将资料分为生理需要、安全需要、爱与归属的需要、尊重与被尊重的需要及自我实现的需要五个方面。这种分类法可提醒护士从人的生理、心理、社会等各个层面去收集资料，其缺点是与护理诊断没有直接的对应关系。

3. 分析健康资料

（1）找出异常：在对健康资料进行分析时，首先应将健康资料与正常参考值进行比较，以发现异常所在。为准确地比较，护士应根据所学的基础医学知识、护理知识、人文学科等知识，按FHPs模式检查每一功能形态，并且要考虑到人的个体差异，根据不同年龄阶段，不同家庭、社会、文化等背景条件，全面地进行比较。

（2）找出相关因素和危险因素：发现异常后，应进一步寻找引起异常的相关因素。例如，护理对象主诉"我感到心慌"，护士通过触诊脉搏，发现患者脉率110次/分，这样就找到了引起异常的原因。危险因素是指护理对象目前虽处于正常范围内，但存在着促使其向异常转化的因素。例如，瘫痪的患者存在的促使皮肤向异常转化形成压疮的因素是消瘦、长期卧床。找出相关因素和危险因素有助于护士制定针对性的护理措施。

（三）选择合适的护理诊断

护士将分析健康资料时所发现的异常情况与FHPs各形态下所属的护理诊断依据进行比较，提出可能的护理诊断，然后寻找这些资料与可能的护理诊断的已知指标之间的相似性，但在做出明确的护理诊断前，应考虑其他护理诊断的可能性，通过进一步收集健康资料，予以排除或确定，最终选出正确的护理诊断，并按马斯洛的需要层次对护理诊断进行排序。

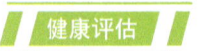

案例：赵先生，48岁，某公司高管。有发作性心前区疼痛史1年，发作与过度劳累、紧张、饱餐有关，每次发作时间3~5分钟，休息或舌下含服硝酸甘油后立即缓解。因平时工作较忙，未规范检查治疗。近1周不仅工作忙且常陪客户吃饭，饮酒量较多（每次饮酒300~400 mL），睡眠不足（每天睡眠仅4小时左右），一日三餐无规律。2小时前饱餐后突感心前区压榨性剧痛，向左前臂放射，面色苍白，出冷汗，有恐惧、濒死感，经休息十余分钟疼痛仍未缓解，急诊入院。患者一向脾气急躁、易怒，每日饮白酒约250 mL，吸烟20支/日，喜食猪肝、猪大肠等动物内脏。体格检查：身高175 cm，体重85 kg，T 37℃，P 100次/分，R 24次/分，BP 90/60 mmHg；心尖部心音低钝，HR 104次/分，心律不齐，可闻及期前收缩，心音低，未闻及杂音；肺部无干、湿啰音；腹软，无压痛及反跳痛，肝脏、脾脏及胆囊均未触及。心电图检查：偶发室性早搏，V_1~V_5导联见宽而深的Q波、ST段弓背向上抬高、T波倒置，被诊断为冠心病急性广泛前壁心肌梗死，收住院治疗。

以下是对该患者做出的主要护理诊断：
（1）疼痛：胸痛与心肌缺血、坏死有关。
（2）恐惧：与心前区剧烈疼痛产生濒死感有关。
（3）进食、如厕、卫生自理缺陷：与心肌梗死后3~5天之内绝对卧床休息有关。
（4）有便秘的危险：与进食少、活动少、不习惯床上排便及不敢用力排便有关。
（5）潜在并发症：心律失常，心源性休克。

七、常用护理诊断

随着对健康问题认识的不断深入,国际护理界对护理诊断名称及内容也在不断增补。NANDA确定的201项护理诊断(2009—2011年)如表10-1所示。

表10-1 NANDA 201项护理诊断(2009—2011年)

领域1:健康促进 (Health Promotion)	1. 健康维护能力低下(Ineffective Health Maintenance) 2. 自我健康管理无效(Ineffective Self Health Management) 3. 持家能力障碍(Impaired Home Maintenance) 4. 有免疫状态改善的趋势(Readiness for Enhanced Immunization Status) 5. 忽视自我健康管理(Self Neglect) 6. 有营养改善的趋势(Readiness for Enhanced Nutrition) 7. 家庭执行治疗方案无效(Ineffective Family Therapeutic Regimen Management) 8. 有自我健康管理改善的趋势(Readiness for Enhanced Self Health Management)
领域2:营养 (Nutrition)	9. 无效性婴儿喂养形态(Ineffective Infant Feeding Pattern) 10. 营养失调:低于机体需要量(Imbalanced Nutrition:Less Than Body Requirements) 11. 营养失调:高于机体需要量(Imbalanced Nutrition:More Than Body Requirements) 12. 有营养失调的危险:高于机体需要量(Risk for Imbalanced Nutrition:More Than Body Requirements) 13. 吞咽障碍(Impaired Swallowing) 14. 有血糖不稳定的危险(Risk for Unstable Glucose Level) 15. 新生儿黄疸(Neonatal Jaundice) 16. 有肝功能受损的危险(Risk for Impaired Liver Function) 17. 有电解质失衡的危险(Risk for Electrolyte Imbalance) 18. 有体液平衡改善的趋势(Readiness for Enhanced Fluid Balance) 19. 体液不足(Deficient Fluid Volume) 20. 体液过多(Excess Fluid Volume) 21. 有体液不足的危险(Risk for Deficient Fluid Volume) 22. 有体液失衡的危险(Risk for Imbalanced Fluid Volume)

领域3：排泄 （Elimination and Exchange）	23. 排尿障碍（Impaired Urinary Elimination） 24. 功能性尿失禁（Functional Urinary Incontinence） 25. 溢出性尿失禁（Overflow Urinary Incontinence） 26. 反射性尿失禁（Reflex Urinary Incontinence） 27. 压力性尿失禁（Stress Urinary Incontinence） 28. 急迫性尿失禁（Urge Urinary Incontinence） 29. 有急迫性尿失禁的危险（Risk for Urge Urinary Incontinence） 30. 尿潴留（Urinary Retention） 31. 有排尿功能改善的趋势（Readiness for Enhanced Urinary Elimination） 32. 排便失禁（Bowel Incontinence） 33. 便秘（Constipation） 34. 感知性便秘（Perceived Constipation） 35. 有便秘的危险（Risk for Constipation） 36. 腹泻（Diarrhea） 37. 胃肠动力失调（Dysfunctional Gastrointestinal Motility） 38. 有胃肠动力失调的危险（Risk for Dysfunctional Gastrointestinal Motility） 39. 气体交换障碍（Impaired Gas Exchange）
领域4：活动/休息 （Activity/Rest）	40. 失眠（Insomnia） 41. 睡眠形态紊乱（Disturbed Sleep Pattern） 42. 睡眠剥夺（Sleep Deprivation） 43. 有睡眠改善的趋势（Readiness for Enhanced Sleep） 44. 有失用综合征的危险（Risk for Disuse Syndrome） 45. 缺乏娱乐活动（Deficient Diversional Activity） 46. 久坐的生活方式（Sedentary Lifestyle） 47. 床上活动障碍（Impaired Bed Mobility） 48. 躯体活动障碍（Impaired Physical Mobility） 49. 借助轮椅活动障碍（Impaired wheelchair Mobility） 50. 移动能力障碍（Impaired Transfer Ability）

续表

领域4：活动/休息（Activity/Rest）	51. 行走障碍（Impaired Walking） 52. 术后康复迟缓（Delayed Surgical Recovery） 53. 能量场紊乱（Disturbed Energy Field） 54. 疲乏（Fatigue） 55. 活动无耐力（Activity Intolerance） 56. 有活动无耐力的危险（Risk for Activity Intolerance） 57. 有出血的危险（Risk for Bleeding） 58. 低效性呼吸形态（Ineffective Breathing Pattern） 59. 心排出量减少（Decreased Cardiac Output） 60. 外周组织灌注无效（Ineffective Peripheral Tissue Perfusion） 61. 有心脏组织灌注不足的危险（Risk for Decreased Cardiac Tissue Perfusion） 62. 有脑组织灌注无效的危险（Risk for Ineffective Cerebral Tissue Perfusion） 63. 有胃肠道灌注无效的危险（Risk for Ineffective Gastrointestinal Tissue Perfusion） 64. 有肾脏灌注无效的危险（Risk for Ineffective Renal Perfusion） 65. 有休克的危险（Risk for Shock） 66. 自主呼吸障碍（Impaired Spontaneous Ventilation） 67. 呼吸机依赖（Dysfunctional Ventilatory Weaning Response） 68. 有自理能力增强的趋势（Readiness for Enhanced Self-Care） 69. 沐浴/卫生自理缺陷（Bathing/Hygiene Self-Care Deficit） 70. 穿着/修饰自理缺陷（Dressing/Grooming Self-Care Deficit） 71. 进食自理缺陷（Feeding Self-Care Deficit） 72. 如厕自理缺陷（Toileting Self-Care Deficit）
领域5：感知/认知（Perception/Cognition）	73. 单侧身体忽视（Unilateral Neglect） 74. 环境认知障碍综合征（Impaired Environmental Interpretation Syndrome） 75. 漫游状态（Wandering） 76. 感知觉紊乱（具体说明：视觉、听觉、方位感、味觉、触觉、嗅觉）[Disturbed Sensory Perception（Specify：Visual，Auditory，Kinesthetic，Gustatory，Tactile，Olfactory）]

领域5：感知/认知 （Perception/Cognition）	77. 急性意识障碍（Acute Confusion） 78. 慢性意识障碍（Chronic Confusion） 79. 有急性意识障碍的危险（Risk for Acute Confusion） 80. 知识缺乏（Deficient Knowledge） 81. 有知识增进的趋势（Readiness for Enhanced Knowledge） 82. 记忆功能障碍（Impaired Memory） 83. 有决策能力增强的趋势（Readiness for Enhanced Decision-Making） 84. 活动计划无效（Ineffective Activity Planning） 85. 语言沟通障碍（Impaired Verbal Communication） 86. 有沟通增进的趋势（Readiness for Enhanced Communication）
领域6：自我感知 （Self-Perception）	87. 有个人尊严受损的危险（Risk for Compromised Human Dignity） 88. 无望感（Hopelessness） 89. 自我认同紊乱（Disturbed Personal Identity） 90. 有孤独的危险（Risk for Loneliness） 91. 有能力增强的趋势（Readiness for Enhanced Power） 92. 无能为力感（Powerlessness） 93. 有无能为力感的危险（Risk for Powerlessness） 94. 有自我概念改善的趋势（Readiness for Enhanced Self-Concept） 95. 情境性低自尊（Situational Low Self-Esteem） 96. 长期性低自尊（Chronic Low Self-Esteem） 97. 有情境性低自尊的危险（Risk for Situational Low Self-Esteem） 98. 体像紊乱（Disturbed Body Image）
领域7：角色关系 （Role Relationships）	99. 照顾者角色紧张（Caregiver Role Strain） 100. 有照顾者角色紧张的危险（Risk for Caregiver Role Strain） 101. 养育功能障碍（Impaired Parenting） 102. 有养育功能改善的趋势（Readiness for Enhanced Parenting） 103. 有养育功能障碍的危险（Risk for Impaired Parenting） 104. 有依附关系受损的危险（Risk for Impaired Parent/Infant/Child Attachment） 105. 家庭运作过程失常（Dysfunctional Family Processes）

续表

领域7：角色关系（Role Relationships）	106. 家庭运作过程改变（Interrupted Family Processes） 107. 有家庭运作过程改善的趋势（Readiness for Enhanced Family Processes） 108. 母乳喂养有效（Effective Breastfeeding） 109. 母乳喂养无效（Ineffective Breastfeeding） 110. 母乳喂养中断（Interrupted Breastfeeding） 111. 父母角色冲突（Parental Role Conflict） 112. 有关系改善的趋势（Readiness for Enhanced Relationship） 113. 无效性角色行为（Ineffective Role Performance） 114. 社会交往障碍（Impaired Social Interaction）
领域8：性（Sexuality）	115. 性功能障碍（Sexual Dysfunction） 116. 性生活型态无效（Ineffective Sexuality Patterns） 117. 有生育进程改善的趋势（Readiness for Enhanced Childbearing Process） 118. 有母体与胎儿双方受干扰的危险（Risk for Disturbed Maternal/Fetal）
领域9：应对/应激耐受性（Coping/ Stress Tolerance）	119. 创伤后综合征（Post Trauma Syndrome） 120. 有创伤后综合征的危险（Risk for Post Trauma Syndrome） 121. 强暴创伤综合征（Rape-Trauma Syndrome） 122. 迁移应激综合征（Relocation Stress Syndrome） 123. 有迁移应激综合征的危险（Risk for Relocation Stress Syndrome） 124. 焦虑（Anxiety） 125. 对死亡的焦虑（Death Anxiety） 126. 有威胁健康的行为（Risk-Prone Health Behavior） 127. 妥协性家庭应对（Compromised Family Coping） 128. 无能性家庭应对（Disabled Family Coping） 129. 防卫性应对（Defensive Coping） 130. 应对无效（Ineffective Coping） 131. 社区应对无效（Ineffective Community Coping） 132. 有应对增强的趋势（Readiness for Enhanced Coping） 133. 有社区应对增强的趋势（Readiness for Enhanced Community Coping） 134. 有家庭应对增强的趋势（Readiness for Enhanced Family Coping）

续表

领域9：应对/应激耐受性 （Coping/ Stress Tolerance）	135. 无效性否认（Ineffective Denial）
	136. 恐惧（Fear）
	137. 悲伤（Grieving）
	138. 复杂性悲伤（Complicated Grieving）
	139. 有复杂性悲伤的危险（Risk for Complicated Grieving）
	140. 个人恢复能力障碍（Impaired Individual Resilience）
	141. 有恢复能力受损的危险（Risk for Compromised Resilience）
	142. 有恢复能力增强的趋势（Readiness for Enhanced Resilience）
	143. 持续性悲伤（Chronic Sorrow）
	144. 压力负荷过重（Stress Overload）
	145. 自主性反射失调（Autonomic Dysreflexia）
	146. 有自主性反射失调的危险（Risk for Autonomic Dysreflexia）
	147. 婴儿行为紊乱（Disorganized Infant Behavior）
	148. 有婴儿行为紊乱的危险（Risk for Disorganized Infant Behavior）
	149. 有婴儿行为调节改善的趋势（Readiness for Enhanced Organized Infant Behavior）
	150. 颅内调适能力降低（Decreased Intracranial Adaptive Capacity）
领域10：生活准则 （Life Principles）	151. 有希望增强的趋势（Readiness for Enhanced Hope）
	152. 有精神安适增进的趋势（Readiness for Enhanced Spiritual Well-being）
	153. 抉择冲突（Decisional Conflict）
	154. 道德困扰（Moral Distress）
	155. 不依从行为（Noncompliance）
	156. 宗教信仰减弱（Impaired Religiosity）
	157. 有宗教信仰增强的趋势（Readiness for Enhanced Religiosity）
	158. 有宗教信仰减弱的危险（Risk for Impaired Religiosity）
	159. 精神困扰（Spiritual Distress）
	160. 有精神困扰的危险（Risk for Spiritual Distress）
领域11：安全/防护 （Safety/Protection）	161. 有感染的危险（Risk for Infection）
	162. 清理呼吸道无效（Ineffective Airway Clearance）
	163. 有误吸的危险（Risk for Aspiration）

续表

领域11：安全/防护（Safety/Protection）	164. 有婴儿猝死综合征的危险（Risk for Sudden Infant Death Syndrome） 165. 牙齿受损（Impaired Dentition） 166. 有跌倒的危险（Risk for Falls） 167. 有受伤害的危险（Risk for Injury） 168. 有手术期体位性损伤的危险（Risk for Perioperative-Positioning Injury） 169. 口腔黏膜受损（Impaired Oral Mucous Membrane） 170. 有外周神经血管功能障碍的危险（Risk for Peripheral Neurovascular Dysfunction） 171. 防护能力低下（Ineffective Protection） 172. 皮肤完整性受损（Impaired Skin Integrity） 173. 有皮肤完整性受损的危险（Risk for Impaired Skin Integrity） 174. 有窒息的危险（Risk for Suffocation） 175. 组织完整性受损（Impaired Tissue Integrity） 176. 有外伤的危险（Risk for Trauma） 177. 有血管损伤的危险（Risk for Vascular Trauma） 178. 自伤（Self-Mutilation） 179. 有自伤的危险（Risk for Self-Mutilation） 180. 有自杀的危险（Risk for Suicide） 181. 有对他人施行暴力的危险（Risk for Other-Directed Violence） 182. 有对自己施行暴力的危险（Risk for Self-Directed Violence） 183. 受污染（Contamination） 184. 有受污染的危险（Risk for Contamination） 195. 有中毒的危险（Risk for Poisoning） 186. 乳胶过敏反应（Latex Allergy Response） 187. 有乳胶过敏反应的危险（Risk for Latex Allergy Response） 188. 有体温失调的危险（Risk for Imbalanced Body Temperature） 189. 体温过高（Hyperthermia） 190. 体温过低（Hypothermia） 191. 体温调节无效（Ineffective Thermoregulation）

续表

领域12：舒适 （Comfort）	192. 有舒适增进的趋势（Readiness for Enhanced Comfort） 193. 舒适度减弱（Impaired Comfort） 194. 恶心（Nausea） 195. 急性疼痛（Acute Pain） 196. 慢性疼痛（Chronic Pain） 197. 社交孤立（Social Isolation）
领域13：生长/发展 （Growth/Development）	198. 成人身心功能衰退（Adult Failure to Thrive） 199. 生长发展迟缓（Delayed Growth and Development） 200. 有发展迟缓的危险（Risk for Delayed Development） 201. 有生长比例失调的危险（Risk for Disproportionate Growth）

（王 芬）

任务二 护理记录

护理记录是指根据医嘱和病情，对患者住院期间护理过程的客观记录，是护理教学、科研工作的重要资料之一。《医疗事故处理条例》中规定，护理记录单是患者可以复印的病历内容之一，是维护护患双方在护理活动中的合法权益的法律性文件。因此每个护理人员都必须勤学苦练，以认真负责的精神、实事求是的科学态度书写好护理记录。

一、护理记录的书写要求

1. 客观真实

护理记录记载的内容应当是真实的，不得涂改和伪造护理记录。护士要认真、仔细、全面、系统地收集护理对象的有关资料，记录应客观真实，绝不能以主观臆断代替真实而客观的评估。对于主观资料应尽量用原话记录，如护理对象诉说"住院后心里着急，儿子再有3个月就高考了，担心丈夫生活上照顾儿子不周"，可在情绪状态一栏选择"焦虑"画钩，并且用原话描述。对于客观资料可用医学术语描述，如"被动体位、腹肌紧张、压痛、反跳痛"等，语言应简洁，书写清楚。

2. 及时完整

护士必须在规定时间内完成护理病历的书写。应在护理对象入院24小时内完成相关的入院记录。病情变化时应随时记录,记录时间应具体到分钟,因抢救而未能及时书写护理记录单,有关护理人员应当在抢救结束后6小时内据实补记,并加以注明。护理记录单要保持完整,各个项目要全面填写,避免遗漏。

3. 规范清晰

护理记录的书写要规范,做到语言、文字、用笔统一。用蓝黑墨水、碳素墨水书写;使用规范的医学用语以及通用的外文缩写,无正式中文译名的症状、体征、疾病名称等可以使用外文;标点符号正确,记录者要签全名。字迹要规范、清晰,书写过程中出现错字时,应当用双线画在错字上,不得采用刮、粘、涂等方法掩盖或去除原来的字迹。

记录时表达要准确,避免用模糊不清、难以衡量的词,例如,"尚可、稍差、欠佳"等。例如,护士记录"近日来患者食欲减退,今晨呕吐1次,量少",其概念比较含糊,若记录为"3日来患者每餐进食50 g粥及1小碟酱菜,厌食肉类,今晨8时呕吐1次为胃内容物,约100 mL"就确切了。

二、护理记录的形式

由于地区经济发展不平衡,各医院所处的地理位置不同,收住患者所患的疾病种类及病情的严重程度也不同等,护理记录的书写格式在全国范围内未形成统一的规范和标准。随着医院信息化管理的逐步开展,患者各种病情资料的收集及管理日益趋向信息化、数据化、规范化和系统化。将计算机技术应用到护理记录的书写中,设计电子化的护理记录单,实现护理记录的网络化和数字化管理,将成为未来的发展趋势。

现介绍一些护理记录的样式。

健康评估单书写方式有填写式、表格式及混合式三种,其中以混合式最常用。目前被普遍应用的是以表格式为主、填写式为辅的患者入院健康评估单。这是一种事先印制好的评估表格,可以指导护理人员全面系统地收集和记录患者的入院资料,避免遗漏,使用较为简单;但形式较为固定,在一定程度上限制了护士的主动性和评判性思维能力的发挥。

健康评估单的设计必须以相应的护理理论框架为指导。常用的有戈登的功能性健康型态及人的生理—心理—社会模式、奥瑞姆(Oream)的自理模式、马斯洛(Maslow)的人类基本需要层次论、人类健康反应类型等。目前使用较多的是戈登的功能性健康型态及人的生理、心理、社会模式,举例如下。

入院健康评估单1

科别＿＿＿＿ 病室＿＿＿＿ 住院号＿＿＿＿ 入院时间＿＿＿＿年＿＿月＿＿日＿＿时

一、一般资料

姓名＿＿＿＿＿性别＿＿＿＿年龄＿＿＿＿＿民族＿＿＿＿＿籍贯＿＿＿＿＿

婚姻＿＿＿＿＿职业＿＿＿＿文化程度＿＿＿＿＿电话＿＿＿＿＿

现住址＿＿＿＿＿＿＿＿联系人＿＿＿＿＿联系人电话＿＿＿＿＿

资料来源：患者 家属 其他　　　　入院方式：步行 扶行 轮椅 平车

入院诊断：＿＿＿＿＿＿＿＿＿＿＿＿＿＿＿＿＿＿＿＿＿＿＿＿＿＿＿＿

＿＿＿＿＿＿＿＿＿＿＿＿＿＿＿＿＿＿＿＿＿＿＿＿＿＿＿＿＿＿＿＿＿＿

二、主观资料

1. 简要病史

（1）入院原因：（主诉+简要现病史）＿＿＿＿＿＿＿＿＿＿＿＿＿＿＿＿＿

＿＿＿＿＿＿＿＿＿＿＿＿＿＿＿＿＿＿＿＿＿＿＿＿＿＿＿＿＿＿＿＿＿＿

（2）既往疾病史（医疗诊断+实践+是否痊愈）无　有＿＿＿＿＿＿＿＿＿＿

（3）用药史（长期用药史，目前用药情况）无　有（药名，剂量，用法）＿＿＿＿＿＿

（4）过敏史：无　有＿＿＿＿＿药物＿＿＿＿＿食物＿＿＿＿＿其他＿＿＿＿＿

（5）家族史：无　有＿＿＿＿＿＿＿＿＿＿＿＿＿＿＿＿＿＿＿＿＿＿＿＿

（6）嗜好：无　有 吸烟史＿＿＿＿＿年＿＿＿＿＿支/天，饮酒史＿＿＿＿＿年＿＿＿＿＿两/天，其他＿＿＿＿＿

（7）月经生育史：初潮＿＿＿＿＿岁 每次持续＿＿＿＿＿天 周期＿＿＿＿＿天 末次月经日期＿＿＿＿＿ 孕产史＿＿＿＿＿ 绝经年龄＿＿＿＿＿

2. 生活状况及自理程度

饮食情况		
	既往	生病后
食欲	良好	较差
食量	g/d	g/d
体重		
嗜好	无　有	无　有
其他	无　有	无　有

大便情况		
	既往	生病后
次数	次/日	次/日
性状		
颜色		
其他	无	无

睡眠情况		
	既往	生病后
时间	h/d	h/d
质量		
药物		
其他		

饮水情况		
	既往	生病后
量	mL/d	mL/d
种类		
其他		

小便情况		
	既往	生病后
次数	次/天	次/天
颜色		
量	mL/d	mL/d
尿管		
其他		

自理情况		
	既往	生病后
独立		
协助		
依赖		
其他		

3. 心理社会状况

人格类型：独立/依赖　紧张/松弛　主动/被动　内向/外向

精神情绪状态：情绪稳定　焦虑　紧张　恐惧　其他

对疾病认识：了解　不了解　部分了解　希望了解　不希望了解

医疗费用支付情况：公费　自费　大病统筹　医疗保险　商业保险

其他（描述）：就业状态　角色问题　住院顾虑　适应能力　对现实态度　宗教信仰　社交

三、客观资料

辅助检查（以阳性结果为主）：_____

_____

四、身体评估

生命体征	T_____℃ P_____次/分 R_____次/分 BP_____mmHg
一般状况	发育：正常　　　不良　　　超常 营养：良好　　　中等　　　不良 面容：正常　　　急性病容　慢性病容　其他_____ 表情：自如　　　痛苦　　　忧虑　　　恐惧　　　淡漠　　　兴奋 体位：自主　　　被动　　　强迫 神志：清醒　　　嗜睡　　　模糊　　　昏睡　　　昏迷 配合检查：合作　　　不合作
皮肤黏膜	颜色：正常　　　潮红　　　苍白　　　发绀　　　黄染　　　色素沉着 皮疹：无　　有（部位、性质）_____ 皮下出血：无　　有 温度与湿度：正常　　　冷　干　湿 弹性：正常　　　减退 水肿：无　　有（部位及程度）_____ 损伤：无　　有（部位及程度）_____
头颈部	头颈部浅表淋巴结：无肿大　肿大（部位、特征）_____ 口腔有无活动性义齿：有　无
胸部	胸廓外形：对称　　　畸形　　　局部隆起 呼吸节律：规则　　　异常（性质） 呼吸困难：无　　有 触觉语颤：正常　　　减弱　　　增强 呼吸音：正常　　　异常（部位、性质）_____ 心率_____次/分　心律：规律　不规律
腹部	腹部外形：平坦　　　饱满　　　膨隆　　　凹陷 静脉曲张：无　　有（部位） 腹壁紧张度：正常　　　减弱　　　增加 压痛、反跳痛：无　　有（部位） 肝脾触诊：正常　异常 肠鸣音：正常　　　亢进　　　减弱/消失
其他异常体征	

责任护士_____

收集时间_____

护理记录单

姓名　　　　　科室　　　　　病室　　　　　床号　　　　　住院号

日期	时间	内容	签名
2016-03-24	13：50	T：36.5℃　P：80次/分　R：20次/分　BP：120/80 mmHg　患者男性，右下腹疼痛2天入院，遵医嘱执行外科2级护理常规，禁食水，自主卧位。帮助患者熟悉环境，介绍主管医生、主管护士和饮食注意的事项。静脉给予抗炎药物治疗，待手术	王楠
2016-03-24	17：20	T：36.2℃　P：82次/分　R：20次/分　BP：120/80 mmHg　定于17：30在连续硬膜外下行阑尾炎切除术，阿托品0.5 mg，苯巴比妥100 mg肌注。术前备皮，准备完毕，进手术室	王楠

健康教育计划

姓名　　　　　科室　　　　　病室　　　　　床号　　　　　住院号

项目	主要内容	对象	学习能力	教育方式	教育效果	实施日期	评价日期	签名
入院指导								
病因/诱因								
临床表现								
主要治疗								
用药指导								
术前指导								
术后指导								
饮食指导								
相关检查								
功能锻炼								
休息指导								
疾病防控								
自我调节								
压疮预防								
母乳喂养								
出院指导								

备注：学习能力：良好A　一般B　差C

教育效果：能复述/依从性好A　部分复述/部分依从B　不能复述/依从性差C

疾病知识

项目	内容
病因及病理生理变化	
临床症状及特殊体征	
药物或手术治疗原则	

出院指导

姓名　　　　科室　　　　病室　　　　床号　　　　住院号

1. 用药指导

药名	药理作用	剂量	用法	时间	不良反应	用药注意事项

2. 饮食指导

饮食类型：普食　软食　半流食　流食

宜进食（高热量　高蛋白　低蛋白　低脂肪　低胆固醇　低盐　低钠　低嘌呤）

多食（鱼　肉　鸡　蛋　牛奶　豆制品　绿叶蔬菜　水果植物油）

少食（鱼　肉　糖　盐　蛋白质　动物脂肪　动物内脏　豆制品　粗纤维　海产品　腌制食品）

禁食（辛辣刺激性食物　油炸食品　坚硬食品　含碘食品　不新鲜食品）

进食方式（控制主食量每日_____两　少食多餐　忌暴饮暴食）

3. 日常活动

活动量：

活动形式：

限制活动：

4. 特殊指导

5. 如出现下列症状之一，需及时就医

6. 复诊时间_____地点_____

患者/家属签字_____

指导者签字_____

带教教师签字_____

　　　　　　　　　　　　　　_____年___月___日

在临床上由于各科室收治的病种不同，因此护理重点及所涉及的常规护理措施会有差异，各病室会根据自己的特点及需要制定一些专门的护理记录单。

入院健康评估单 2

燕某，男性，18 岁，高三学生。

咽痛，发热 2 天，眼睑及下肢水肿 2 天入院。

2 周前，因受凉后出现咽痛、咳嗽，并流涕伴发热，服用感冒通、头孢拉定（先锋Ⅳ号）胶囊等药物后，症状好转，仍有咽痛不适伴乏力、纳差，入院前 2 日，患者晨起发现眼睑明显水肿并伴双下肢轻度水肿，未予重视，次日出现尿色深红，呈酱油样色，尿量较平时也减少，约 1000 mL/d，到医院检查，发现血压升高（160/100 mmHg），尿常规检查示红细胞满视野/HP，蛋白质（+++）。为进一步诊治，收入院。患者发病以来，常感乏力，近两日感恶心，头晕，视物模糊，并伴有腰区酸胀，小便量减少，大便尚正常。

既往体健，无遗传性及感染性疾病史，无疫水接触史，父母均健康。

生活习惯与自理程度：无烟酒嗜好，生活能自理。

心理社会评估：患者受家长的情绪影响，心理紧张，对疾病的预后顾虑甚多。

身体评估：T 36.8℃，P 76 次/min，R 20 次/分，BP 20.3/13.3 kPa（160/100 mmHg），发育正常，营养中等，自动体位。面部明显水肿及双下肢轻度水肿，全身皮肤无皮疹、出血点。鼻及外耳道未见异常，咽部充血、扁桃体二度肿大，无脓性分泌物，微软。未扪及甲状腺及肿大淋巴结，气管居中。胸廓平坦，两肺呼吸音稍粗，未闻及干、湿啰音，心脏不扩大，第一心音亢进，未闻及其他病理性杂音。腹平软，腹腔积液征阴性，肝、脾未触及，全腹无压痛，无包块。四肢及脊柱发育正常，活动好。无关节肿胀畸形，双下肢踝关节处有凹陷性水肿，腱反射正常，未引出病理反射。余无异常发现。

实验室检查：①血常规示 Hb 12 g/L，WBC $6.0×10^9$/L；②尿常规示 RBC 满视野/HP，蛋白质（+++）；③血沉 50 mm/h；④抗 O 抗体 1∶500；⑤C3 0.6 g/L；⑥C4 0.1 g/L；⑦肾功能检查示 BUN 6.22 mmol/L，Scr 130 μmol/L；⑧咽拭子培养示溶血性链球菌阳性。

心电图：正常。

胸片：正常。

入院诊断：急性链球菌感染后肾小球肾炎。

治疗过程：入院后予卧床休息，优质蛋白质饮食，予青霉素 480 万 U+5%GS 500 mL，静滴，每日 1 次。并于氢氯噻嗪利尿及降压对症支持治疗后，患者水肿逐渐减退。1 周后，尿量达 2500 mL/d，查尿常规：RBC 2~3/HP，蛋白质阴性；抗 O 抗体：1∶50；C3：0.3 g/L；C4：0.9 g/L；肾功能：BUN 9 mmol/L，Scr 54.2 μmol/L。予出院门诊随访。

【护理诊断和护理目标】

（一）恐惧

与肉眼血尿，对疾病知识缺乏有关。

1. 诊断依据

（1）主观资料：紧张，担心疾病的预后。

（2）客观资料：肉眼血尿。

2．预期目标

患者周内肉眼血尿消失，镜检正常，并能自我调节心理感受。

（二）排尿异常

与肾小球毛细血管受损，红细胞自宫腔溢出有关。

1．诊断依据

（1）主观资料：患者主诉腰背部酸胀。

（2）客观资料：尿检红细胞满视野。

2．预期目标

患者1周内红细胞消失，尿检正常。

（三）体液过多

与肾小球滤过率降低，钠潴留增多有关。

1．诊断依据

（1）主观资料：主诉尿量减少。

（2）客观资料：眼睑及双下肢水肿。

2．预期目标

患者1周内水肿消退。

（四）头痛

与水钠潴留，肾素水平升高有关。

1．诊断依据

（1）主观资料：患者主诉头痛，视物模糊。

（2）客观资料：血压160/100 mmHg。

2．预期目标

患者5天血压控制在正常范围。

（五）疼痛

咽痛，与炎症反应、感染有关。

1．诊断依据

（1）主观资料：患者主诉咽痛2周。

（2）客观资料：咽拭子培养，溶血性链球菌阳性。

2．预期目标

患者3天内咽部炎症消失。

【护理计划表】

护理诊断	护理措施	理论依据	效果评估
恐惧	1. 鼓励患者说出恐惧的原因和心理感受 2. 向患者介绍病房环境、主管医生和护士 3. 向患者讲解病情和诱发因素及治疗方法、预防措施，急性期一定要彻底治愈 4. 观察患者的情绪反应	1. 了解患者心理压力，消除其陌生感，使其尽快适应医院环境 2. 使分泌物从远端移向大气道随咳痰排出，维持气道通畅	消除顾虑，正确认识疾病，积极配合治疗
排尿异常	1. 卧床休息 2. 密切观察生命体征 3. 保持室内空气清新，注意保暖 4. 鼓励患者多饮水 5. 遵医嘱应用抗生素 6. 观察患者尿液的颜色、性状、量的变化	1. 及时解决患者的心理问题 2. 减少活动，避免血尿加重 3. 预防可能出现的病情变化 4. 感冒可能诱发疾病加重 5. 促进排泄，避免出血引起血块堵塞尿道 6. 预防泌尿感染 7. 及时掌握病情的发展	1. 1周后恐惧消除 2. 休息良好 3. 体温、脉搏正常 4. 泌尿通畅 5. 1周后尿检接近正常
气体交换受损	1. 观察动脉血气的改变 2. 持续低流量吸氧 3. 卧床休息 4. 协助翻身，观察体位改变对呼吸的影响 5. 协助清除痰液 6. 深呼吸，有效咳嗽	1. 了解通气/血流改变程度 2. 避免并发症 3. 改善吸氧，改善呼吸 4. 减少耗能 5. 有利于通气/血流改善 6. 维持气道通畅，增加换气量	1. 1入院后动脉血气分析能维持在正常范围 2. 维持气道通畅 3. 缺氧纠正
体液过多	1. 指导患者进食低盐饮食（2~3 g） 2. 限制进水量 3. 准确记录出入量 4. 遵医嘱应用利尿剂	1. 减少钠的摄入 2. 减少水肿 3. 了解水肿消退和发展的情况	1周后水肿消退
头痛	1. 卧床休息 2. 监测血压变化，每4小时1次并记录 3. 予低盐饮食 4. 遵医嘱应用降压药，并注意观察药物疗效的副作用	1. 由于水钠潴留，肾素分泌增加导致血压升高 2. 若血压下降过快，会出现头晕、眼花、耳鸣、心慌等症状	1. 5天血压平稳 2. 无体位性低血压

续表

护理诊断	护理措施	理论依据	效果评估
咽痛	1. 按医嘱应用有效抗生素，并注意观察药物疗效 2. 给予高热量、高蛋白、高维生素、清淡的半流质饮食 3. 口腔护理每日1次，饭后漱口 4. 测体温，4小时1次	1. 消炎，预防感染加重 2. 保证每日所需能量及利于吞咽 3. 以便了解病情好转情况	1. 3天后咽痛好转 2. 体温正常
有皮肤完整性受损的危险	1. 加强皮肤护理，骨突出按摩每日2次 2. 翻身2小时1次 3. 加强患者营养 4. 观察记录患者皮肤受压情况，认真交接班	1. 促进血液循环 2. 避免长期局部受压 3. 提高机体抵抗力 4. 及时发现压疮的早期征象，及时处理	无压疮发生

（熊媛媛）

思考与练习

【A型题】

1. 属于健康性护理诊断的是（　　）。
   A. 皮肤完整性受损　　B. 有感染的危险　　C. 有窒息的危险
   D. 母乳喂养有效　　E. 语言沟通障碍

2. 危险性护理诊断的表述常用（　　）。
   A. PS公式　　B. PSE公式　　C. ES公式
   D. P公式　　E. PE公式

3. 按马斯洛的需要层次理论应优先解决的是（　　）。
   A. 自我实现的需要
   B. 生理需要
   C. 尊重与被尊重的需要
   D. 爱与归属的需要
   E. 安全需要

4. 入院评估单最晚应完成的时间是患者入院后（　　）。
   A. 4小时内　　B. 8小时内　　C. 12小时内
   D. 24小时内　　E. 48小时内

【B型题】

（5、6题共用备选答案）
   A. 恐惧　　B. 与长期卧床有关　　C. 恶心、呕吐
   D. 有增强精神健康的趋势　　E. 有体液不足的危险

5. 属于相关因素的是（　　）。
6. 属于症状和体征的是（　　）。

（7、8题共用备选答案）
   A. 每班记录1次　　B. 每日记录1次　　C. 每周记录1次
   D. 每周记录2次　　E. 每月记录1次

7. 护理记录的次数要求一级护理的患者至少（　　）。
8. 护理记录的次数要求二级护理的患者至少（　　）。

【X型题】

9. 资料评价的目的包括（　　）。

A. 确保资料的真实性

B. 确保资料的准确性

C. 找出资料的异常

D. 找出异常的相关因素

E. 将资料归类

10. 关于护理病历描述正确的是（　　）。

A. 体现护理的专业水平

B. 发生医疗纠纷时不能提供法律依据

C. 是最原始的文件记录

D. 提供动态信息资料，利于医护间的合作及协调

E. 为护理教学及科研提供重要的资料

11. 可作为入院评估单格式设计的理论框架是（　　）。

A. 戈登的功能性健康型态

B. 人的生理—心理—社会模式

C. 人类健康反应形态

D. 评估者的信念

E. 奥瑞姆的自理模式

参考文献

[1] 刘成玉,魏武. 诊断学[M]. 3版. 北京：人民卫生出版社,2013.
[2] 马秀芬,张展. 内科护理学[M]. 2版. 北京：人民卫生出版社,2011.
[3] 薛宏伟. 健康评估[M]. 2版. 北京：人民卫生出版社,2011.
[4] 蔡小红,闻彩芬. 健康评估[M]. 2版. 南京：江苏教育出版社,2014.